《医林改错》诸方医案集

甘文平　徐俊芳　编著

中国科学技术出版社

·北京·

图书在版编目（CIP）数据

《医林改错》诸方医案集 / 甘文平，徐俊芳编著 . — 北京：中国科学技术出版社，2022.1（2023.8 重印）

ISBN 978-7-5046-9119-4

Ⅰ . ①医… Ⅱ . ①甘… ②徐… Ⅲ . ①《医林改错》—医案—汇编

Ⅳ . ① R223.1

中国版本图书馆 CIP 数据核字 (2021) 第 147908 号

策划编辑	韩　翔　焦健姿
责任编辑	方金林
装帧设计	佳木水轩
责任印制	徐　飞

出　　版	中国科学技术出版社
发　　行	中国科学技术出版社有限公司发行部
地　　址	北京市海淀区中关村南大街 16 号
邮　　编	100081
发行电话	010-62173865
传　　真	010-62179148
网　　址	http://www.cspbooks.com.cn

开　　本	710mm×1000mm　1/16
字　　数	400 千字
印　　张	24.25（48 面插页）
版　　次	2022 年 1 月第 1 版
印　　次	2023 年 8 月第 2 次印刷
印　　刷	北京长宁印刷有限公司
书　　号	ISBN 978-7-5046-9119-4 / R·2748
定　　价	49.80 元

内容提要

　　《医林改错》为清代名医王清任所著。他敢于疑古，勇于创新，重视实践，对中医临床医学有重大贡献。从《医林改错》问世到现在，历代医家不断丰富和发展其学术思想，并扩大了其中卓有成效方剂的临床应用范围。

　　本书作者以《医林改错》原方为载体，广泛收集诸方医案多达400余例，详细记述了其诊治经过、辨证思路及遣方用药，分析总结了所选处方的应用原则及加减配伍方法，并在案后载有原作者评析，部分医案后还列有编者的观点，以便读者更好地理解和运用原方。全书条理清晰，有理有据，适合广大中医人士阅读参考。

前　言

　　一代名医王清任敢于问阙经典，重视亲身实践，潜心四十余年，终著成传世之作《医林改错》。全书所载三十一方，虽历经百余年，仍广泛运用于临床，且效如桴鼓。该书是中医理论与临证相结合的典范之作，是中医人必读之书。

　　中医的实践性很强，要想更好地理解中医理论，必须结合中医临证实际。近代国学大师章太炎先生曾说："中医之成绩，医案最著，欲求前人之经验心得，医案最有线索可寻。循此专研，事半功倍。"医案是中医理论与实践的载体，对中医的传承和创新有着不可替代的作用。为便于读者更好地理解和运用原方，我们在编写的过程中，广泛收集了《医林改错》诸方的医案，同时参考引用了大量公开发表的医案。对选取的医案，仅做少量调整，最大限度地保留了医案原貌。对医案的评析也保留了原作者的观点，仅对部分医案融入了编者的观点。对于引用的医案，均注明了原医案的出处，以表对原文的尊重，同时方便读者检索阅读。在此向原作者表示衷心的感谢。

　　愿此书能够成为中医学者及中医爱好者的良师益友。由于原作年代久远，加之引用医案较多，虽经反复推敲，但书中所述仍可能存在偏颇或失当之处，望读者批评指正。

甘文平

目　录

通窍活血汤

通窍活血汤方

赤芍一钱，川芎一钱，桃仁三钱，研泥，红花三钱，老葱三根，切碎，鲜姜三钱，切碎，红枣七个，去核，麝香五厘，绢包。

用黄酒半斤，将前七味煎一钟，去渣，将麝香入酒内，再煎二沸，临卧服。方内黄酒，各处分两不同，宁可多二两，不可少，煎至一钟。酒亦无味，虽不能饮酒之人亦可服。方内麝香，市井易于作假，一钱真，可合一两假，人又不能辨，此方麝香最要紧，多费数文，必买好的方妥，若买当门子更佳。大人一连三晚，吃三付，隔一日再吃三付。若七八岁小儿，两晚吃一付，三两岁小儿，三晚吃一付。麝香可煎三次，再换新的。

【方歌】

通窍全凭好麝香，桃红大枣老葱姜，

川芎黄酒赤芍药，表里通经第一方。

【注】通窍活血汤原书所治病症有头发脱落、眼疼白珠红、糟鼻子（即酒渣鼻）、耳聋年久、白癜风、紫癜风（又称紫癜）、青记脸如墨、牙疳、出气臭、妇人干劳、男子劳病、交节病作（两个节气交换的时候发作或加剧）、小儿疳症。

通窍活血汤医案

 头痛

邵某，男，24岁。

1968年6月来诊，自诉患头痛已年余，每至中午，阳光过炽，则头痛加剧，按其脉弦而有力，当时认为阴虚阳亢，拟滋阴潜阳剂数剂不应，拖延经年，患者又于1969年6月求诊，病情大为转化，其头痛阵发，如锥刺，必头触墙壁，猛力冲撞，或令人以棍击头，殆至头顶被击起胡桃大疙瘩后，始觉轻松。头痛发无定时，或一月数次，或数月一次，但平时总觉头颠如负。近月来又感视力减弱，视物昏花，头发焦脆，成片脱落。望其面色苍白无华，舌苔薄白，脉仍弦劲，饮食二便均正常，其他无任何体征。

窃思前法无效，不能再蹈覆辙。揆诸病情，痛如锥刺，病时必重击而后快，且痛已2年之久，此系风邪久客，与气血相搏，病久入络，瘀塞经脉，遏而作痛。重击始舒者，借撞击之力以活其血，故可取效于一时也。如再疏风祛邪，平肝滋阴，皆非所宜，唯有活血祛瘀方为正治。又思王清任之善于治血者，方多奇中，余多年来常采用通窍活血汤以治脑震荡后遗症，颇著效验，再拟此方与之。

炒桃仁四钱，南红花三钱，赤芍三钱，川芎一钱五分，老葱白三根，鲜生姜（切片）三钱，大红枣（擘）五枚，黄酒一两。水煎服，嘱服后观察。

药进3剂，头颠甚感舒适，是瘀血化行，已著微效，又续服6剂，痛遂痊愈，迄未再犯。时至半年之后，视力恢复，头发黑润光泽，脱者重生矣。［周凤梧.通窍活血汤治头痛.山东医药，1978（6）：46-33.］

按语： 患者头痛，且脉象弦劲有力，极易误诊为阴虚阳亢证，但服药后无效。其头痛如锥刺，乃是瘀血阻滞，不通则痛的典型症状，且头发脱落，亦是血不能荣养头发所致。故而转变思路，予以活血化瘀法治之，遂得痊愈。通窍活血汤原方有麝香五厘，周老认为麝香多入丸散，不可加热，加热则挥发殆尽，因此删去了麝香，同样有较好的疗效。另外，不少医家用白芷替代麝香，也有较好的疗效。

 眩晕

范某，男，24 岁。

1974 年 8 月于桥梁上作业时，突感眩晕，恶心欲吐，随即晕倒。在分站卫生室检查，心脏、血压等均属正常，静脉推注 50% 葡萄糖 40 毫升、维生素 C 0.5 毫克，以及口服镇静药、B 族维生素药物，治疗 2 日，效果不显。遂以梅尼埃病收治入院，继用上述药物及中药温胆汤、杞菊地黄汤等无效。改用通窍活血汤加味。

威灵仙、桃仁、红花、川芎、赤芍各 10 克，大枣 7 枚，生姜 3 片，葱管（切碎）2 根。凉水煎，每日饭后 2 次分服。

服 2 剂，症状缓解，全身舒适。原方桃仁减量至 5 克，加牛膝 10 克。服 3 剂，病告痊愈出院，3 年后随访，未见复发。[刘俊生 . 通窍活血汤治疗美尼尔氏病 12 例 . 湖北中医杂志，1983（6）：33.]

按语：眩晕多与风、火、痰、虚相关，此外思虑过度、情志不遂及瘀血亦可导致眩晕。该患者在运用清热化痰、滋补肝肾等方法治疗后无效，改用活血通窍法，疗效颇佳。

脏躁

赵某，女，45 岁。

1984 年 11 月 7 日初诊，月经前后不定，量多有紫块。头昏目眩，烦躁，常悲伤欲哭，自感全身有虫爬动，虫至头部即惊恐万状，心神不安，让人拳击头部，方能缓解，在常态下经常失眠，神色惶惶不安。在西安医科大学诊为更年期综合征，服镇静药物无效。由夫陪同来院诊治。见舌质暗，舌体胖有紫点，脉细涩，证属气虚血瘀。

桃仁 12 克，红花 10 克，川芎 10 克，赤芍 10 克，丹参 15 克，黄芪 15 克，鸡血藤 20 克，小麦 60 克，大枣 12 枚，甘草 12 克，珍珠母 15 克，生姜 3 片，老葱 3 节，石菖蒲 12 克，麝香（冲）0.2 克。

经服本方 9 剂，上述主要症状全部消失，唯见乏困心慌。以原方出入再服数剂而安，今春来院治肠胃病时方知原病再未复发。[姚彩霞．通窍活血汤治疗脏躁症心得．陕西中医函授，1988（4）：26．]

按语：患者诊断为脏躁，因其伴有眩晕、月经有紫块、舌质暗有紫点、脉细涩等瘀血阻滞的表现，故运用活血通窍、化瘀通络法治疗得获良效。

❁ 不寐

刘某，女，53 岁。

2 年前因丈夫去世，而出现情绪低落，逐渐发展为失眠多梦，精神萎靡，健忘，注意力不集中，头昏头痛，入睡困难，长期服用助眠药物，舌质紫暗，脉象沉细。该患者长期情志不舒，肝气郁结，日久气滞则血瘀，首方选通窍活血汤加味。

赤芍 12 克，川芎 10 克，桃仁 10 克，红花 8 克，生姜 3 片，茯苓 30 克，香附 10 克，首乌藤 15 克，合欢皮 12 克，炒谷芽、炒麦芽各 20 克，葱白 3 段。用以活血疏肝健脾，连服 5 剂。

二诊，诉睡眠增至 2～3 小时，自觉少气乏力，上方加黄芪 30 克，条参 15 克，继服 10 剂。

三诊，易疲劳消失，精神好转，睡眠增至 3～5 小时，嘱上方再服 10 剂。

四诊，睡眠时间增至 5～7 小时，但梦多，上方加熟地黄 12 克，牡蛎 20 克，继服 5 剂。

门诊随诊，失眠多梦基本消失，精力充沛，纳食恢复正常。[吴继

萍．通窍活血汤治疗老年性不寐证血瘀型 40 例．中医研究，1998（4）：21-22.]

按语： 该患者因情绪低落日久，导致气滞血瘀，故治疗应活血化瘀。且老年患者失眠多与血瘀相关，所以老年患者从活血化瘀方面治疗往往有较好的疗效。这类患者除药物外，还当重视精神治疗和生活调摄，开导情志，睡前不吸烟、不喝酒和浓茶等。

神经官能症

沈某，女，31 岁。

患者身体素健，1970 年 6 月下旬，自感脑中阵阵窒塞，气短，难以言语，用手按摩后则缓。后渐阵发加剧，呼吸亦感困难，要以拳捶脑，方可缓解。由当地医院转长沙诊治。经内科、神经科、耳鼻咽喉科等科室检查无异常，后诊断为"神经官能症"。由友人介绍来我处诊治。

患者面色黧黑，上症一日发五六次，每次用手按摩、捶脑等法，可缓解片刻，夜眠不发，食纳、二便正常，唯感近 2 个月来经期先后不定，量少色黑。脉象沉细，发作时有涩象，舌苔质无异常。追溯病史无特殊，只诉 1970 年端午节时，曾与夫口角一次。余思精神生活失宜，可以引起气机不利，进而导致血瘀，近来月经衍期，可以佐证，予以通窍活血汤 3 剂，症减大半，再 3 剂而愈。[肖佐桃．通窍活血汤的临床运用．湖北中医杂志，1980（4）：21-22.]

按语： 该患者自感脑中一阵阵窒塞、气短，但行相关检查并无异常。考虑到患者情志不遂，且月经量少色黑、发作时脉有涩象，故考虑气机不畅、瘀血内停，故予以通窍活血汤而获痊愈。

痴笑症

李某，女，23 岁。

17 岁在中学读书时与同学争执，又受到诽谤，思想不通。不久出现失眠，心神不定，学习漫不经心，成绩下降，继则外出乱跑，哭笑无常，以痴笑为主。经医生检查，诊断为精神分裂症，送精神病院住院。用氯丙嗪、氯普噻吨、盐酸苯海索等药治疗半年，除痴笑外，余症控制出院，以奋乃静每日 20 毫克维持。20 岁婚后，生得男女各一。但仍有痴笑始终不愈。

于 1979 年 10 月 25 日就诊于余。切脉沉细而涩，望舌尖有瘀点。此乃先因精神失宜引起气机不利，郁久化火而发狂证。经过治疗休养，郁火渐得缓解，后因气滞导致血瘀于心，故笑而无常。法宜活血以通心窍，停服西药，拟通窍活血汤。先服 5 剂，相安继服，共服 13 剂恢复正常。11 月 29 日复诊，已为常人，予十味温胆汤 15 剂善后。[肖佐桃．通窍活血汤的临床运用．湖北中医杂志，1980（4）：21-22.]

按语： 该患者亦因情志刺激而得病。肝郁气滞日久导致气血运行障碍，瘀血内停，且舌脉均有瘀象，因此予以活血通窍法治疗而愈。

❀ 言语模仿及重复语言

左某，男，13 岁。

患者诊为结节性硬化病已 7 年，近 3 个月来出现言语模仿及重复语言。在家中，每当其耳闻亲属们的谈话，即刻惟妙惟肖地模仿，并重复许多遍。步行于街道，听到不相识的人对话，患者也不自主地模仿，故常遭人侮骂拳打。曾就诊于精神病院，诊断为结节性硬化病伴发精神障碍，治疗效果不佳，遂来中医门诊。

查患者精神痴呆，动作刻板，面部密集棕褐色皮脂腺瘤。医者问他："你叫什么名字？"患者重复地模仿道："你叫什么名字？名字？名字？"其他问答亦是如此。切脉弦涩，舌质淡红，有瘀点，舌下静脉呈紫色曲团状，苔薄白。此症我不曾治过，思虑良久，悟其病因是脑部血瘀，神明受到搅扰，故有语言失常之病态。回想临证中治疗结节性肝硬化、结节性甲状腺肿等，病种虽各异，但从瘀论治，每获良效。故而以活血化瘀为治，方用通窍活血汤治之。

桃仁 10 克，红花 10 克，赤芍 10 克，川芎 6 克，大枣 3 克，生姜 1 片，葱白 3 根。水煎服，日服 3 次，每次服药时吞服麝香 0.1 克。

进药 15 剂，患者言语模仿等症明显好转。再服 10 剂后，这些症状竟然消失了，随访 4 个月，未复发。[孙会文. 通窍活血汤治疗言语模仿及重复语言一例. 北京中医，1988（4）：54.]

按语：该患儿之病症易误认为是患儿故意为之，然细察其舌脉，可知为瘀血内阻，影响神明所致。通窍活血汤本为主治头面部血瘀证而立，治疗瘀血阻滞脑窍十分合宜。

✿ 流行性乙型脑炎后遗症

患者，男，10 岁。

因头痛、高热、呕吐 3 天，昏迷半天，于 1971 年 10 月 8 日入院。检查：体温 41℃，颈抵抗，双侧克尼格征及巴宾斯基征（＋）。血常规：白细胞总数 20200 个 / 毫升，中性粒细胞 85%，淋巴细胞 15%；脑脊液混浊，白细胞 20 个 / 毫升，五管糖（＋）。诊断为流行性乙型脑炎，经中西医结合治疗，于 1971 年 11 月 20 日基本痊愈出院。出院后仍有低热，2 日后体温突然升至 39℃。神志不清，肢体瘫痪，二便失禁。同月 16 日再次入院。检查体温 37.8℃，下肢屈曲，失语，两目闭合，颈抵抗不明显，脉象细数，双侧克尼格征（＋）、巴宾斯基征（－），白细胞 4800 个 / 毫升，中性粒细胞 69%，淋巴细胞 31%。诊断为流行性乙型脑炎后遗症。给用育阴清热通络剂，每日 1 剂，水煎 2 次分服。

治疗 20 余日，效果不明显，有精神失常，恐惧，烦躁哭闹，不语，寐差，面颊及后颈、四肢的汗毛变黑变粗，肢体消瘦，左侧肢体痉挛，右侧肢体软瘫，改用通窍活血汤原方，麝香五厘改冲服，用黄酒四两加水适量煎服，每日 1 剂，分 2 次服。

12 月 15 日（4 日后）诊：精神恐惧不安，肢体活动好转，仍服通窍活血汤原方。24日仍有恐惧，肢体活动好转，继服上方。

1972年1月9日诊：配合针灸以助疏通经络。

1月13日诊：诸症基本痊愈，肢体活动正常，面颊及后颈、四肢之粗黑汗毛变细软，仅诉七窍痒感。出院后，继服通窍活血汤10余剂。后随访均属正常。[李重恩．用"通窍活血汤"治疗"乙脑"后遗症．天津医药，1978（11）：529.]

按语：通窍活血汤本为治疗头面、四肢、周身血管淤滞，本案未说明如何辨证为"血瘀证"，但以方测证当有血瘀表现。在服药10～20剂时，可出现七窍痒感，尤以耳鼻为甚，是瘀血渐通，病情向愈之象。

❀ 变应性亚急性败血症

杨某，女，37岁。

1974年春与邻居发生口角，谩骂殴打，头部、腹部伤势较重，送市中医院治疗1个月余出院。不久，出现头痛，精神紊乱，骂言不止，不避亲疏，又送市人民医院治疗精神病，2个月余康复出院。

同年7月上旬，因高热神昏送地区人民医院住院，经检查周围血白细胞总数高达3万左右，中性粒细胞偏高，红细胞沉降率加快，诊断为"变应性亚急性败血症"。选用多种抗生素、激素治疗3个多月，热退出院。以后每年6月底或7月初复发一次，曾在邯郸、长沙等地多家医院以同样的诊断、用相同的药物住院治疗。

1977年7月上旬又发，在长沙某医院因高热、上下肢现红点而收入皮肤科，仍诊断为"变异性亚急性败血症"。用多种抗生素、激素治疗半个月未见好转，遂来我处诊治。当时患者诉说发病时即感头部胀痛，发热38.5℃时双上肢即现红点，发热39.5℃以上时红点蔓及双下肢，皆呈对称性。脉弦数，舌胖有齿痕，苔薄，有瘀点。追索病史，结合现症，系"恶血留内"所致。拟通窍活血汤5剂（白芷、辛夷代麝香），3剂热减，红点褪。再进2剂，体温降至正常。

二诊：医患商定出院带含激素方（自制方）回家休养，1个月内撤掉激素再来复诊。

40天后来诊：脉象弦缓，舌苔薄白，瘀点已不见。检查周围血白细胞总数、分类、血沉，均在正常范围内。再以通窍活血汤5剂清除瘀滞，停药观察，至今无恙。[肖佐桃.通窍活血汤的临床运用.湖北中医杂志，1980（4）：21–22.]

按语：该例患者高热，皮肤出现红点，舌见瘀点，且患者情志病变日久，气滞血瘀，故考虑为"恶血留内"，用通窍活血汤活血化瘀，除旧生新而获痊愈。

❀ 哮 喘

侯某，女，19岁。

1987年10月12日诊。患哮喘病已10余年，每年秋后转凉便发作，断断续续至次年春暖渐渐缓解。曾经多方面医治罔效。近因气候转冷而诱发，服麦迪霉素、定喘片等3天无效。刻诊：气喘胸闷，咳不甚，形寒怕冷，咯血色稀痰有沫。喉中哮鸣有声，不得平卧，喜热饮，饮食尚可，小便清，大便正常，脉弦有力，舌有紫气，苔薄白。寻思此症当属朱丹溪所述"肺胀而嗽，或左或右，不得眠，此痰夹瘀血，碍气为先"，选用通窍活血汤治之。

赤芍、川芎、鲜姜各9克，桃仁、红花各18克，红枣（去核）7枚，老葱3根，白芷（原方中是麝香，但贵重难得，故改用本品）20克，黄酒250克。

老葱与黄酒，在其余药物煮沸15分钟后再放入，然后煮沸5分钟即可。每日1剂，晚上临睡前服。1剂药后，当晚大汗淋漓，次日哮喘胸闷大减。继进6剂，竟得痊愈。后用金匮肾气丸加减，温补肾阳以善其后。随访2年，未见复发。[刘建德.通窍活血汤治疗哮喘.四川中医，1991（3）：18–19.]

按语：血瘀是哮喘的重要病机之一，肺脏与血液的生成及运行有着紧密联系。因此，当多种致病因素作用于肺，使肺主治节作用发生障碍，影响了气血的正常运行，就产生了血瘀。唐容川《血证论》云："内有瘀血，气道阻塞，不得升降而喘。"通窍活血汤有活血祛瘀，通窍活络之功，故对哮喘血瘀者可用。

❀ 一氧化碳中毒

赵某，男，27岁。

该患者于1988年2月15日夜间，因家中烟囱倒风而致急性重度一氧化碳中毒，深昏迷达28小时之久，经抢救得以获生，住院治疗2个月余，仍感头痛、眩晕、肢体麻木、言语不利。记忆力显著减退。经多方治疗，未见好转。察其表情淡漠，言语不利，有口吃（未中毒前无口吃），反应迟钝，定向力障碍，舌质紫暗，舌边有瘀斑，苔薄白，脉弦细涩。诊断为痴呆症，为血瘀气滞，窍络闭阻所致。遂拟活血通窍、补气养血、化瘀通络为法，予以通窍活血汤加味治疗。

麝香6克，赤芍、川芎、桃仁、红花、丹参、甲珠、郁金各30克，黄芪、当归各50克，石菖蒲20克。共为细末，分装胶囊，每次3克，每日2次，饭后用鲜姜3片，葱白3根，大枣7枚，黄酒适量与水各半煎汤送服。

服药1个月，病情明显好转，服药2个月，诸症消失，随访1年未复发。[刘启明，董艳.通窍活血汤加味治疗一氧化碳中毒后遗症.山西中医，1990（5）：25.]

按语：通窍活血汤可以缓解脑血管痉挛，改善脑组织微循环，加速损伤的修复，促进增生病变的转化和吸收。对于血瘀气滞，气血不能充养于脑的一氧化碳中毒后遗症，有显著疗效。如能早期与促进脑细胞功能恢复的药物和高压氧舱治疗同时进行，疗效会更佳，对于减少或控制其后遗症的发生会更有积极的作用。

❀ 输尿管结石

患者，男，51岁。

因腹痛反复发作7年，加重伴血尿1个月，以"双肾、右侧输尿管结石，右侧肾盂积水"入院。经抗炎、解痉、利尿排石及对症治疗，腹痛及血尿消失，但无结石排出。又经体外震波碎石3次，并配合电针及中药排石汤，仍未见排石。B超示：双肾及右侧输尿管结石位置同前，右侧输尿管结石呈分节样。考虑结石虽碎，因病久瘀滞粘连，故难以排出，应于活血化瘀药中加通窍溃坚之品。症见舌淡红，苔白，脉沉弦，予通窍活血汤加味。

川芎9克，赤芍30克，桃仁24克，红花15克，炮山甲（捣碎）15克，皂刺12克，川牛膝30克，生水蛭9克，琥珀末（分冲）9克，麝香（布包煎）0.15克。水煎服，每日1剂。

药至6剂，突然腹痛下坠，一举尿出0.2～0.4厘米结石10余颗，腹痛随即消失。次日B超复查示：右侧输尿管结石及右肾盂积水消失。[张家驹，刘昌海.通窍活血汤治疗急重症治验.中西医结合实用临床急救，1995（3）：137.]

按语： 久病必瘀，活血化瘀之品与通窍溃坚之品合用，能解除久病之瘀滞粘连，利于结石排出。

❀ 闭经

贾某，女，38岁，营业员。

自诉10年前头部被树砸伤，后反复头痛，伴闭经，虽经人工周期治疗，月经来潮，但停药即闭经。近5年未做任何治疗，患者入院时，头痛部位固定，情郁则痛甚，闭经，寐差，舌稍暗，苔薄黄，脉沉细。诊断：头痛、闭经，证属瘀血阻络。治宜活血通络，佐以泻肝。投以通窍活血汤化裁。

红花、桃仁、赤芍、川芎各 12 克，天麻、地龙、香附各 10 克，龙胆草、远志各 15 克，全蝎 6 克。

服 10 剂后头痛减轻。16 剂后月经来潮，量少色暗，有血块，伴腹痛，行经 2 天。再守方 30 剂，头痛缓解，但未行经。查舌淡红，少苔，脉细。上方去天麻、全蝎、远志，加女贞子、旱莲草各 30 克。服 28 剂，第二次行经，量少夹血块，持续 2 天。再去二至丸，加三棱、莪术各 10 克，牛膝 15 克。服 30 剂，行经 3 天，量稍多。至此，月经前上方随症加减，月经不规律来潮。1 年后闭经，经查确诊怀孕，后足月顺产一男婴。[李崇瑞，刘晓莹．通窍活血汤治疗脑外伤致闭经 1 例．新疆中医药，1998（3）：3.]

按语：王清任通窍活血汤善通血脉，主治头面瘀血外，妇女干劳也为该方主治疾病之一。该患者为头部受伤后的继发性闭经，故头痛得愈，月经亦来潮。

❀ 癫痫（腹型癫痫）

侯某，女，18 岁。

患发作性腹泻、头痛 10 年，经钡透等项检查，未发现异常，便检正常，经中西药治疗均未能控制发作。该患者 8 岁初患疾时，每年发作 1～2 次，近半年，每 3～5 日发作一次，发前多有恐惧感。常不明原因突发腹部绞痛，便稀糊状大便，头痛昏聩不清，目不能睁，恶心，舌紫有瘀斑，苔微黄，脉弦紧。脑电图：癫痫型脑电波。证属气血凝滞于脑，脏腑之气不接，阴阳逆乱而成。

赤芍 10 克，川芎 15 克，桃仁 10 克，红花 10 克，生姜 6 克，葱白 1 根，大枣 2 枚，胆草 6 克，半夏 12 克，水煎服。

3 剂后，症状减轻，原方减胆草、半夏，加天竺黄 6 克，继服 6 剂，寐安泻止。以此方每 2 日 1 剂，10 剂后改每 3 日 1 剂，治疗 3 个月，发作控制。随访半年未再复发。[杜青坡．通窍活血汤治验二则．吉林中医药，1986（1）：32.]

❀ 癫痫（外伤后癫痫）

陆某，女，17岁。

2018年1月22日初诊。2011年3月被电动车撞击致头部外伤，同年9月中旬先出现头昏、头晕，随后神志不清，四肢大幅度抽搐，期间两目上视，牙关紧闭，口吐白沫，持续4~5分钟后结束，发作后留有头痛，恶心欲吐。患者遂至南京儿童医院，查脑电图显示痫样放电，头颅CT未见异常，诊断为外伤后癫痫，遂服用奥卡西平治疗2年，期间未再发，后患者自行停药18个月，2年来时常发作，于他处服中药治疗近3个月（辨证：肝肾不足，虚火上扰。方药：柴胡10克，黄芩10克，桂枝6克，法半夏10克，煅龙骨30克，煅牡蛎30克，党参10克，炙甘草6克，当归6克，白芍10克，远志9克，神曲10克，红芪10克）后，发作较前更加频繁。遂于2018年1月求医至符老。

近期发作症状如前，夜寐一般，纳谷尚可，舌苔黄腻，舌质淡红，舌底络脉瘀紫，脉弦滑。辨证：瘀阻脑络，风阳上袭，痰气搏结。拟开窍通瘀，息风潜阳，理气化痰。

桃仁15克，川芎10克，红花10克，赤芍10克，当归10克，天麻15克，钩藤30克，白菊花10克，胆南星6克，天竺黄12克，青礞石30克，石菖蒲10克，僵蚕12克，煅磁石30克，陈皮5克，全蝎6克，炙甘草5克，14剂。

二诊：期间癫痫未发，无头昏，夜寐尚佳，纳谷如常，舌质淡红，苔薄黄，舌底络脉瘀紫，脉弦滑，仍拟化痰通瘀，息风潜阳。去磁石，加土鳖虫、珍珠母，21剂。

三诊：渐加健脾补肾之品，以护正气，服药7个月，期间曾在学校劳累后出现一过性失神，余时间并未再发，现仍在坚持服药治疗。[关仁杰，陈炯华，王永生.符为民教授通窍活血汤巧治疑难性脑病验案举隅.光明中医，2020，35（8）：1146-1149.]

按语：2例癫痫患者均可见瘀血为患，故均予以通窍活血汤化裁治疗。

第 1 例患者伴有腹部绞痛，舌紫有瘀斑，脉弦紧，故辨证为气血凝滞于脑，脏腑之气不接，导致阴阳逆乱。第 2 例患者颅脑外伤后开始发病，故此患者当以瘀为先，瘀阻日久，气机不畅，津液不行，久滞成痰，痰瘀互结，蒙蔽清窍而发。首诊医生运用柴桂龙牡汤加减治疗，经大量运用证实在治疗癫痫病中有着较好的疗效，但中医离不开精准辨证。通窍活血汤活血化瘀、通络开窍，药证相符。

🏵 三叉神经痛

患者，女，46 岁。

因左面部疼痛伴头晕反复发作 20 天入院。患者无明显原因于 20 天前开始出现左侧头面部疼痛，伴头晕。疼痛以左面颊为主，痛处固定，不向其他部位放射，疼痛时间不规则，痛时如刀绞样，痛及牙床，痛苦异常。在本院诊为三叉神经痛，先后用磷酸川芎嗪片、头孢克洛颗粒、对乙酰氨基酚、卡马西平等药物治疗，疼痛未见明显减轻。此次入院时日夜疼痛不止，心烦，大便干结，舌暗红，苔薄白，脉弦稍滑。最初考虑为肝阳上亢，肝风内动，瘀血阻络所致，故治宜平肝，活血通络，缓急止痛。方用四味芍药汤加味。

白芍 60 克，甘草 10 克，丹参 20 克，生牡蛎（先煎）50 克，天麻 10 克，白芷 15 克，葛根 30 克，蜈蚣 1 条，全蝎 6 克，路路通 30 克，川芎 10 克，延胡索 10 克。水煎服，每日 1 剂。

同时静脉滴注川芎嗪及复方丹参针。共进 8 剂后，患者头面部疼痛未见明显好转，但头晕减轻，睡眠稍改善，舌脉无明显变化。改用通窍活血汤加减。

川芎 10 克，桃仁 10 克，红花 5 克，麝香（冲服）0.1 克，白芷 10 克，天麻 10 克，钩藤 10 克，归尾 6 克，赤芍 10 克，地龙 10 克，葛根 30 克，柴胡 10 克。煎药时加黄酒 250 毫升、葱白 4 根。

6 剂后，面痛止，头痛稍重，考虑为方中活血药力过重，嘱患者停用黄酒和川芎嗪、丹参针。再进上方 7 剂后，痛止，随访 6 个月未见复发。
[万于军 . 三叉神经痛验案 1 例 . 现代中西医结合杂志，2004（22）：3031.]

按语： 三叉神经痛虽不会危及生命，但患者疼痛难忍，许多止痛药均难以奏效。此类患者病机多为瘀血阻络，治疗上应以活血化瘀通络为主，而通窍活血汤为最常用、最有效的方剂，该方药力趋向头面部瘀血阻滞之处，临床运用得当，常可获良效。

✿ 面神经麻痹

苏某，男，31 岁。

患者体魄健壮，久贪杯中，患食肥甘。3 个月前醉卧车中，至晨忽觉口噤不开，遂到医院，诊为面神经麻痹，服西药配合针灸治疗，因口噤不能食，每日输液供给能量，如此月余，病如故。遂于 1980 年 9 月 14 日来诊。症见口噤不开，舌转不灵，语言謇涩，但无口眼㖞斜，头晕胀痛，时欲呕恶，心中烦闷，脉弦细滑。患者为重体力劳动者，食量甚大，卒不能食，腹中辘辘，口不能纳，苦不堪言。辨证：嗜食肥甘，损伤脾胃，脾失健运，湿聚成痰；外乃邪风乘虚而入，内有痰浊，两邪相合，阻滞经络，遂成斯证。治疗经过：首用祛风除痰，宣窍通络之剂，选大秦艽汤合解语丹，3 剂，诸症不减，更进 3 剂，仍寸功皆无。遂改用涤痰汤合《张氏医通》转舌膏加减治之。

姜半夏 9 克，胆南星 8 克，橘红 6 克，炒枳实 6 克，太子参 15 克，茯苓 24 克，淡竹茹 9 克，石菖蒲 7 克，焦远志 15 克，鲜竹沥（冲服）30 克，苏薄荷 6 克，川黄连 6 克，鲜姜汁为引（因无鲜竹沥，故以竹沥青代之）。

头晕胀痛、胸闷呕恶已减大半，唯口噤不开。先贤曾有"治风先治血，血行风自灭"之明训，遂改以通窍活血汤为主治之。

赤芍 10 克，川芎 10 克，桃仁 12 克，红花 15 克，细辛 8 克，白芷 10 克，石菖蒲 9 克，远志 9 克，鲜姜 9 克，老葱 3 根，红枣 7 枚，麝香（冲服）0.5 克，黄酒半斤，3 剂。

1剂后，即觉口唇发热，口噤欲开，俟3剂尽，口噤渐开，语言较前流利，能进面食、米饭，唯咀嚼不甚灵活。既见效机，毋庸更张，乃击鼓再进，原方3剂。口噤已开，语言流利，虑其3个月少食，胃气必虚，以和养胃气，祛湿扶脾之剂以善其后，终获痊愈。[赵少玲，姚冬梅.通窍活血汤加味治愈口噤.黑龙江中医药，1985（5）：44.]

按语： 该例面神经麻痹，即中医学之口噤，多以外风立论，常以祛风除痰，宣窍通络为治。但先后予以大秦艽汤合解语丹、涤痰汤合转舌膏，疗效并不满意。考虑患者得病3个月有余，病久必瘀，一味治风，风反猖獗，血不行则风不灭。通窍活血汤与所治病证病理病机相通，故仍投是药，应手而效。

🏵 中风后痴呆

尹某，女，66岁。

患脑血栓1年。左半身瘫痪，近半年来精神抑郁，表情淡漠，反应迟钝，健忘易恐，寡言少语或妄思离奇，胸闷失眠，多疑且烦躁易怒，有性格上的改变。舌质紫暗有瘀点瘀斑，苔薄白，脉沉涩。曾在外院查脑CT，诊为轻度脑萎缩，脑实质部有点状栓塞9处，脑血流图显示有血管阻塞。证属脑痴呆，气滞血瘀型，治以活血通络，补肾益髓。

桃仁10克，红花10克，赤芍12克，当归15克，石菖蒲15克，远志15克，川芎10克，麝香0.2克，老葱3根，大枣5枚，菟丝子15克，熟地黄15克，益智仁15克，骨碎补15克，何首乌15克，丹参15克。水煎服，日服2次。

14剂后烦躁失眠症状明显好转，上方加地龙15克，黄芪15克，再服14剂。上述临床症状消失，反应快，记忆力增强。经检查脑血流图血管阻塞消失，脑CT示轻度脑萎缩，脑实质部点状栓塞减为4处。又将上药配成丸药服20天，痴呆症状消除。随访1年未复发。[秦嘉.通窍活血汤治疗老年性痴呆59例临床观察.北京中医，1997（5）：12.]

✿ 中风后吞咽困难

赵某，男，63岁。

患者1周前因"突发左侧肢体屈伸不利，伴舌强语謇6小时"而入院。CT诊断：双侧大脑基底节区腔隙性脑梗死，局部脑组织水肿。入院后给予降低颅内压、扩血管及支持疗法6天，患者神清，诸症基本稳定，血压16.5/12.0千帕。唯左侧肢体活动不利，口眼略向右歪斜，言语无力欠清，吞咽功能障碍（饮水发呛），苔白腻，脉弦滑。查其形体肥胖，证属痰浊痹阻脉络，气血瘀阻清窍。方用通窍活血汤加石菖蒲20克，郁金15克，苍耳子15克。每日1剂，水煎服。服3剂后，吞咽功能恢复正常，软腭上提灵活，言语有力，发音基本清楚。[王群德，吴洪涛，付爱民.通窍活血汤治疗中风后吞咽功能障碍93例.河南中医药学刊，1998（6）：3.]

按语： 2例患者均为中风后遗症。第1例中风后脑萎缩、痴呆，瘀血内阻较为明显。第2例中风后吞咽功能障碍仍不外乎为痰瘀互结，蒙闭心窍，或血瘀于脑，神失所主。通窍活血汤治疗中风后痴呆、吞咽功能障碍之血瘀证，病程短，疗效显著，恢复快。

✿ 脑外伤性昏迷

郭某，男，28岁。

患者入院前1小时因车祸右枕部被撞击，当即昏迷不醒。查体温36.7℃，脉搏62次/分，呼吸18次/分，血压105/65毫米汞柱，神志不清。压眶无反应，瞳孔右（5毫米）、左（1毫米），对光反射迟钝，眼底静脉充盈，视盘边缘尚清，无出血及渗出，左侧鼻唇沟略浅，颈强，左下肢过外旋位，四肢肌张力低，左侧尤明显，全身皮肤对针刺无反应，腱反射左（±）、右（+），双侧巴宾斯基征均阳性，右枕部可见一5厘米×5厘米血肿，右眼睑皮肤擦伤，五官无溢血，大小便失禁。余无特殊。

辅助检查：颅骨拍片未见骨折，腰椎穿刺脑脊液压力大于220毫米汞柱，红细胞 72 个 / 毫升，白细胞 5 个 / 毫升，蛋白（＋）；心电图示窦性心动过缓；脑电图中度异常；有局灶性改变；脑血流图示右半球供血不足；血常规示红细胞 4.5×10^6 个 / 毫升，白细胞 9350 个 / 毫升，中性粒细胞 74%，淋巴细胞 24%。临床诊断为脑挫裂伤并颅内血肿，立即给予降颅压、止血、抗感染及支持治疗。持续治疗 9 天，患者仍不苏醒，遂用中药治疗。查瞳孔右（4 毫米）、左（3 毫米），时有躁动。面红气粗，鼻干唇燥，小便（导尿）黄赤，大便 5 日未解，舌红有瘀斑。苔薄黄，脉弦实。此属中医之外伤瘀证。予通窍活血汤加味。

麝香（冲）0.12 克，桃仁 15 克，红花 10 克，生姜 8 片，大枣 3 枚，生葱白 120 克，三七粉（冲）3 克，大黄 10 克，牛膝 15 克，夏枯草 15 克，天竺黄 30 克，赤芍 12 克，黄芪 30 克，太子参 30 克，黄芩 12 克。文火浓煎取汁约 300 毫升，分 2 次鼻饲给药，每日 1 剂。

服 1 剂后，患者即出现吞咽动作，瞳孔成等大（3 毫米）；2 剂后，用力呼唤其名字能低声呻吟；3 剂后，对疼痛刺激有反应，能转头屈腿；4 剂后，神志转清，闭目不语，能食少量菜汤，病情相对平稳。以后辨证用药，随症加减调理，住院 49 天而愈。出院时患者左侧肢体力弱，稍跛行，略言謇，余无异常。1 年后随访，生活言语如常人。[肖鸿德，周培奇.通窍活血汤加味治疗脑外伤性昏迷.河南中医，1989，9（2）：29-30.]

❀ 脑震荡

徐某，男，35 岁。

于 1985 年 11 月 15 日从树上跌下，当即呕吐、昏迷、大小便失禁，即刻被送到当地卫生院抢救。经用甘露醇、高渗葡萄糖等治疗 4 天后，患者仍处于昏迷状态。遂于 11 月 19 日转入县人民医院，以"头部外伤及重度脑震荡"住院治疗。用甘露醇、细胞色素 C、辅酶 A、ATP、地塞米松、庆大霉素、安络血、丹参注射液、肌苷注射液、维生素 B_1 等针剂治疗至 11 月 30 日，仍经常处于昏迷状态，大小便失禁，虽时有苏醒，但神志朦胧、语言错乱、不识亲友。笔者刻诊：颜面暗青，昏迷，呼之不应，手足欠温。拟诊为瘀血痹阻，窍道不利。处以通窍活血汤。

赤芍 10 克，川芎 10 克，桃仁 10 克，红花 10 克，老葱 4 根，生姜 10 克，大枣 15 克，麝香 0.3 克。将前 7 味，预先煎好，待患者稍苏醒时，兑少许酒，再掺入麝香分 2 次灌服。

次日，患者较前清醒，大小便已能自控，颜面略红润，手足转温，能识亲友。

守方再服 2 剂。药后，患者更清醒，索食、服药可配合，扶之能坐。但自诉头晕，时而多语，甚至语无伦次，时而躁动。此系血虚血燥，加入麝香辛香走窜所致，当补血益气，安神健脑，改方为人参养荣汤，佐以琥珀、朱砂类，连服数剂，症状明显好转而出院。出院后，续服补气血、健脑、益肾的中药巩固。[符光利.通窍活血汤治疗重度脑震荡一例.云南中医杂志，1987（2）：49.]

❀ 颅内伤后遗症

陈某（聋哑人），男，32 岁。

于 1981 年 9 月 9 日来我院诊治，8 年前头部外伤经某医院骨碎片、血肿清除，术后头重麻，右侧肢体不完全性瘫痪，右下肢明显萎缩，行走艰难，左上肢不能抬举，前后活动障碍，手腕强直，麻木不仁，舌暗红，苔薄白，脉弦滑。辨为气虚血瘀，瘀阻脉络，拟通窍活血汤加益气之品。

赤芍 10 克，川芎 10 克，桃仁 10 克，红花 9 克，土鳖虫 9 克，丹参 30 克，黄芪 30～60 克，老葱 1 根，冰片（吞服）0.1 克，炙甘草 6 克。

共服 32 剂，右下肢走路逐步恢复至稳健，右上肢能抬举，前后活动自如，头部轻松，上下肢麻木消失，手腕强直稍有进步，肌肉萎缩未见明显改善。[魏品康，张志雄.通窍活血汤的临床运用.江西中医药，1985（2）：35.]

按语：以上三例患者，均为头部受伤，虽有新有旧，疗效均很好。通窍活血汤实为治头面四肢瘀血之效方，用于头部受伤者，不论新旧，只要在辨证的基础上临证化裁得当，能够祛瘀生新，使气血通达，瘀去络通而病愈。

✵ 脑胶质瘤

王某，男性，38岁。

患者因头痛伴左眼视物模糊1年，脑瘤术后半年来诊。患者术后1个月发生头痛、双眼视物模糊，伴眩晕、恶心、呕吐、不能站立。于1982年3月30日经CT诊断：小脑蚓部肿瘤、脑积水。给予甘露醇治疗，但症状缓解仅4小时左右。后口服洛莫司汀治疗。颅压增高之症状仍不能纠正，且卧床不起。1982年6月给予通窍活血汤加味。

赤芍15克，红花10克，炒桃仁10克，川芎10克，丹参30克，乳香10克，没药10克，土鳖虫10克，血竭（冲）1.5克，白芷10克，麝香（冲）0.1克，山楂15克，鸡血藤30克，钩藤10克，生牡蛎15克，牵牛花10克，菊花10克，车前草15克，三七粉（冲）1.5克，蜈蚣（焙，冲）1条，大枣10克。每日1剂。

持续服药3个月后，1982年9月患者上述症状逐渐消失，视力好转，可下床或室外活动。8个月后患者不仅诸症消失，生活自理，还可参加晨间操活动，或帮助其子学习。10月26日临床治愈出院。出院后带原方制丸剂备用，以资巩固疗效。1987年信访该患者已恢复工作。[安茂斌.中西医结合治疗脑胶质瘤4例.中西医结合临床杂志，1992（1）：20.]

按语：患者的症状是定位性头痛、眩晕，伴恶心呕吐。王清任认为："痛不移处是血瘀""无他症，唯干呕，血瘀之症"。脑肿瘤气血瘀结型者，是由气滞而血行不畅，阻塞经脉，聚而不散，肿大成积，造成颅内压增高，治宜活血化瘀，软坚散结，通窍活血汤加味临床确能获得显著效果。

❀ 口臭

金某，男，49岁。

患者出秽腐臭气已5年余，伴见食少，食后饱胀，大便干结，舌质淡边有紫点，苔白厚腻，脉实。证因脾失健运、胃失腐熟之功，以致食积肠中久久不去，阻滞气血，食积沤而秽浊臭气从然生矣。王清任曰："无论何病口出臭气，照此法（通窍活血汤）治。"本王氏之言治之。

赤芍、川芎、桃仁、红花各10克，山栀、白芷各8克，薏苡仁15克，大枣20克，生姜（自备）3片，甘草4克。

服药4剂后口臭大减，厚苔亦去大半。仍用上方加香附10克，丹参30克。又服5剂后口臭、厚苔已无，大便亦正常。继用香砂六君丸调理而愈。随访1年，未见复发。[阮士军.通窍活血汤治口臭.四川中医，1987（1）：47.]

按语：口臭一证多从胃热论治，但王清任曰："无论何病口出臭气，照此法（通窍活血汤）治。"从本例患者的舌象来看，确有血瘀表现，故能痊愈。

❀ 舌尖发麻

王某，女，45岁。

舌尖发麻10天，口腔科检查无异常。笔者初按心火论治，投导赤散不应；继以痰阻辨证，施滚痰丸又不验。细诊患者脉候，左三关有涩意，考虑舌尖麻是血瘀为害，遂投通窍活血汤。患者进药3剂获效，舌麻减轻，继进3剂，舌麻消失。5个月后随访，疗效巩固。[孙会文.通窍活血汤治验举隅.河南中医，1983（4）：35-36.]

按语：麻木与疼痛多从不通、不荣论治，该患者从心火、痰浊论治不效，且脉象有涩意，故当从瘀论治。

❀ 梅核气

祝某，女，51岁。

咽部不适、异物感1年余。患者平素性格内向，1年前自工厂退休在家，不久与家人发生矛盾，遂生梅核气。初起症状轻微，经服抗生素及中药理气化痰剂均无明显效果。随着时间迁移，病情逐步加重。症见精神抑郁，面色晦滞，干咳不已，时以手牵扯衣领，舌质黯红，苔薄腻，脉弦涩。咽部检查未见异常，间接喉镜检查亦无异常发现。脉证合参诊断为梅核气（气滞血瘀型）。

桃仁12克，苏叶、佛手各9克，赤芍、川芎、石菖蒲、甘草各6克，生姜3克，红枣12枚，黄酒少许。水煎分服。

5剂后，咽喉不适、异物感明显减轻。续投4剂，随访患者，知诸症皆愈。[朱凤鸣.通窍活血汤亦治梅核气.浙江中医杂志，2001（7）：9.]

按语：该患者因情志得病，伴有面色晦滞、舌黯红、脉弦涩，乃气滞血瘀证。通窍活血汤既能活血祛瘀，又能补血生新，佐以理气之品，使气行血亦行，故用治梅核气，往往能获佳效。

❀ 喉瘫

黄某，男，52岁。1986年11月16日住院。

患者头部右侧被木头击伤，左侧肢体瘫痪，处昏迷状态。入院行右侧颞部硬膜外血肿手术2天后苏醒，左瘫渐复，1周后功能正常，神志清醒。但不语流涎，无法吞咽，鼻饲进食，二便如恒。12月10日以"吞咽神经麻痹"邀中医会诊。诊见表情苦楚，形容憔悴，撬口察舌，质紫苔薄白，脉涩。拟为颅脑外伤，咽嗌络脉瘀血痹阻，导致喉瘫。治以通窍活血，利咽通痹。

赤芍9克，川芎6克，桃仁6克，红花9克，枳壳6克，桔梗6克，牛蒡子6克，玄参10克，葱须10克，神曲10克。水酒各半煎，2次分服。

服药 2 剂后能喃喃发语，口水自咽，续服 1 剂，能自行进食，发音清晰。[陈灼铭.通窍活血汤临床应用举隅.福建中医药，1989（1）：32.]

按语：本例颅脑外伤，虽经手术血肿清除，侧瘫恢复，但不语、流涎，无法吞咽，其舌质紫，脉涩，故以通窍活血汤加减，活血通窍，改善脑血流，促使脑和脑神经细胞功能恢复，而喉咽神经麻痹自愈。

❀ 飞扬喉

毕某，男，58 岁。

患者素来性急暴躁，进餐时多囫囵吞之，昨日因食刚出锅水饺时，不慎烫伤咽喉。诊见：张口呼吸，面赤身热（39℃），手足躁动不安，咽痛如火灼、如针刺，不能进食，只能缓慢噙咽少量温水。上腭底部见一块紫红色突起的血疱，大如核桃，舌红苔黄，脉数。诊为飞扬喉，治以活血利咽、凉血解毒。用通窍活血汤与黄连解毒汤合方化裁加减治之。

桃仁、赤芍、黄芩、金银花、蒲公英、生甘草各 15 克，红花、川芎、桔梗、黄连各 10 克，石膏、玄参各 30 克，生姜 6 克，葱白 7 根。

服药仅 1 剂，上腭血疱消退，疼痛大减，体温正常，并能进软食，上方去石膏、黄连、蒲公英，加蝉蜕、薄荷各 10 克，沙参 20 克，再服 2 剂，诸症消失。[刘瑶.通窍活血汤在耳鼻喉科临床运用举隅.贵阳中医学院学报，1999（2）：44-45.]

按语：《重楼玉钥》称此证为"夺食风"，因"饮食火物触动脾胃积热，致陡起斯症"。血疱紫红为瘀血之证，治以化瘀凉血、清热解毒利咽，诸药合用，药专力宏，直捣病所，仅以 3 剂即收全功。

❀ 声带白斑

患者，男，53 岁。

因"声音嘶哑 4 周"就诊。患者 4 周前因感寒后出现声音嘶哑，完全失声，周身酸痛，头痛，无汗，无明显恶寒、发热，无恶心、呕吐，纳食不香，夜寐欠安，小便短赤，大便略干。曾于当地某医院内科就诊，对症治疗后余症悉去，唯余声音嘶哑，遂赴该院耳鼻咽喉科就诊，查多功能鼻咽纤维喉镜提示：双侧声带白斑，双侧声带运动好，闭合差。既往2型糖尿病史10余年，血糖控制理想。建议手术治疗。但患者要求保守治疗，遂来本科室就诊。刻下症见：声音嘶哑，发音费力，面色少华，精神尚可，无恶寒、发热，无头晕、头痛，无视物旋转，无恶心、呕吐，饮食正常，二便调畅。舌暗红，苔薄黄，脉滑数。西医诊断：声带白斑。中医诊断：喉喑。辨证：瘀血阻窍，咽喉不利，治以活血化瘀，通窍开喑，予通窍活血汤加减。

白芷20克，桃仁10克，红花10克，大枣（去核）10枚，川芎6克，赤芍10克，桔梗10克，枳壳10克，生姜6片，带须葱白6根。7剂，水煎服。

煎服法：头煎以绍兴黄酒250毫升浸泡药物半小时，武火煮开，文火煎煮20分钟，倒出；二煎再次倒入绍兴黄酒250毫升，武火煮开，文火煎煮20分钟，与头煎药物混合，早中晚分3次饭后服用。服药期间，禁辛辣、油腻、生冷食物。注意声休。

二诊：自觉服药后声嘶缓解不明显，发音仍费力，昨日感寒后出现咽痛，无恶寒发热，无汗出，无头痛，纳食如常，夜寐安，小便调，大便干，2～3日一行。舌暗红，苔黄，脉滑数。专科检查：咽部黏膜慢性充血，双侧扁桃体Ⅱ度肿大，表面未见脓性分泌物。上方加板蓝根10克，牛蒡子10克，利咽解表，继服7剂。

三诊：自觉声音嘶哑明显缓解，咽痛消失，偶有咳嗽，咯少许白痰，无喘憋气促，饮食如常，夜寐安，二便调畅，舌暗红，苔白，脉滑。上方去板蓝根、牛蒡子，加陈皮10克，清半夏9克，化痰除湿，继服7剂。

四诊：自诉声音恢复，复查纤维喉镜：双侧声带黏膜慢性充血，声带光滑，运动良好，闭合佳。嘱停药，日常调护应少食辛辣刺激食物，戒烟限酒，继续调控血糖，不适随诊。[姜辉，王嘉玺，魏然，等．刘大新

以加减通窍活血汤治疗声带白斑验案二则.环球中医药，2020，13（3）：474–476.］

暴喑

刘某，女，28岁。

半个月前因喷洒农药，造成农药中毒，经抢救脱险后，又出现声音嘶哑。诊见：声嘶难言，状如公鸭叫，神情忧虑，面带戚容，咽中如有异物，吞之不下，吐之不出，咽暗红，舌尖红，苔薄白，脉濡。诊为暴喑，治以活血利咽，方选通窍活血汤加减。

红花、川芎、蝉蜕、木蝴蝶各9克，桃仁、当归、桔梗各12克，赤芍、川贝、生甘草各15克，麦冬20克，玄参25克，柴胡6克，大枣5枚，生姜3片，老葱6根。

服药3剂后声音清爽，咽中不适消除，心情愉悦，脉细，咽微暗红。前方去姜、葱、柴胡，加熟地25克，续服2剂以资巩固。［刘瑶.通窍活血汤在耳鼻咽喉科临床运用举隅.贵阳中医学院学报，1999（2）：3.］

按语： 以上2例均为瘀血阻滞喉窍。《景岳全书》中说"喑哑之病，当知虚实，实者其病在标，因窍闭而喑也；虚者，其病在本，因内夺而喑也。"劳倦、过度用声、七情、久病皆可导致气滞血瘀，瘀血阻于喉窍，发为喉喑。刘大新教授认为声带白斑证属血瘀喉窍者，法当用活血化瘀通窍，方非通窍活血汤莫属，用之临床，确有良效。

眼底静脉血管瘤

黄某，女，36岁。

患者1年多来始感右眼球酸胀，伴同侧头面部胀痛，低头时更甚。在运城地区医院眼科拟诊为眼球后可疑新生物，行球后注射药物（药名不详）等方法治疗效不显，后转至北京同仁医院眼科，确诊为右眼底静脉血管瘤，告其曰无法手术，嘱回家休养。该患者思想负担沉重，治疗无望，故求余试治之。刻诊：慢性病容，神情抑郁，右侧眼窝稍下陷，眼球活动度尚好，右面颊部有散在点状小斑。舌质淡，苔薄白，舌下瘀点明显，脉沉弦。自感右眼球酸胀伴同侧头痛，失眠，多梦，纳差。余诊后细思之，证属瘀血内阻，拟活血化瘀、通经活络法治之，方用通窍活血汤。

川芎15克，赤芍15克，桃仁9克，红花9克，生姜3片，老葱白（带根）5寸，红枣（擘）7枚，麝香（分冲）0.3克，黄酒半斤兑水煎，2次分服，每日1剂。嘱先服10剂。

二诊：酸胀感明显减轻，睡眠好转，药既对证，效不更方，嘱再服10剂。患者先后共服35剂后诸症消失。追访3年无复发。［黄效增.通窍活血汤治愈眼底静脉血管瘤一例.山西中医，1989（6）：39.］

按语：患者被诊断为右眼底静脉血管瘤，但因无法手术，遂采用中医治疗，其舌下瘀点明显，予以活血化瘀治疗。西医束手无策之疾，中医数十剂竟得痊愈。中医之神奇，可见一斑。

❁ 失明

患儿，女，2岁。

其母代诉：患儿于半个月前不慎从炕头栽下，头部着地后尖叫一声，随即不省人事，急送我院救治。住院后患儿一直处于昏迷状态，频频抽搐，伴呕吐，虽经全力救治，但病情毫无好转，主治医生建议转上级医院诊治。经外地医院CT检查提示：蛛网膜下腔出血、颅内血肿，建议手术治疗。因患儿家长对颅脑手术心存疑虑，又转回本院要求保守治疗。入院时患儿神志不清，抽搐惊厥频繁发作，查双侧瞳孔缩小，颈项强直，克尼格征（＋）。诊断：脑挫裂伤，蛛网膜下腔出血，颅内血肿。经镇静、降颅压、吸氧、脑细胞活化药等治疗4天后逐渐苏醒。但检查发现患儿左上、右下肢轻瘫，双目失明。经眼科检查：双眼视力光感，眼前节未见异常。采用托吡卡胺滴眼液散瞳后查双眼玻璃体积血Ⅲ级，眼底上半部可见红光反射，下 1/3 无红光反射。眼部 B 超检查可看到中度振幅的散在回声。眼科诊断：玻璃体积血。继续住院治疗 9 天后，患儿瘫痪肢体功能明显恢复，但视力无好转，家属要求中医治疗。

来诊时见：双眼外观正常，但盲不见物，若其母悄声近前，则视而不见；若唤其名，则双目循声而动。兼见神疲，肢软无力，尤以左上肢、右下肢为甚，面色无华，舌淡，指纹青紫，脉细弦。证属跌仆外伤，脉络瘀阻，清窍失养，导致神光离散之暴盲。治宜活血祛瘀，通络开窍，方用通窍活血汤加味。

麝香（冲服）0.05 克，桃仁 3 克，红花 3 克，赤芍 2 克，川芎 2 克，黄芪 9 克，枸杞子 3 克，女贞子 3 克，三七（冲服）2 克，水蛭 0.5 克，生姜 3 克，大枣 2 枚，老葱 1 根。每日 1 剂，水煎 2 次，分 3 次服，共 5 剂。

二诊：患儿双眼视力恢复至眼前手动，但对亲人仍视而不见，精神好转，面有红色，守方再服 10 剂。

三诊：其父欣然相告，患儿已能看到玩具，辨识父母等亲人，再以上方服用 1 个月后，复查视物如常。后来追访，该患儿智力如常，性格活泼，查视力双眼均为 5.0。[孙三成，周喜岩. 头部外伤致失明治验 1 例. 现代中西医结合杂志，2007（4）：527.]

按语： 该患儿因头部外伤引起蛛网膜下腔出血颅内血肿，脑神经受损，并玻璃体积血，导致视力障碍，住院近半个月视力未能恢复，故寻求中医药治疗。以通窍活血汤治疗 1 个月余，使瘀血祛，新血生，气机畅，脉络通，精血上荣，目得濡养，神光充沛，则能辨色视物，视力恢复如常，疗效满意。

❀ 外伤性目衄

余某，男，11 岁。

1 个月前右眼不慎被竹签刺伤，即刻红赤涩痛，羞明流泪，自用四环素眼膏、鱼腥草滴眼液未效。并见头晕，大便干结，视物模糊，舌尖有暗红小点，苔薄白，脉涩，结膜充血。诊为瘀血阻滞经脉所致目衄。拟清代王清任通窍活血汤加味以活血化瘀、益气明目。

赤芍12克，川芎9克，桃仁泥9克，红花6克，大枣12克，白芷24克，党参15克，血竭6克，菊花9克，密蒙花12克，当归须9克，生大黄9克，老葱3根，鲜姜3片。

上方连服6剂，目衄全消，视力恢复，全身症状亦消失。1年后追访未复发。[廖权方.通窍活血汤治疗外伤性目衄.四川中医，1985（8）：31.]

按语：本例因右眼外伤，出现红赤涩痛、流泪怕光、视物模糊。通窍活血汤加味以赤芍、川芎、桃仁、当归、血竭、红花活血化瘀，党参、大枣、生姜益气行血，密蒙花、菊花、白芷通窍明目，共奏活血化瘀、益气明目之功，故取显效。

❀ 视网膜中央动脉阻塞

患者，男，50岁。

主诉左眼突然视物不见，步履不稳。在当地医院诊断为视网膜中央动脉颞上支阻塞。治疗无效，遂来我院就诊。查右眼视力1.5，正常。左眼视力0.02，瞳孔散大，直径5毫米，对光反射迟钝，视盘边界不清，色淡，动脉细，动静脉有交叉压迫迹，上方视网膜有一片灰白色混浊、水肿改变，黄斑区色素紊乱，中心凹反光存在，余无异常。脉象弦，舌质暗红有瘀点，舌苔微黄。诊为暴盲，证属瘀血阻络，血行不畅。拟活血化瘀，通经开窍法，方用通窍活血汤加味。

麝香0.6克，葱白3寸，桃仁20克，川芎12克，红花10克，赤芍15克，当归12克，丹参15克，怀牛膝12克，三七末（冲服）3克，生姜3片，大枣10枚。每日1剂，水煎服。

共服药30剂，左眼视力恢复到1.2，眼底病变消失。1年后随访视力正常，未见复发。[乔松堂.通窍活血汤加味治疗视网膜中央动脉阻塞一例报告.河南中医，1988，8（4）：34.]

按语：本病多见于中老年，与情志及脏腑功能失调有关。通窍活血汤具有扩张血管、改善血循环、降低血管阻力、提高组织耐缺氧能力的作用。当归补血，赤芍、桃仁、红花、川芎、丹参、三七末等祛瘀生新，活血化瘀，麝香芳香走窜，大葱辛温通窍，诸药共奏活血化瘀、通经开窍之功，正切病机，故疗效满意。

 耳鸣

患者，男，52岁。

诉左耳突发耳鸣，持续已近1年。自觉耳鸣轰轰有声，伴左耳听力减退，休息时耳鸣无缓解，以手捂耳则耳鸣更甚。否认有头部外伤史。患者平时经常从事重体力劳动。舌质暗红，舌边有瘀斑，苔薄白，脉弦涩。发病以来曾多方求医，选服六味地黄丸、杞菊地黄丸、肾气丸，以及养心、潜阳、滋阴、补肾之中药汤剂，皆罔效。耳鸣之证，临床常以虚证多见，大多投以调补肝肾之剂，但究不可以偏概全。本例患者虚象不著，血瘀之证显然。盖因素日从事重体力劳动，强力劳伤气机，阻遏经脉，经络气血阻滞不通，故瘀血阻壅清窍，发为耳鸣。治以活血祛瘀，通窍升阳，方用通窍活血汤加减。

赤芍15克，川芎20克，桃仁15克，红花10克，石菖蒲12克，蔓荆子6克，白芷10克，香附10克，当归15克，牛膝10克，老葱3根，大枣6枚。

服5剂后耳鸣大减，效不更方，嘱再进5剂，耳鸣消失。予养血活血，行气通络之剂以善后，随访1年未复发。[粟喜然.加减通窍活血汤治愈顽固性耳鸣1例.实用中医内科杂志，1994（2）：39.]

 暴聋

颜某，男，38岁。

患者3个月前因酗酒贪凉，昏睡中吹风扇一夜，次日出现鼻塞、咽痒、喷嚏、咳嗽、耳闭、耳聋，服药后除耳聋不减外，诸症悉除。某医院诊为"神经性耳聋"，治疗50余天，无明显好转。诊见：耳聋失聪，耳鸣如笛，头昏眠艰，纳谷不香，烦躁易怒，面色青暗，舌紫，苔黄腻，脉细涩。证属耳聋（瘀血阻窍），治以活血通窍，方选用通窍活血汤加味。

桃仁、赤芍、当归、石菖蒲各12克，川芎、黄芩、车前子（包煎）、白术、泽泻各15克，红花、柴胡各10克，麝香（冲服）0.03克，葱白7根，生姜3片，黄酒1两为引。

服药5剂，听力基本恢复，唯耳鸣不止，改投杞菊地黄丸，每日2次，淡盐水送服，服药2旬，听力完全恢复，耳鸣消失。随访2年未见复发。[刘瑶.通窍活血汤在耳鼻喉科临床运用举隅.贵阳中医学院学报，1999(2)：3.]

按语：以上2例患者均有瘀血壅塞清窍，故耳鸣、耳聋。但第一例患者虚相并不明显，予以活血化瘀法治疗后得以痊愈。第二例乃肾虚为本，血瘀为标，服用活血化瘀药后听力基本恢复，继用滋补肝肾法调理而愈。

❀ 筛窦癌

张某，女，39岁。

素体健康，于1983年5月24日突然感觉右眼胀痛，不时流泪，视物不清。6月23日经中国人民解放军总医院眶内CT扫描，于横断面15～20毫米层面及55～70毫米冠状面扫描，可见右筛窦后壁密度增高，眶内壁骨质受到破坏，筛板变薄并有轻度受损。CT值13～48HU，大小为12～19毫米。印象：筛窦（右）占位性病变，恶性肿瘤侵及眼眶。经有关专家会诊，定于1983年7月14日行右筛窦恶性肿瘤摘除术，术后病理检查与临床诊断结论相符。

进行化疗数日后，再次CT扫描检查，发现球后仍有不光点，邀专家会诊，结论为球后转移性肿瘤，拟再次手术治疗。患者虑其病变位置较深，手术难度较大，术后有很大可能并发他症，精神负担很重，经再三考虑，决定回当地求中医诊治。

1983年9月15日来我处就诊。自诉术后右眼和头部有轻度胀疼感，偶有鼻孔少量出血，体重下降3公斤，二便如故，饮食欠佳，卧眠不安，月经延期而至，色紫有块，时觉少腹坠痛。查面色㿠白，右眼球稍突出，触之稍硬，舌质暗红，苔薄白，舌边尖有瘀斑，脉沉弦。四诊合参，证属血瘀气滞，目窍瘀阻。治宜理气活血，化瘀通窍。方拟通窍活血汤加味。

赤芍15克，炒川芎9克，酒炒桃仁9克，红花6克，麝香3克，白芷9克，浙贝母20克，炙山甲10克，牡丹皮12克，紫花地丁30克，甘草5克，生姜3片，红枣3枚，老葱白3根，小米黄酒100毫升为引。

嘱照此方连服100剂。服讫诸症渐次消失，身重增加5公斤，恢复8小时正常工作。经随访现已3年之久，未有任何不良变化。[刘玉章.通窍活血汤加味治愈筛窦癌球后转移.国医论坛，1987（3）：36.]

按语：该患者右筛窦恶性肿瘤摘除术发生转移，后求治于中医。因其月经延期，色紫有块，舌质暗红，边尖有瘀斑，因此诊断为血瘀气滞，治以理气活血。可见，只要辨证准确，中医治疗癌症也可以取得满意疗效。

❀ 酒渣鼻

赵某，男，41岁。

患酒渣鼻1年，1981年8月3日来我校门诊。查患者鼻尖红赤，毛细血管扩张，呈树枝分布，此乃血瘀的表现。笔者给予通窍活血汤，嘱其禁忌烟酒及刺激性食物。经3个月治疗，患者鼻尖毛细血管扩张已消失，尚有轻度潮红。随访半年，疗效稳定。[孙会文.通窍活血汤治验举隅.河南中医，1983（4）：35-36.]

按语：王清任认为，"色红是瘀血，无论三二十年，此方（通窍活血汤）服三剂可见效，二三十剂可痊愈。舍此之外，并无验方。"古人诚不欺也。

✿ 脱发

叶某，男，已婚，42岁，江苏人，某医院炊事员。

1964年3月初旬，自觉头皮奇痒，多糠状碎屑，用手搔抓，头发纷纷脱落，成块成片地脱去，不复再生。曾经某医院皮肤科门诊治疗，给药水洗擦及内服药，并注射维生素 B_{12}，无效。后经该院中医科诊治为精血不足所致，服参茸丸、桑椹膏等症状亦无改变，满头除两鬓尚存少许头发外，几乎脱尽。于7月9日来我院医治。既往有胃脘痛病史，劳累后或饮食不当便发作，甚则呕吐食物或酸水，睡眠一般，二便如常，别无所苦。患者个性急躁，不爱多说话，除吸烟外，无其他嗜好，否认有冶游史。检查：两鬓部有稀疏头发，色泽鲜润，额顶部、枕部光秃，只剩细短灰白色茸毛，无癣块，亦无阳性体征。脉象沉涩，重按稍弦，舌质暗淡，罩有薄白苔。脉证合参为气郁血瘀之象，乃思清代王清任所著《医林改错》载有"通窍活血汤"能治脱发，不妨应用试治。唯此方中麝香一味，药缺价高，思索再三，改用白芷代之，其余均按原方分量不变。

赤芍一钱，川芎一钱，单桃仁（研泥）三钱，红花三钱，老葱（切碎）三根，鲜姜三钱，红枣（去核）七个，香白芷（后下）一钱，黄酒半斤。将上药煎后，加酒汁煎沸，每晚睡前服用，先服3剂。

7月16日，复诊自诉：每剂遵医嘱服下后，觉头皮发热，能持续3小时之久，夜眠深熟，白天精神很好，3剂服完，落发停止，头屑减少，乃按原方原量再服7剂，每剂服下，均有以往的感觉，发落之处，新发重生，色泽黑润，比病前之发更稠密。随访观察，半年来已巩固而无脱落。[张鸣九.应用"通窍活血汤"治疗脱发效验.江苏中医，1965（3）：39-40.]

按语： 发为血之余，血液瘀滞，发根失其营养，所以发痒脱落，倘若血液流通，毛窍开放，可能恢复人体机能，除旧布新。况是方为活血通气之药，并借酒性上行，葱姜发散之力，可以上达巅顶，以润肌肤。这类患者大多为情志所伤，久而郁滞。"久病入络"，经脉不畅，则气血运行失调，久而毛发失其濡养而出现生长障碍或脱发。治疗当以调血和血为主，血气通畅则毛发得以生长。

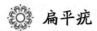 **扁平疣**

苗某，男，21岁。

患者面部出现赘疣已历3年，逐渐增多，手背也有发生。经治罔效。至1979年，面部赘疣更多，影响容貌，遂添忧愁，于1979年4月1日邀余诊治。查患者面部有118个丘疹，双手背有34个。丘疹小如粟米、大如绿豆，褐黄色，扁平隆起，呈圆形或不规则形，有的密集，有的散在。境界清楚，表面光滑，质地较硬。

诊断为扁平疣，系病毒引起的皮肤病，中医学没有扁平疣的病名，当属"疣目"范畴。《医宗金鉴》认为疣的病机是"气滞血瘀"。上海第一医学院以红花6～9克煎服，治疗12例扁平疣，50%获痊愈。考通窍活血汤的组成，不仅有红花，还有桃仁、川芎、赤芍、麝香等活血药，其逐瘀功能更甚于红花。笔者投以通窍活血汤10剂，患者的扁平疣就减少了80个。

原方再进6剂，扁平疣全部消失。1982年3月4日随访，疗效巩固。笔者认为活血祛瘀法治疗扁平疣值得探讨，推究其机制应是活血药逐皮肤之瘀，调节人体内环境，增强皮肤免疫功能，使病毒无以生存之故。[孙会文.通窍活血汤治验举隅.河南中医，1983（4）：35.]

按语： 扁平疣为气滞血瘀所致，通窍活血汤活血化瘀药与开窍药并用，血运恢复，可使肌表抗邪能力增强，使疣目脱落。

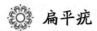 **紫印脸**

高某，女，40岁。

患者面颧烧灼痒痛5年，皮肤青紫，呈一圆形，酷似拔火罐留罐过久所致。其症与经期有关，近几年月经2～3个月一行，而且经量少，经行色暗有血块，每次经期则面部青紫、烧灼痒痛明显减轻，经净则症状加重，伴头晕头痛，午后发热，口干苦而不欲饮水，纳呆食少，精神困倦。曾在多家医院检查，疑为神经性皮炎、血液病等，经多方治疗无效。

邀余诊治，观面部青紫，皮肤似有小裂纹，面色不华，舌质红，苔薄黄，舌边有齿痕、青紫瘀斑，舌底脉络色紫暗曲张，脉弦数。据脉证分析，按中医四诊合参，辨证为血瘀肌肤脉络，日久化热所致。余思王清任《医林改错》一书中通窍活血汤下治有此病（紫印脸），便遵法疏方。

赤芍10克，川芎9克，桃仁6克，红花6克，生地黄15克，牛膝10克，知母15克，石膏30克，土茯苓30克，金银花10克，连翘10克，葛根20克。7剂，每日1剂，水煎分2次服。

6月23日，患者因月经不调再次来诊，自诉服上方3剂后，面部青紫色变淡，烧灼痒痛感明显减轻，又服4剂后面部圆形紫印完全消失，皮肤也滋润，面部烧灼痒痛、午后发热、头晕头痛等症亦随之而愈，精神逐渐好转。随访至今再未复发。[刘力争.通窍活血汤治愈紫印脸7例.卫生职业教育，2011，29（6）：83.]

按语： 王清任主张以通窍活血汤治疗紫印脸，并云："脸如打伤血印，色紫成片，或满脸皆紫，皆血瘀所致。如三五年，十付可愈；若十余年，三二十付必愈。"该患者近5年来月经2～3个月一行，经色暗红，量少有血块，每次经期面部青紫、烧灼痒痛明显减轻，月经干净后面部青紫、烧灼痒痛逐渐加重为辨证切入点，因经期经血下行，使血府郁热有所出路，则面部青紫、烧灼痒痛得以缓解，经净则邪无出路，郁热内壅则症状渐重。投以通窍活血汤活血消瘀，加牛膝、生地黄引血下行而凉血，石膏、知母、金银花、连翘清热解毒，葛根、土茯苓疏解肌表而止痒，诸药合用，使瘀得散而血得清，故服药即获速效。

❀ 白癜风

龚某，30岁。

于1972年双手掌骨上患白癜风，1年之中由小米般大逐渐发展到核桃般大，白斑呈不规则形，感觉正常。右手6块，左手5块。经某皮肤科确诊后给予治疗，内服复合维生素B，外涂一种白色药水（具体不详），治疗2年没有效果。后来又在礼泉地区医院皮肤科应用同样办法治疗，仍无效。患者对治疗已丧失信心。1977年4月经服用通窍活血汤6剂，至六七月份白癜风就逐渐消失了。追访8个月未见复发。[田润芝，孙溥泉.通窍活血汤治疗白癜风介绍.陕西新医药，1978（6）：9.]

按语：中医学认为，白癜风为风湿郁于皮肤，阻塞肌表气机，气血运行不畅，气滞则血瘀而造成。通窍活血汤能行血活血，使凝阻之瘀血得以祛除，祛瘀而生新血，增强皮肤抗病能力和患病机体的生理功能，故能治疗此病。

✿ 黄褐斑

李某，女，23岁。

患者1年前偶尔发现鼻柱两旁肤色加深，逐渐扩大到双侧颧部、颞部，呈黄褐色，后经多方治疗均无效果。舌边有瘀点，脉沉迟而涩。月经不正常，40～60天一行，量少色紫，少腹疼痛，行而不畅。自诉2年前行经时因事外出，途中遇雨周身被淋湿，随后经期错乱。治疗过程中，以血府逐瘀汤加炮姜，每次经来前煎服3剂，共用6剂。3个月后月经按期而至，腹痛消失。颜面黄褐色虽有变淡之象，但收效甚微。

二诊：余思其病位在面，改用通窍活血汤5剂，患者闻方中有麝香而面有难色，随用石菖蒲易麝香。

三诊：黄褐色由深变浅，范围缩小40%，上方续服12剂痊愈。为巩固疗效改用桃红四物汤加何首乌、僵蚕以养血活血善其后。[赵仰俊.通窍活血汤运用琐谈.西北民族学院学报，1987（1）：132-133，131.]

按语：黄褐斑好发于青年女性，有碍美观，给患者心理上带来痛苦。本例与月经不调有关，先发生月经紊乱，后出现黄褐斑，按"先病为本，后病为标"，先调其经而治本，后治其斑，故先用血府逐瘀汤调经，后取通窍活血汤治斑。

❀ 多形性红斑

左某，男，18岁。

1988年11月30日初诊。3年来每年春冬季节，手、足、臀部出现红斑。初起手部出现红斑，天气转暖后消退。在当地诊为"冻疮"，当时未予重视，以后每届冬春寒流南下之际，手、足、臀部即出现红斑、水疱，痒痛相兼。每年皆有发作，经用中西药治疗，均鲜效。近1周来，皮损开始发作。检查：双手、足背部、臀部、面颊见大小不等的暗紫红斑、丘疹数处，部分皮疹中心起水疱如猫眼状。舌质淡白，苔薄，脉涩沉。证属风寒外袭，寒凝血瘀，经络阻滞，肌肤失于温养。治拟温散风寒，活血通经，和营消疹法。通窍活血汤合当归四逆汤增损。

赤芍10克，红花12克，桃仁10克，川芎12克，白芷12克，桂枝10克，当归10克，细辛3克，生姜3片，葱管3根，大枣7枚，路路通15克，赤小豆10克。并嘱药渣煎水洗浴患处，注意防寒保暖。

5剂药后，手背红斑明显消退，足背、臀部仍有散在红斑。上方酌加川牛膝、狗脊各10克，再进10剂，诸症消失。翌年再次发作，仍用上方调治后痊愈，经随访1年，未再复发。[司在和．通窍活血汤治疗皮肤病．河南中医，1991，11（6）：32.]

按语：患者3年来每年春冬季节，手、足、臀部出现红斑，颜色暗红，脉象涩沉，故考虑为寒凝血瘀、经络阻滞，予以通窍活血汤合当归四逆汤温经散寒，活血化瘀，寒祛血活，病自得愈。

❀ 过敏性紫癜

周某，女，25岁。

1986年4月5日初诊。3个月来，双下肢小腿时起紫红色斑点，数日后自行消退，但反复发作，逐渐增多，并向大腿处发展。伴口干，得热后盛痒明显。检查：双下肢伸侧面有散在针尖至蚕豆大小红色斑疹，压之不退色，皮损略高出皮面，表面光滑，血小板计数 1.2×10^5 个 / 毫升。舌苔黄，质偏红，脉弦数。证属素体蕴热，壅盛聚毒，迫血妄行，煎熬血液成瘀，凝阻脉络成斑。拟方清热凉血，活血化瘀法，通窍活血汤加减。

当归 10 克，赤芍 12 克，红花 10 克，川芎 10 克，牡丹皮 15 克，茜草 12 克，参三七 3 克，旱莲草 12 克。

上药 4 剂后，红斑转淡，仍感口干。上方酌加山栀子 10 克，生石膏（先煎）60 克，再投 5 剂。结果紫斑全部消退，至今未再发。[司在和 . 通窍活血汤治疗皮肤病 . 河南中医，1991，11（6）：32.]

按语： 过敏性紫癜多为血热证。该患者斑疹紫红，舌红苔黄，脉弦数，诊断考虑邪热迫血妄行，熬血成瘀，予以通窍活血汤活血化瘀，先后用牡丹皮、茜草、旱莲草、栀子、石膏等清热凉血，标本兼治，故愈后未再复发。

❀ 慢性荨麻疹

周某，男，36 岁。

1987 年 6 月 7 日初诊。7 年来皮肤反复出现风团，一年四季皆有发作，重者夜寐不畅。先后间断服用消风清热、温经散寒、健脾除湿之中药及钙剂、泼尼松、抗过敏之西药调治，均未奏效。白天工作萎靡不振，头昏胀痛。检查：全身可见暗红色风团，大小不一，划痕试验（+），伴有散在性抓痕、血痂。舌质淡红，边有瘀斑，口唇色紫，苔薄白，脉细涩。证系瘀血阻于经络，营卫之气不得宣通，风邪久郁肌肤体表而成。拟方通经化瘀，活血消风法，通窍活血汤化裁。

赤芍 12 克，当归 10 克，川芎 10 克，白芷 12 克，桂枝 12 克，地龙 12 克，防风 15 克，葱管 3 根，生姜 3 片，大枣 7 枚。5 剂，水煎服，每日 2 次。

药后风疹块发作次数减少。药已中鹄,续服原方15剂,皮疹消退。1年后随访,未再发作。[司在和.通窍活血汤治疗皮肤病.河南中医,1991,11(6):32.]

按语:治风先治血,血行风自灭。慢性荨麻疹反复发作,缠绵难愈,考虑久病多瘀,运用活血化瘀之法治疗,往往能获良效。该患者舌有瘀斑、唇紫、脉细涩,符合血瘀证,药证相应,故而痊愈。

❀ 太田痣

徐某,女,22岁。

患者自诉1993年5月始,无任何诱因下发现右眼眶下一褐青色斑块儿,不痛不痒,在当地口服中西药无效。初诊时见患者右眼眶下一直径为2厘米的圆形褐青色斑片,不高出皮肤,压之不退色,不痒痛,饮食可,睡眠佳,二便调,月经周期正常,经量少,有血块,舌淡红,苔白,脉弦。诊断为太田痣。告诉患者此痣无良法可治。在患者的再三要求下,深思良久,认为王清任《医林改错》通窍活血汤中有一条主治面色青紫,决定用此法一试,遂采用此方化裁。

川芎6克,桃仁10克,红花10克,赤芍10克,菊花10克,茯苓10克,细辛3克,白芷10克,僵蚕10克,白附子10克。

服上方20余剂后,右眼眶下色斑明显变淡缩小,当时碰巧患者调动工作,没有坚持治疗。

1996年11月8日再诊:患者右眼眶下直径为1厘米大小淡褐色圆形斑片,不痒痛,饮食、睡眠均正常,二便调和,月经周期正常,经量可,有时有少许血块,舌质淡红,苔白,脉弦滑。继用前法处方。

川芎10克,桃仁10克,红花10克,赤芍10克,丹参15克,当归10克,防风6克,荆芥6克,僵蚕10克,白附子6克,白芷10克,细辛3克。

服上药30余剂,右眼眶下淡褐色斑片全部消失,月经正常。[黎琦.通

窍活血汤加减治疗太田痣 2 例 . 安徽中医临床杂志，1998（6）：3.]

按语：太田痣，又称眼眶部褐青色痣，常有家族史，好发于面部的一侧，皮损为淡褐色、青灰色或褐青色无浸润的色素斑片，无自觉症状，亦有呈轻微隆起或在色素斑中有散在的小结节者。此病病因为局部血运不畅，复感风寒，使血瘀痰凝，瘀滞肌肤而发病，当从血瘀痰凝论治。采用通窍活血汤化裁，活血化瘀药、祛风化痰药与头面部引经祛风药相配，君臣有序，佐使相行而大获全功。

通气散

治耳聋不闻雷声。

柴胡—两，香附—两，川芎五钱，为末，早晚开水冲服三钱。

通气散医案

🏵 梅尼埃病

李某，男，28岁。

因中耳炎复发、耳窍流脓，加之外感，遂觉周围物体及自身旋转，阵发性耳聋、耳鸣，恶心呕吐，西医诊断为梅尼埃病。住院经用头孢曲松钠、激素、能量合剂、地西泮及多种维生素等药物治疗近2个月，病情虽有所好转，但症状时重时轻，故转中医科治疗。患者除上述症状外尚有发热、汗出、乏力、心烦。舌质偏红，舌苔薄黄而腻，脉弦而浮数。此证系耳道素有湿热蕴积，复感风热之邪，上壅清窍，闭阻不通所致。治拟通气活血，开达郁滞，佐以辛凉解表，清热燥湿法。

柴胡50克，香附40克，川芎25克，僵蚕5克，蒺藜25克，木通15克，半夏15克，菊花30克，薄荷15克，黄连10克。3剂水煎服。

二诊：药后眩晕大减，恶心呕吐消失。按前方小有出入，共服药 8 剂，诸症悉除，唯觉乏力、纳呆、时有耳鸣。拟通气开达合补中益气法。

柴胡 20 克，川芎 25 克，香附 25 克，菊花 30 克，党参 20 克，黄芪 30 克，白术 15 克，黄连 15 克。4 剂水煎服，调理善后，经随访至今尚未复发。[孙庆华."通气散"加味治疗梅尼埃病 13 例.中国临床医生，2009，37（6）：62.]

按语：梅尼埃病的西医病理主要是内耳迷路积水，而中医的主要病机则为水毒湿痰壅滞，耳窍闭阻不通所致。故其治疗以柴胡、香附、川芎通气活血；以僵蚕、蒺藜、木通、半夏、胆星、天麻疏肝散结，利水化痰，达到开达郁滞之目的。

❀ 耳鸣

患者，女，37 岁。

患者半个月前因劳累过度开始出现耳鸣，如潮声低鸣，呈持续性。来诊时面色萎黄，倦怠乏力，食欲不佳，大便溏薄，夜寐欠佳，唇色淡红；舌淡、苔白，脉象虚弱。西医诊断：神经性耳鸣。中医诊断：耳鸣——脾胃虚弱，耳窍失养。予补中益气汤合通气散加味治疗，并嘱患者尽量早休息，远离噪音。

服用 3 剂后，耳鸣基本消失，其他症状也明显减轻，再服 3 剂后诸症皆除，上方续服用 1 周以巩固疗效，随访 1 年，耳鸣未见复发。[肖兵.补中益气汤合通气散加味治疗神经性耳鸣 40 例.广西中医药，2017，40（4）：56.]

按语：耳鸣的病因很多，有因肾精不足，失于濡养，也有脾虚痰滞，肝胆火逆，蒙扰清窍等所致。该患者面色萎黄，倦怠乏力，食欲不佳，大便溏薄，夜寐欠佳，唇色淡红，舌淡，脉象虚弱，乃脾胃虚弱，耳窍失养，以补中益气汤补脾胃，通气散通气血，耳窍得气血濡养，耳鸣自愈。

❂ 耳聋

陶某，男，45岁，工人。

2个月多以前右耳突然变聋，不闻声音，自觉耳内闷塞，脉弦紧。予通气散1剂，效果大显，再服1剂，后告其已痊愈。[李太炎."通气散"治疗耳聋.四川中医，1985（1）：48.]

按语：患者自觉耳内闷塞、脉弦紧，乃气机阻滞。本方柴胡通少阳之气，循少阳经直达耳窍；香附疏肝理气散结；川芎上行头目，下达血海，周流全身，行气活血。三药相合，共奏通气散结、活血行瘀之功，而以通气为主，故名通气散。治疗由气滞闭塞兼有血瘀之耳聋最为合拍。此型耳聋，有以下特点：①耳聋由骤闻强烈声音引起；②无明显肾虚、肝热、痰火、气虚的症状；③自觉耳内胀塞不舒，或紧或涩。轻者1剂见效，重者4剂即可痊愈。

❂ 鼓膜外伤

王某，女，35岁。

1周前患者左耳被人打伤后出现耳鸣、听力下降。曾在当地诊所服用中西药治疗效果不佳。刻诊左鼓膜充血，后下方有一4平方毫米穿孔点，边缘有血迹，电测听示：左耳中度传导性耳聋。患者头昏、耳鸣，情绪烦躁，舌质暗，脉弦。证属肝气郁结，气滞血瘀。方用通气散加味。

柴胡、当归、赤芍、龙胆草、石决明各15克，川芎、香附、牡丹皮、栀子、丹参各10克，磁石、甘草各6克。水煎服，每日1剂。

服药5剂后，患者耳鸣、头昏消失，听力明显提高，穿孔点变小。守方继服5剂，诸症消失，鼓膜穿孔愈合。[樊银亮.通气散治验3则.山西中医，2004（4）：18.]

按语：鼓膜外伤属中医暴聋范畴。鼓膜损伤，情绪烦躁，致使肝气郁结，经络郁阻，气滞血瘀，证属肝气郁结，气滞血瘀，治以通气散加减。

方中柴胡、牡丹皮、栀子、龙胆草、香附疏肝理气；当归、赤芍、川芎、丹参活血化瘀；石决明、磁石潜阳息鸣；共奏疏肝理气活血之效。

❀ 渗出性中耳炎

刘某，男，18岁。

感冒后右耳闷胀，听力下降18天，须侧耳对话，时觉耳内流水声，说话时患耳袭响。检查见右侧鼓膜轻度充血，光锥消失。听力低频区下降，骨导大于气导。给耳聋通气散100克（组成：柴胡50克，香附、川芎各25克），日服2次，每次5克，4天后自觉耳内清亮，听力改善，10天后再诊，自诉一切症状消失，听力恢复，鼓膜检查见充血消退，标记清晰，1年后追访诉听力正常，未再复发。[顾玉如，何明秀.耳聋通气散治疗渗出性中耳炎.新中医，1983（12）：34.]

按语：患者耳内闷胀，乃气机阻滞。柴胡循少阳经直达耳窍；香附疏肝理气散结；川芎上行头目，下达血海，周流全身，行气活血。三药相合，使耳窍气血得通以愈疾。

❀ 卡他性中耳炎

周某，男，25岁。

右耳耳鸣、耳闷伴右侧头闷15日。15日前偶感风寒，发热、鼻塞、流涕，经当地医院按感冒诊治，发热已退，流涕已止，但仍觉鼻塞、右耳耳鸣、耳闷、右侧头闷。刻诊：查体鼓膜充血内陷，光锥消失，舌质暗红，脉涩。证属邪毒滞留，气滞血瘀，方用通气散加味。

柴胡、赤芍、石菖蒲、苍耳子各15克，川芎、香附、藿香、木香、红花各10克，甘草6克。每日1剂，水煎服。

服药5剂后，耳鸣、头闷、鼻塞消失，耳闷明显减轻。随症加减5天，诸症消失，随访半年，症状未复发。[樊银亮.通气散治验3则.山西中医，

2004（4）：18.]

按语： 患者外感风寒，虽表证减轻，但邪毒滞留，致经气痞塞，气滞血瘀。柴胡、香附、川芎、赤芍、木香、红花行气活血；石菖蒲、藿香、苍耳子芳香通窍；甘草调和诸药；全方共奏行气活血，疏经通窍之功。

❀ 链霉素中毒性耳聋

患者，男，9岁，学生。

1982年3月15日因发热咳嗽、咽喉肿痛就诊。西医诊断为气管炎合并扁桃体炎。经注射青霉素320万单位，链霉素3.5克，病愈。1个月后逐渐出现头晕、耳鸣、耳聋。请五官科会诊检查外耳道、鼓膜正常。语音测试，1米内正常谈话听不到，诊断为链霉素中毒性耳聋。于1982年4月10日转我科治疗，用通气散加味治之。

柴胡50克，香附50克，川芎25克，白芷25克。共为细末，炼蜜为丸，每丸重5克，每日早晚各服1丸。

共服半个月而愈，随访六年零三个月听力正常。[王玉生，常玉兰.通气散加减治疗链霉素中毒性耳聋.实用中医内科杂志，1989（2）：5.]

按语： 耳聋的病因很多，但最后还是以气血经络阻滞、耳窍失养为病变基础，通气散能够通行气血，使耳窍得气血濡养，以恢复正常功能。

❀ 梅核气

李某，女，48岁。

自诉半个月前与邻居争吵后突感咽部如物梗阻，咳之不出，吞之不下，当地诊所按"咽炎"治疗，给以口服抗生素及调节神经药物治疗（具体用药不详），效差。现症：咽部异物感明显，胸闷叹气，食少纳差，食后打嗝，舌淡苔白。局部检查：咽腔黏膜淡红，咽后壁光滑无淋巴滤泡增生。X线透视食管未见异常。治以通气散加味。

柴胡 15 克，川芎 10 克，香附 10 克，枳壳 12 克，木香 10 克，桔梗 10 克，紫苏 12 克，丝瓜络 10 克，陈皮 10 克，白术 10 克，茯苓 15 克，党参 20 克，牡丹皮 10 克。共 7 剂，水煎服，每日 1 剂。

7 天后复诊，全身及局部症状明显减轻，续服 3 剂，诸症消失。[尚红坤.通气散加味治疗咽异感症 200 例.河南中医，2008（5）：36.]

按语： 此症多由七情所致，经络之气不疏，循经上逆，壅于咽喉。方中柴胡、川芎、香附行气活血；枳壳、木香、桔梗宽中理气；紫苏、丝瓜络行郁通络。诸药配合共奏行气化郁、理气通络之功，以治愈疾病。

❀ 头痛

刘某，男，49 岁。

头痛 10 年余。呈发作性，每次发作持续数小时或数天不等，以右侧疼痛为著，并伴有头胀目眩，视物昏花，烦躁不安，失眠少寐。屡用中西药不效，转北京某医院治疗，诊为血管性头痛。因疗效不佳，而返当地治疗。脑血流图检查：双侧脑血管扩张，以右侧为著。投予通气散加味。

川芎 40 克，蔓荆子、香附各 25 克，柴胡、莝茇、白芷、土鳖虫各 20 克，葛根 30 克，川羌活 15 克，全蝎 10 克。水煎服，日 2 次，分早晚服。

3 剂头痛逐减，约服 10 余剂，头痛及伴随症状完全消失，查脑血流图恢复正常。随访至今未复发。[于宝锋.通气散加味治头痛效好.新中医，1988（1）：48.]

按语： 通气散有通关开窍、行气解郁之用。葛根、白芷、蔓荆子、羌活祛风，莝茇散寒，土鳖虫逐瘀，全蝎通络，诸药相伍合奏散郁开结、疏风散寒、逐瘀通络、通窍止痛之效。

血府逐瘀汤

当归三钱，生地三钱，桃仁四钱，红花三钱，枳壳二钱，赤芍二钱，柴胡一钱，甘草一钱，桔梗一钱半，川芎一钱半，牛膝三钱。水煎服。

【方歌】

> 血府当归生地桃，红花甘草壳赤芍，
>
> 柴胡芎桔牛膝等，血化下行不作劳。

【注】血府逐瘀汤原书所治症目有头痛、胸痛、胸不任物、胸任重物、天亮出汗、食自胸右下、心里热（名曰灯笼病）、瞀闷、急躁、夜睡梦多、呃逆、饮水即呛、不眠、小儿夜啼、心跳心忙、夜不安、俗言肝气病、干呕、晚发一阵热（血瘀发热）。

血府逐瘀汤医案

❀ 支气管哮喘

张某，男，36岁。

患者患支气管哮喘病10余年，每因受凉遇冷起病，近半年发作频繁，常规中西药物疗效不佳。诊见：咳嗽气喘，喉中痰鸣，胸胁胀满，张口抬肩，呼吸困难，不能平卧，夜间尤甚，咽干舌燥，渴不欲饮，面色晦滞无华，舌质紫暗，边有瘀斑，脉弦涩。证属痰瘀互结，肺失和降，宜活血化瘀，宣肺平喘，血府逐瘀汤加减。

赤芍、苏子、杏仁、当归各 15 克，川牛膝、红花、枳壳、桔梗、炙麻黄各 10 克，桃仁、白芥子、莱菔子各 12 克，炙甘草 6 克。水煎服，每日 1 剂。

服用 5 剂后，咳喘减轻，胸胁胀满疼痛均好转，仍喉中痰鸣，呼吸急促，上方加地龙 15 克，蝉蜕 12 克。

又 5 剂后，咳嗽停止，气喘痰鸣缓解。能平卧睡眠。按上方调理 20 余剂后，症状完全消失。再按六君子汤加红花、杏仁、莱菔子调理巩固 10 余剂善后，1 年后随访，未见复发。[孙素明.血府逐瘀汤临床应用举隅.陕西中医，2009，30（1）：91.]

按语：患者受凉遇冷起病，易误诊为寒哮，但面色晦滞无华，舌质紫暗有瘀斑，脉弦涩，是久病多瘀、血瘀证的表现。故用血府逐瘀汤加化痰平喘之品，能获良效。后期予以六君子汤加红花、杏仁、莱菔子，健脾补肺，活血化痰，以调理巩固善后。

❀ 原发性肺癌

王某，女，54 岁。

因胸痛、咳嗽、痰中带血、纳差、乏力数月，服用一般治咳嗽的中西药物无效，在华西医院诊为肺癌（鳞癌）。患者拒绝手术治疗，主要以化疗及中药进行治疗。患者症见胸痛，尤以左胸上部为剧，咳嗽，痰中带血，短气乏力，动则尤甚，纳差，舌质暗，苔少，脉细数。中医诊断为肺癌，辨证为气阴两虚、肺络瘀阻证。治宜益气养阴，化瘀散结。

生黄芪 60 克，生晒参 30 克，麦冬 15 克，桃仁 20 克，当归 15 克，生地黄 15 克，红花 20 克，赤芍 15 克，柴胡 15 克，川芎 15 克，玄参 15 克，桔梗 10 克，怀牛膝 15 克，僵蚕 5 克，全蝎 5 克。每日 1 剂，水煎服。

服用半个月后，胸痛咳嗽、咯痰症状有所减轻，乏力改善。以上方为基础加减化裁，结合化疗，已治疗半年，病情稳定。[何睿，李世杰.李世杰教授运用血府逐瘀汤治疗原发性肺癌.内蒙古中医药，2016，35（2）：66.]

按语：患者短气乏力，动则尤甚，纳差，舌苔少，脉细数，乃脾肺气阴两虚，舌紫暗为瘀血阻滞，故治以益气养阴，化痰散结。

❀ 病态窦房结综合征

杨某，女，50岁。

自诉胸闷、心悸已年余，反复发作，阵阵惊惕不宁，伴气短，不耐劳累，曾在外院就诊，给服地奥心血康、异山梨酯及中药（具体不详）等，效果不显。动员其安装心脏起搏器，患者有顾虑，故求治于中医。诊患者除有上述诸症外，尚见面色少华，舌苔薄、有紫气，脉来沉涩。心电图检查示 P–R 间期延长，心率每分钟 47 次，24 小时动态心电图提示最慢心率为每分钟 42 次。中医辨证属气虚血滞、血府有瘀。治当益气活血通脉，方用血府逐瘀汤加味。

桃仁、枳壳各 10 克，红花、川芎、当归、柴胡各 6 克，地黄、赤芍、牛膝各 12 克，桔梗、甘草各 5 克，黄芪 30 克。

上方连续服用 1 个月，病情大为改善，心率提高至每分钟 52 次。再续用 1 个月，心率增至每分钟 60 次。胸闷、心悸等症亦消失。[张钟爱.加味血府逐瘀汤治疗内科疾病验案 5 则.成都中医药大学学报，1998（4）:3.]

按语：患者半百，病程年余，面色少华，气短不耐劳累，此一派气虚之候；又舌有紫气，脉沉涩而缓，乃瘀滞之象。因于气虚，推动无力，则血脉运行不畅，而见惊悸、脉沉缓。病乃虚中夹实，以虚为本。故用大剂量黄芪益气以助血行，血府逐瘀活血而通血脉，通补兼施，终获良效。

🏵 心悸、胸闷痛

张某，女，66 岁。

患者心悸、胸闷痛、夜寐多梦。诊得左关弦，右关尚有力，舌苔薄腻边暗，拟血府逐瘀汤加减。

柴胡 6 克，赤芍 12 克，炒枳壳 10 克，炙甘草 6 克，炒当归 10 克，川芎 6 克，生地黄 12 克，桃仁 6 克，红花 6 克，桔梗 6 克，川牛膝 10 克，丹参 20 克，茯苓 15 克。21 剂。

1 月 23 日复诊：患者诸症均好转，诊得左关弦，右关有力，舌苔薄腻边暗，再守方出入，上方加焦山楂 15 克，丹参改为 30 克，21 剂。

3 个月后随访，患者药后心悸、胸闷痛均明显减轻，发作间隔明显延长，嘱续服血府逐瘀胶囊，每次 3 粒，每日 2 次。[樊志明. 连建伟教授运用血府逐瘀汤验案 4 则. 中国乡村医药，2020，27（1）：27.]

按语：患者心悸、胸闷痛，夜寐多梦，脉左关弦，舌边暗，乃是瘀血为患，治疗拟用血府逐瘀汤加减，瘀血得除，气机流畅，诸症缓解。

🏵 主动脉夹层动脉瘤

鲁某，男，50 岁。

患者于 2005 年农历正月初六日下午 2 时左右，在乡下舞龙灯拜年时，突然发生心前区及背部剧烈疼痛，痛不可忍。急送当地医院治疗，给予盐酸哌替啶等止痛药，治之罔效，又急转县人民医院救治，其症状终不见缓解，于翌日又急转送武汉同济医院，经检查确诊为"主动脉夹层动脉瘤"，须手术治疗，因手术费额巨大，家属无力承担，故放弃手术治疗，回到家乡，遂送我院中医门诊求治。

患者诉心前区及左背部呈撕裂样剧烈疼痛，日夜不停，并且疼痛固定不移，如左侧卧位时疼痛加剧，右侧卧则气促，双膝跪床俯卧其症状减轻。诊见：面色苍白，大汗淋漓，心悸不宁，舌质紫暗有瘀斑，舌红少苔，脉沉细数而涩。中医辨证属于心痛，为阴液亏耗，心血瘀阻，血行不畅所致。拟以活血化瘀，凉血养阴，散血通络止痛之法。遂用血府逐瘀汤化裁。

当归10克，桃仁10克，红花9克，血竭6克，三七10克，延胡索15克，没药9克，丹参15克，生地黄15克，赤芍9克，牡丹皮9克，枳壳9克，甘草6克。10剂，水煎服，每日1剂。

3月6日二诊：服药10剂后，疼痛诸症明显减轻，精神好转，再守原方出入，继续连服2个月，诸恙悉除，疼痛消失，随访至今，未见复发。
[彭兴强.血府逐瘀汤治愈主动脉夹层动脉瘤1例.光明中医，2008（4）：505.]

按语：患者肝肾阴亏，肝阳亢胜，不能上滋于心，心阴亦常受伤，热灼血液为瘀，损伤脉络而导致瘀血内阻，为本虚标实证。用当归、桃仁、红花、延胡索、没药活血祛瘀止痛；伍以血竭、三七既能止血，又能化瘀止痛；佐以生地黄、牡丹皮、丹参、赤芍以养阴清热，凉血散血；枳壳舒胸中气滞，使气行则血行。诸药合用，行血分瘀滞，且能解气分之郁结，活血而不耗血，祛瘀又能生新，使瘀祛气行，则诸症可愈。

❀ 心力衰竭

患者，男，77岁。

患者因"乏力、气短、心慌1年，加重2周"入院。1年前诊断为阵发性心房颤动，未行手术治疗，发作时服用盐酸胺碘酮片，效果一般，近日来发作频次增加，发作持续时间长，故来诊。饮食、睡眠一般，大小便可。舌质暗红，苔薄白，脉结代。中医治以补气升阳，活血化瘀。升陷汤合血府逐瘀汤加减。

黄芪15克，柴胡9克，升麻9克，桔梗9克，知母9克，甘松9克，当归9克，生地黄9克，炒桃仁9克，红花9克，枳壳9克，赤芍15克，川芎15克，川牛膝15克，三七粉（冲服）3克。7剂。

2014年5月10日二诊：1周发作3次，每次持续1小时左右，上方加用葛根15克，服用7剂。

2014年5月17日三诊：1周暂未发作，上方继服7剂，好转出院。随诊半年，病情稳定。[魏志敬，吉中强.吉中强教授治疗心衰经验.湖南中医药大学学报，2016，36（6）：68.]

按语：心脏气血充足，脉道通利，可以维持心脏正常跳动，如若君主统摄力不足，不能鼓舞心气，则会导致跳动失常，故而心悸，需升提下陷之气，心气不足，则血液瘀滞。以升陷汤加甘松升阳举陷定悸，血府逐瘀汤化瘀通脉，共奏升提活血之功。

❀ 胸骨后不适

王某，男，67岁。

2016年7月因"胸骨后不适2周"来诊，其胸骨后不适似闷非闷，似胀非胀，因工作原因善思虑，且脾气急，易动怒。观其体态宽胖，面色红，眼白浊，舌质暗红，有瘀点，苔厚腻。遂问其平常头部是否会有不适。王某答：时有疼痛、昏重感，且夜寐多梦。大便不畅，挂厕，诊其脉弦。拟用血府逐瘀汤加减。

柴胡10克，枳实10克，桃仁10克，红花10克，丹参15克，川芎10克，赤芍10克，桔梗10克，绵茵陈15克，川黄连10克，姜半夏10克，陈皮6克，茯苓10克。5剂。

患者服中药1剂后便觉胸骨后不适感减轻，服完5剂症状完全消失。因有此次的疗效，又来连转二方调理头昏重感及夜寐不佳的症状，皆以上方为基础，适当加减，疗效显著。又嘱其平时应节饮食，调起居，适当运动，经随访，连续1年未再发病。[邓湘君.血府逐瘀汤的临床应用体会.江西中医药，2020，51（6）：33.]

按语：该患者诉胸骨后不适，似"胸不任物"，又联系该患者头痛、夜寐多梦、急躁易怒，遂试用血府逐瘀汤，祛胸中瘀血，使气机得畅，辅以除湿健脾，清阳得升，浊阴得降，则诸症可愈。

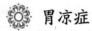 ## 胃凉症

患者，男，36岁。

患者因胃脘部怕冷3年就诊。患者自觉胃脘部怕冷，必须用热水袋敷之，可稍减轻，移时胃冷如前，平素因工作压抑，心情不畅，喜叹息，偶感口干，无胃痛、嗳气、反酸、胃灼热，食欲正常，睡眠差，大小便正常，舌淡暗，苔薄白，脉细涩，腹软无压痛。曾多次服用附子理中丸、小建中汤等治疗，效果不佳。2个月前胃镜检查提示慢性非萎缩性胃炎。西医诊断：慢性非萎缩性胃炎。中医诊断：胃凉症，证属瘀阻胃络。治宜化瘀通络，方用血府逐瘀汤加减。

桃仁15克，柴胡10克，赤芍15克，当归15克，川芎10克，红花6克，桔梗10克，枳壳10克，生地黄20克，川牛膝20克，桂枝10克，乌药10克。7剂，水煎，每日1剂，早晚分服。

2018年9月28日二诊：胃冷症状减轻，睡眠正常，感觉全身较为轻松，舌淡红，脉弦细。药已见效，治法同前，上方桃仁减至10克，加炒白术15克，续进7剂后，胃冷症状消失，至今未作。[张荣，马继征，刘慧敏，等.血府逐瘀汤治疗消化系统疾病3例.北京中医药，2020，39（1）：92.]

按语： 患者平素心情抑郁，肝失调达，经脉阻滞，气滞血瘀，胃阳敷布不及，故出现胃部怕冷。此时的胃凉应与脾胃虚寒引起的胃凉象鉴别，因瘀致寒者以瘀滞为突出表现，仅有胃脘局部的寒象，而全身性寒象无或不明显；脾胃虚寒者除胃凉外，可见喜热饮、口淡不渴、四肢及全身畏寒等全身怕冷的症状，而胃凉仅是全身寒象的一部分。活血化瘀，通其气血，则寒自除也。

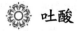 **吐酸**

患者，男，54岁。

患者因间断反酸、胃灼热10余年就诊。患者自诉经常有反酸、胃灼热，胸骨后有灼痛感，胃胀连及两胁，嗳气，口干，手脚心发热，夜晚加重，眠差，大小便正常，舌暗红，苔微黄，脉弦细。近期胃镜检查：反流性食管炎，24小时酸测定提示酸反流，心电图检查无异常。患者10年间曾间断服用西药奥美拉唑等对症治疗，效果不明显，心情极差，遂求助中医药治疗。西医诊断：反流性食管炎。中医诊断：吐酸病，证属瘀热阻胃，肝胃不和。治疗以化瘀清热、疏肝和胃为法，方用血府逐瘀汤加减。

生地黄20克，赤芍15克，柴胡10克，当归15克，川芎10克，桃仁10克，红花10克，枳壳10克，海螵蛸（先煎）15克，浙贝母10克，姜半夏9克，虎杖15克。14剂，水煎服，每日1剂，早晚分服。

二诊：患者反酸、胃灼热症状明显好转，仍有胸骨后灼烧，偶感嗳气。上方赤芍减至10克，加旋覆花（包煎）10克，代赭石（先煎）20克，三七粉（冲服）6克，以加强和胃降逆、化瘀止痛之力。继服14剂，煎服法同前。

三诊：诉上述症状基本消失，嘱前方继续服用7剂以善其后，并注意调畅情志。3个月后来院复查胃镜未见异常。[张荣，马继征，刘慧敏，等.血府逐瘀汤治疗消化系统疾病3例.北京中医药，2020，39（1）：92-94.]

按语： 患者病程较长，久病多瘀，久病入络，且肝气不舒，横逆犯胃，胃失和降，出现反酸、胃灼热、胸痛。属瘀热阻胃、肝胃不和，故以化瘀清热、疏肝和胃为治法，血府逐瘀汤加减，既能行血分之瘀滞，又能解气分之郁结，并有和胃降逆之功。

 呃逆

刘某，男，41岁。

呃逆 1 年余，服中西药多次，均无效果。近日加重，呃呃连声，声短而频，生气、食后加重，伴脘腹满闷，舌质暗红、有瘀点，苔薄白，脉弦涩。初用柴胡疏肝散，服药 3 剂无效。余沉思良久而悟，此乃气滞血瘀也，改用血府逐瘀汤加味。

当归 15 克，川芎 10 克，赤芍 10 克，生地黄 10 克，桃仁 10 克，红花 10 克，枳壳 10 克，桔梗 6 克，柴胡 12 克，牛膝 6 克，代赭石 30 克，甘草 6 克。

服药 3 剂，呃逆基本控制。连服 15 剂，诸症消失。[王士明，王金华.顽固性呃逆治验 4 例.山西中医，1998（2）：3.]

按语：本证为气滞血瘀，瘀血阻塞气门，气不下行而呃逆。柴胡疏肝散虽行气但瘀血不化，故而不效，而血府逐瘀汤乃桃红四物汤与四逆散加桔梗、牛膝组成，具有活血祛瘀、舒胸胁之气的功效。药证合拍，取效神速。

❀ 顽固性腹胀

章某，女，56 岁。

患者 3 个月前与邻居发生口角后出现胃脘胀满不适，后渐及全腹胀满，时有腹痛、嗳气，矢气后无明显减轻，大便尚可，曾服用疏肝理气、健脾和胃之类中药数十剂，疗效甚微。刻诊：腹胀，上午轻，下午和晚上较重，外观无明显膨隆，无明显压痛，乏力，纳少，口干但饮水不多，面色少华，舌淡，苔薄白，脉细。B 超示肝、胆、脾无异常，上消化道钡餐 X 线检查示食管、胃、十二指肠未见异常。肝功能检查正常。观其脉证，脾胃虚弱之证显然，但曾用补中益气、理气和胃类不效。腹满没有减时，外观腹不满，正如《金匮要略》所言"病人胸满……腹不满，其人言我满，为有血瘀"。为脾胃气虚，且有瘀血阻滞脾胃而致腹胀。诊断为腹胀，证属气虚血瘀。治宜益中气，化瘀血，予四君子汤合血府逐瘀汤加减。

党参 20 克，白术、当归、丹参各 15 克，桃仁、川芎各 12 克，红花、枳壳、桔梗、砂仁各 10 克，柴胡、檀香、甘草各 6 克。每日 1 剂，水煎 2 次共取汁 500 毫升，分早晚 2 次温服。

服药 5 剂，腹胀减轻，精神好转，纳食增加。效不更方，守方连服 15 剂，腹胀完全消失而痊愈。随访 1 年未复发。[董靖 . 血府逐瘀汤临床应用举隅 . 河北中医，2008（5）：494.]

按语： 肝主疏泄，调畅气机，协调脾胃升降，促进脾胃运化。若肝失疏泄，气机郁滞，气滞血瘀，瘀血阻滞脾胃，脾胃升降失常，脾不升清，胃不降浊而形成腹胀。瘀血不除，腹胀不止。故用四君子汤合血府逐瘀汤加减，活血化瘀，益气健脾，理气和胃。瘀除脾健胃和则腹胀自消。

❁ 便秘

冯某，男，54 岁。

患者便秘 6 个月。6 个月前因股骨颈骨折住院治疗，卧床休息。因疼痛活动不便害怕排便而不敢过多进食。15 日后出现大便干结，排便不畅，大便 5～6 日一行，需采取相应措施，如番泻叶泡服或服用果导片促其排便。尽管医生嘱其多吃新鲜水果、蔬菜，但 2 个月后排便愈加困难，大便 7～8 日一行，干结如羊屎，虽用数十剂润肠通便类中药也无济于事。刻诊：6 日未排便，胃脘及下腹部胀痛不适，口干而不欲饮，纳减，嗳气，舌淡，苔白，脉弦细。胃为多气多血之腑，外伤致瘀血内阻，加上久卧伤血，血虚不得濡润，致胃失和降，大肠传导失司而便秘。诊断为便秘。证属血虚肠燥，气血瘀滞，阻遏气机，胃失和降。治宜养血润肠，化瘀导滞，予血府逐瘀汤加减。

当归、生地黄各 30 克，桃仁、瓜蒌仁各 20 克，红花、赤芍药、枳壳各 12 克，炙甘草、砂仁各 10 克，桔梗、柴胡、牛膝各 6 克。每日 1 剂，水煎 2 次共取汁 500 毫升，分早晚 2 次温服。

3 剂后排便 1 次，腹部胀痛减轻。服 5 剂，排大便 1 次，腹部胀痛明显减轻，饮食增加。药已中的，效不更方，连续服用 20 余剂，大便每日一行，偶有 2 日一行，排便通畅而痊愈。随访 1 年大便正常。[董靖.血府逐瘀汤临床应用举隅.河北中医，2008（5）：494.]

按语： 本例外伤致瘀血内阻，加上久卧伤血，血虚不得濡润，胃失和降，大肠传导失常而致便秘。血府逐瘀汤既养血，又活血；既行血分瘀滞，又解气分郁结，活血而不耗血，祛瘀又能生新，瘀去滞行，气机调畅，升降协调，脾升胃降，大肠传导正常，则便秘可愈。

✤ 泄泻

李某，男，43 岁。

腹泻 5 年，每日 4～5 次，西医诊断为胃肠功能紊乱、慢性肠炎。曾在多家医院用中西药治疗，服药杂乱，或攻或补，偶或有效，停药即复发。观其所服之方，总不离健脾渗湿、和胃消食、益火生土，甚或温阳治痢、解毒凉血等法，方多药杂，皆无成效。

刻诊：患者肌肤瘦削甲错，面色萎黄略呈紫黑，口唇青紫，舌淡而紫，舌苔白腻，胃脘略胀，不喜揉按，食欲尚可，精神欠佳，小便尚畅，脉象沉弱而涩。此乃气虚兼瘀，补气健脾，化湿止泄。以其食欲尚可故治重祛邪，方选血府逐瘀汤加参芪、平胃之类 2 剂，日服 3 次，投石问路。

3 日后二诊：言其 1 剂药毕，所下紫黑稀便甚多，腹胀顿失，便次已减。2 剂服毕，便色转黄，便质成形，每日 2 次。加重参芪术草剂量，原方再进 5 剂。

1 周后三诊：面色已现红晕，食欲增加，精神舒畅，大便每日 1 次，便质正常。服参苓白术散 5 剂，以固后天。随访半年未发。[吴平西.误诊四例辨治分析.河南中医，1998（2）：3.]

按语： 患者久泄，先后用健脾渗湿、和胃消食、益火生土、温阳治痢、解毒凉血等法无效。患者肌肤瘦削甲错、面色紫黑、唇青紫、舌淡而紫，乃瘀血证也。胃脘胀不喜揉按，为实证。此乃久泄伤气，气虚血瘀，方选血府逐瘀汤加参芪、平胃之类，药证相符，顽疾得愈。

❀ 食管下段贲门癌梗阻

患者，男，68岁。

患者行食管下段贲门癌根治术3年后复发，进食不畅3个月，时有梗噎或呕吐，直至滴水难下，伴胸骨后灼热疼痛。胃镜示：术后吻合口处复发，肿块阻塞食管。脱落细胞及病理检查示鳞癌。刻诊：患者形瘦，面色晦暗，舌质紫暗，散在瘀斑，苔白腻，脉涩。证属痰瘀互结，以血府逐瘀汤加减。

归尾15克，赤芍15克，桃仁10克，红花10克，川芎10克，柴胡10克，桔梗10克，枳壳10克，旋覆花10克，制半夏10克，海藻50克，沉香曲12克，刀豆子12克。

水煎后入虎蝎冬凌散20克，服上药前半小时以开道散1克含化，吐出壅塞在食管及口内浊液后，少量频服药汁。同时予静脉抗感染、支持治疗。

服药7剂后可进流质，21剂后可进软食。上方随症加减，坚持服药2年，病情完全控制，生活质量Karnofsky评分100。[花海兵，顾国龙，陈正平，等.逐瘀类方治疗消化道癌性梗阻举隅.中国中西医结合消化杂志，2006（2）：135.]

按语：清代徐灵胎曰，"噎膈之症，必有瘀血、顽痰、逆气、阻隔胃气。"虎蝎冬凌散由壁虎、全蝎、冬凌草组成，具有解毒散结、消癥止痛之功；开道散由硇砂、火硝、硼砂、冰片、礞石、沉香组成，具有豁痰消腐降逆之功，涤除肿瘤表面及周围的渗出物，以便充分发挥血府逐瘀汤的作用。

❀ 高脂血症

路某，男，45岁。

自诉1年来经常头昏、头涨，记忆力减退，喜思睡，倦怠乏力，口干不思饮，形肥体胖，食欲不振，纳谷不香。来我院检查血脂总胆固醇2.56毫摩尔/升，胆固醇6.70毫摩尔/升，血液流变学检查提示血液黏度增高。脑彩超及头部CT扫描未见异常。舌质淡暗，边有瘀点，脉弦涩。西医诊断为高脂血症，属中医眩晕范畴。治宜活血化瘀，以血府逐瘀汤化裁。

桃仁10克，红花10克，生地黄10克，当归15克，赤芍10克，川芎10克，枳壳10克，柴胡10克，桔梗10克，牛膝10克，山楂20克，苍术10克，甘草5克。每日1剂，水煎服。并嘱配合低脂饮食及运动。

10剂后头昏、头胀减轻，再投上方20剂，诸症悉除。复查血脂总胆固醇1.66毫摩尔/升，胆固醇5.60毫摩尔/升。续以血府逐瘀胶囊善后治疗1个月，随访至今血脂已恢复正常。[李治坤，刘忠义.血府逐瘀汤的临床应用.吉林中医药，2006（9）：63.]

按语： 先贤有"诸风掉眩，皆属于肝""无痰不作眩""无虚不作眩"之说，临床中"无瘀也不作眩"。本案属于瘀血内停证，运用血府逐瘀汤，则血活瘀化，眩止晕停。

❁ 胁痞

患者，女，50岁。

患者因右侧胁肋部胀满2年余就诊。患者自觉右侧胁肋部胀满不适，时干呕，偶感口干，嗳气无反酸，睡眠欠佳，大小便正常，面色晦暗，舌紫暗，苔微黄，脉弦细。实验室检查丙氨酸氨基转移酶93单位/升，天冬氨酸氨基转移酶34单位/升，γ-谷氨酰转移酶81单位/升，肝胆B超提示脂肪肝，胃镜检查未见异常，有高脂血症病史，无肝炎及饮酒病史。西医诊断：非酒精性脂肪肝。中医诊断：胁痞，证属瘀阻气滞，肝气不疏。以化瘀行气、疏肝解郁为治法，方用血府逐瘀汤加减。

桃仁10克，红花6克，柴胡10克，赤芍15克，当归20克，川芎10克，桔梗10克，枳实10克，生地黄20克，川牛膝15克，木香10克，茵陈15克，虎杖15克。10剂，水煎服，每日1剂，早晚分服。

二诊：患者右侧胁肋部胀满较前明显好转，无干呕，余症亦减轻，效不更方，原方继服 10 剂，煎服法同前。

三诊：患者诉大便黏滞，饭后胃脘部胀满感，舌淡暗，苔白，脉弦细。上方加黄芪 15 克，苍术 10 克，厚朴 10 克，服药 2 个月余，诸症消失。2019 年 1 月 16 日复查肝功能丙氨酸氨基转移酶 6 单位/升、天冬氨酸氨基转移酶 29 单位/升、γ-谷氨酰转移酶 42 单位/升，肝胆胰脾 B 超未见明显异常。[张荣，马继征，刘慧敏，等.血府逐瘀汤治疗消化系统疾病 3 例.北京中医药，2020，39（1）：92.]

按语：患者平素善郁，胁胀而面色晦暗，舌紫暗，脉弦细，是为肝郁气滞血瘀之象，足厥阴肝经向上穿过膈肌，分布于胁肋部，肝气不舒，出现胁肋部痞胀。故以化瘀行气、疏肝解郁为治法，方用血府逐瘀汤加减，瘀血得除，气机通畅，升降有常，胁痞亦得以解除。

❁ 黄疸

患者，男，20 岁。

患黄疸已 1 个月余，右胁部胀痛，肝在肋下可触及，边缘整齐，质中。脘闷嗳气，胃纳甚差，小便淡黄，大便欠畅，头晕眼花，身倦神疲，心烦易怒，舌红，舌上有瘀点，脉弦涩。诊为黄疸型肝炎，拟血府逐瘀汤加减。

柴胡 10 克，川芎 6 克，当归 12 克，桃仁 9 克，红花 9 克，白术 12 克，赤芍 6 克，牛膝 9 克，枳壳 6 克，党参 15 克，郁金 12 克，虎杖 15 克，炒丹参 12 克，甘草 6 克。每日 1 剂，分 3 次服。

3 剂后精神较佳，黄疸已退，饮食增加，原方续服 20 余剂，肝脏缩小，肝功能正常。[王彦荣.血府逐瘀汤临证应用举隅.中国民间疗法，2010，18（7）：35.]

按语：黄疸迁延不愈，加上情志郁结，气血凝滞，脉络阻塞，治宜调气活血，疏肝理脾，拟血府逐瘀汤加减治疗。肝病专家关幼波先生曾指出

"治黄先活血，血活黄自却"，临床治疗黄疸常加活血化瘀之品，可迅速退黄，疗效明显提高。

焦虑障碍

袁某，女，43岁。

患者紧张、心烦5年余。现病史：患者因5年前哥哥车祸离世，长期向家中老人隐瞒实情而渐出现精神紧张，惊恐心悸，焦虑失眠，于精神专科医院诊断"焦虑障碍"，平时间断服用地西泮类药物治疗，病情反反复复，深感痛苦，至今来诊。刻下：心烦不宁，急躁内热，惶恐心悸，失眠多梦，乏力盗汗，纳差胃痛，二便正常。舌暗淡，有瘀斑，苔薄黄，脉弦细数。汉密尔顿焦虑量表评分为27分。西医诊断：焦虑障碍；中医诊断：郁病，气滞血瘀证。

柴胡20克，枳实15克，赤芍20克，白芍20克，生甘草20克，桃仁10克，红花10克，当归15克，川芎18克，生地黄15克，熟地黄15克，川牛膝10克，桔梗15克，生石决明（先煎）15克，酸枣仁30克，珍珠母（先煎）40克，合欢花10克，浮小麦30克，大枣10克，远志15克，栀子10克，柏子仁20克，肉桂3克。14剂，水煎服，每日1剂，早晚温服。

再诊，患者紧张焦虑情绪减轻，惶恐心悸亦减少，失眠较前改善，胃痛消失，仍有乏力感，食欲不佳，汉密尔顿焦虑量表评分降至17分。治疗在上方基础上加龙胆草6克，生黄芪、党参各20克，继服14剂。随访患者心烦焦虑明显减轻，惶恐心悸症状消失，睡眠安稳。[杨晓亮，李海聪. 李海聪教授运用血府逐瘀汤治验介绍. 光明中医，2019，34（23）：3563-3565.]

按语：《医林改错》亦载，"急躁，平素和平，有病躁急，是血瘀，一二付必好。"李教授也认为焦虑多因情志所伤，肝气郁结，气滞血瘀，神志受扰而发病，病情迁延难愈，若患者临床症状表现有"心烦、急躁、惊恐"等主症，应用血府逐瘀汤方加减治疗，必奏效。

❀ 不宁腿综合征

刘某，女，63岁。

主诉：间断发作腿部不适5个月。患者5个月前出现双腿麻木酸胀、蚁行疼痛感，时伴有不自主抽动，夜间平卧时加重，患者常因腿部不适而影响睡眠，白天减轻，揉捏及活动双腿后症状减轻，曾服用地西泮类药物治疗，多短暂缓解后继而复发，特来求诊。患者发病以来心热不宁，烦躁易怒，心慌心悸，夜间入睡难，纳可，二便尚调。舌质暗，有瘀斑，苔薄黄，脉弦滑。国际不宁腿综合征自评量表评分26分。西医诊断：不宁腿综合征；中医诊断：不寐，肝郁化火，气滞血瘀证。

柴胡20克，枳实15克，赤芍20克，白芍20克，生甘草20克，桃仁10克，红花10克，当归15克，川芎18克，熟地黄15克，川牛膝10克，桔梗15克，香附12克，生石决明（先煎）20克，酸枣仁20克，珍珠母（先煎）30克，合欢花10克，浮小麦30克，大枣10克，茯苓20克，紫石英（先煎）20克，琥珀粉（冲服）3克。7剂，水煎服，每日1剂，早晚温服。

二诊：患者诉双腿不适感减轻大半，发作次数亦较前减少，烦躁情绪减轻，睡眠有改善，守上方改酸枣仁30克、珍珠母40克，以强安神之功，继服14剂。

三诊：患者诉双腿麻木酸胀等不适消失，睡眠明显改善，入睡顺利，心情大好，喜形于色，国际不宁腿综合征自评量表评分减至10分，患者病情明显好转，守方巩固治疗2周。[杨晓亮，李海聪. 李海聪教授运用血府逐瘀汤治验介绍. 光明中医，2019，34（23）：3563-3565.]

按语： 不宁腿综合征除典型的腿部不适外，多伴内热烦闷、心悸、失眠、急躁易怒等症状，其病因病机多为肝郁化火，气滞血瘀，心神不宁，故采用血府逐瘀汤加减方治疗。

阴汗

曹某，男，49岁。

自诉近半年来，阴囊及左侧腹股沟处大量汗出，阴囊胀痛，阴茎勃起时坠胀疼痛感会向会阴、腹股沟放射，饮食尚可，二便正常。曾予龙胆泻肝汤、四妙丸、金匮肾气丸之类中成药及中药汤药治疗，但效果不显。患者会阴部、左侧腹股沟部、阴囊部无异常，阴茎勃起后颜色紫暗，左侧精索静脉曲张Ⅱ度，睾丸大小正常，无囊肿、结节。舌暗红，舌边有瘀斑，苔薄白，脉弦涩。考虑其常规用药后均无明显效果，结合舌脉和体征，辨证为气滞血瘀，治宜行气活血、通络止汗为主，方用血府逐瘀汤加减。

当归、川牛膝各15克，桃仁、红花、生地黄、赤芍、川芎各10克，柴胡、枳壳、甘草各6克。14剂，每日1剂，水煎服。

复诊：述出汗症状及原有疼痛症状明显减轻，原方巩固治疗半个月。

三诊：述出汗症状基本消失，原有不适症状基本消失。1年后随访，无复发。[杨凯，言枫，朱勇，等.曾庆琪辨治阴汗经验.安徽中医学院学报，2013，32（6）：55.]

按语：《医林改错》云，"血瘀亦令人自汗盗汗。"患者见阴囊胀痛、阴茎勃起时坠胀疼痛、舌暗红、舌边有瘀斑、苔薄白、脉弦涩等均为气滞血瘀之象。血府逐瘀汤可疏肝行气，活血化瘀。瘀祛气行，而汗自止。

 癫痫

患者，女，17岁。

一过性意识丧失时作1年余。患者1年多来在吃饭或写字时不自主地出现筷子或钢笔掉落，瞬间即如常。曾诊为癫痫小发作，服抗癫痫西药治疗，病情缓解，但记忆力明显下降，身体困倦。纳可，二便调。月经周期准，色黑量少。舌淡，苔白厚腻，脉沉弦。诊断：癫痫。证属气机郁结，痰阻心窍。治宜涤痰开窍，理气散结，方用经验方定痫散加减。

香附 20 克，郁金 20 克，广木香 20 克，白矾 12 克，朱砂 10 克。2 剂，共研细末，分 40 包，每晚睡前服 1 包。

复诊：诉服用中药期间，停用所有抗癫痫药，发作次数明显减少，记忆力亦较前强，上方加石菖蒲 20 克，2 剂，如上法服用。

2 个月后三诊：诉停药数日，每天均有发作，舌淡，苔白略厚腻，脉沉弦。虑其病久，当痰瘀并治，遣以血府逐瘀汤加减。

当归 12 克，生地黄 12 克，赤芍 15 克，川芎 6 克，桃仁 10 克，红花 10 克，柴胡 9 克，桔梗 9 克，炒枳壳 12 克，石菖蒲 9 克，郁金 12 克，胆南星 6 克，生龙骨（先煎）30 克，生牡蛎（先煎）30 克，生铁落（先煎）30 克。水煎服。

服药 10 剂，癫痫再未发作，上方加炒麦芽 12 克，焦神曲 12 克，以护其胃。又服 20 剂，病未再发，再遣原方 10 剂，隔日 1 剂服用，以资巩固。[南晋生.畅达活用血府逐瘀汤举验.中国民间疗法，2012，20（4）：10.]

按语：癫痫的治疗，发作时一般多循豁痰顺气、平肝息风、通络镇痉、宁心安神定惊、清肝泻火等法治疗，效者居多，不效者亦不乏其例。初用涤痰开窍、理气散结之剂效而难愈，后根据病程较长、月经量少色黑，而投用具有活血养血、疏肝理气之血府逐瘀汤加味才药证合拍，收功愈疾。

失眠

张某，女，52 岁。

主诉：失眠 1 年，加重 1 周。平素入睡难，时彻夜难寐，伴头晕、多梦、夜热烦躁。小便频，舌暗淡，苔薄白腻，脉细数。

川芎 10 克，当归 15 克，生地黄 15 克，赤芍 15 克，桃仁 10 克，红花 6 克，柴胡 5 克，枳壳 5 克，桔梗 5 克，怀牛膝 15 克，郁金 10 克，甘草 6 克。5 剂，水煎服。

二诊：睡眠明显改善，身燥热减，大便溏，小便频，舌红。守上方加白术10克，泽泻10克。继服7剂。[孙红娜，赵永超，刘建平．孙玉信教授以方例证治疗失眠经验．中医学报，2011，26（1）：43.]

按语： 王清任曰，"夜睡梦多是血瘀""夜不能睡，用安神养血药治之不效者，此方（血府逐瘀汤）若神"。患者舌质暗淡，正是血虚血瘀气滞证，故治以理气、养血、活血为主，与血府逐瘀汤证相符。

❀ 嗜睡

陈某，女，45岁。

嗜睡健忘1年余，伴精神萎靡不振，头痛头晕时作，嗳气频作，食欲不振，行经腹痛，量少夹血块，舌质暗，苔青白，脉细涩。CT、脑血流图均正常。证属瘀血阻络，气机阻滞，清窍失养。治以活血化瘀，醒脑开窍，血府逐瘀汤加减。

红花、桃仁、川芎、牡丹皮各15克，当归、川牛膝各20克，柴胡、桔梗、枳壳、佛手、香附各12克，地龙、炙甘草10克，水煎服，每日1剂。

服5剂后，头痛明显减轻，精神好转，守方再进10余剂后，诉嗜睡已除，精神转佳，记忆力明显好转，适月经来潮，初时排出大量暗红血块，现已转鲜红。易调理气血之剂5剂，以善后。随访3年未复发。[孙素明．血府逐瘀汤临床应用举隅．陕西中医，2009，30（1）：91.]

按语： 患者嗜睡，伴有嗳气频作，食欲不振，是肝郁脾虚之证；行经腹痛，量少夹血块，舌质暗，脉细涩，可知瘀血内阻。因此选用血府逐瘀汤加香附、佛手等以活血化瘀，行气解郁，气血调和，诸症自愈。

❀ 脑梗死后性格改变

患者，女，67岁。

患者半年前无明显诱因出现情绪不稳定，喜怒无常，彻夜不寐，曾在某精神病医院诊断为"精神分裂症"，经治疗，效不佳，遂由家人陪同来诊。患者面色无华，性情焦躁，坐立不安，时而唉声叹气，时而暗自嬉笑，口气秽臭，喉中痰鸣，咯吐不尽，大便3～5日一行，质干难解，小便色黄，舌质暗，苔薄黄，脉细滑。颅脑CT示：大脑左侧额叶皮质下腔隙性脑梗死。治拟活血化瘀，泻火祛痰，宁心安神，方用血府逐瘀汤合癫狂梦醒汤加减。

桃仁、红花、赤芍、川芎、胆南星、郁金各12克，益智仁20克，黄芩、石菖蒲、远志、柴胡各6克，牡丹皮9克，栀子9克，大黄（后下）3克，芒硝(后下)3克，枳实6克，厚朴9克。7剂，每日1剂，水煎2次，取汁400毫升，分2次温服。

服后精神好转，入夜稍能安眠，大便每日1次，质软成形。上方去大黄、芒硝、枳实、厚朴，继服10剂，配合口服盐酸吡硫醇片。随访半年未发，现能适应家庭生活，能与人正常交往。[陈庆华.血府逐瘀汤临床应用举隅.中国中医药信息杂志，2013，20（2）：84.]

按语：无症状脑梗死多数患者可表现为头晕、肢体麻木、性格改变、记忆力下降、精神异常等。该例患者主要为类似精神分裂的表现，依据症状，结合舌苔脉象，认为脑络瘀阻，神明不调，进而导致气血逆乱于上，脑络瘀滞。"头者，精明之府"，脑络痹阻，则精神意识思维活动异常，进而出现类似癫狂之症状。采用血府逐瘀汤合癫狂梦醒汤加减，诸症悉除。

❀ 狂症

费某，男，52岁。

患者于1个月前被打伤至昏，颅脑CT扫描示：右侧硬膜下血肿，右颞叶脑挫裂伤。经外科治疗后，脱离危险，但遗留精神分裂症，治疗无效，邀余诊治。诊见：记忆皆非，反应迟钝，答非所问，时有叫骂，面色晦暗，舌质紫，苔薄黄，脉弦细。证属气血凝滞脑络，瘀热扰及神明所致，治以行气活血，清热散瘀，开窍安神，血府逐瘀汤加减。

川芎、赤芍、红花、枳壳、柴胡、牛膝、酒大黄各9克，当归、桃仁各12克，生地黄15克，甘草、桔梗各6克，琥珀3克。3剂病减，原方继服5剂，狂症痊愈，能回忆被打前原委。［李忠堂，王辛英．血府逐瘀汤临床应用举隅．安徽中医临床杂志，2002（2）：133.］

按语：本案系瘀血致狂，故拟血府逐瘀汤行气活血，加琥珀散瘀通窍，镇惊安神，加酒大黄泻火逐瘀，大黄伍牛膝引血下行，寓上病下取之意，共奏瘀血化、脑府清、狂病速愈的效果。

❀ 灯笼病

佘某，女，51岁。

心中烦热约年余，且阵阵全身烘热，上冲齿连顶，夜间尤甚，但触体不热，反略有凉感，夜不能寐，便时稀，两胁胀痛。多家中、西医医院诊治不佳。用滋阴清热药无效，而服逍遥丸则觉稍有舒缓，但诸症反复发作。舌质暗红，舌苔薄黄，脉沉弦。诊断为灯笼病，辨为肝郁血瘀，气血失和，以血府逐瘀汤加减治之。

柴胡12克，桔梗12克，枳壳12克，红花12克，桃仁10克，赤芍15克，生地黄15克，川芎15克，川牛膝20克，当归15克，女贞子15克，墨旱莲15克。

3剂后，患者诉已不热，夜寐安，仍觉时有两胁胀痛，偶夜间盗汗，舌质暗已不明显。前方合甘麦大枣汤后，胁不胀痛，精神爽。嘱其注意情志调摄，并服用1周逍遥丸成药。约3个月后因外感来诊时诉前症未再复发。［杨粤峰，苏凯，陈学忠．陈学忠临床应用血府逐瘀汤验案举隅．内蒙古中医药，2011，30（19）：57.］

按语：王清任《医林改错》云，"身外凉，心里热，故名灯笼病，内有血瘀。认为虚热，愈补愈瘀认为实火，愈凉愈凝。"该患者虽夜间心中烦热，全身烘热，似阴虚火旺，但服滋阴降火之品不效。再望其舌质暗红，为有瘀血之象，说明此证是气郁日久，血行不畅，而成血瘀。仅以疏肝理气之品，则虽肝气疏然瘀血不能除，故病不愈。因此投用行气活血祛瘀之血府逐瘀汤加味，气血得和，则营卫自调，乃得阴平阳秘，而寒热之症自解。

🏵 半身出汗

熊某，男，45岁。

患者因车祸昏迷，急诊入院。经CT检查示：左侧硬膜外血肿。行颅脑术清除血肿。术后患者神志不清，第3天出现右半身发热，夜间大汗淋漓，左半身身凉无汗，大便秘结，体质壮实，舌淡红边有紫斑，苔厚黄，脉弦涩。曾服养阴敛汗等药无效。易活血化瘀法，方以血府逐瘀汤加减。

桃仁、柴胡、大黄各10克，赤芍15克，川芎9克，生地黄、川牛膝各12克，红花、桔梗、枳壳各6克，甘草3克。

上方3剂，每日1剂，水煎服。药尽汗出症状消失而愈。[黄恒，甘慧娟.血府逐瘀汤治疗颅脑术后半身汗出验案3则.新中医，2007（2）：64.]

按语：患者为术后出现半身大汗出，中医学认为，"离经之血为瘀血"，符合瘀血致病的特征，故用血府逐瘀汤加味治疗，以活血化瘀为主，兼疏肝理气，加之大黄有泻下热结，活血化瘀的作用，加强了活血化瘀之力。

🏵 糖尿病肾病

宋某，女，73岁，工人。

患者有糖尿病病史21年，出现蛋白尿1年。1周前因呼吸道感染诱发，出现发热咳嗽，咯痰不爽，下肢水肿，肌肤麻木不仁，肌内注射青霉素80万单位，每日2次，用药1周，发热、咳嗽、咯痰症消，仍双下肢水肿，按之凹陷不起，口渴不欲饮，全身乏力，四肢末梢麻木不仁，舌质暗边有瘀点，苔白厚，脉细涩。此乃久病入络，气滞血瘀，壅遏阻塞，气化失司，水湿内停。治当活血化瘀，利湿通络，以血府逐瘀汤加减。

当归 12 克，赤芍 8 克，桃仁 8 克，红花 8 克，川芎 10 克，川牛膝 30 克，枳壳 6 克，生地黄 12 克，云茯苓 12 克，泽泻 12 克，白茅根 30 克，大腹皮 30 克。水煎分服，每日 1 剂。

7 剂水肿消，麻木明显减轻。上方去云茯苓、泽泻、大腹皮，加山药 30 克，山茱萸肉 15 克，天花粉 20 克。连服 30 剂，诸症消失，尿蛋白定性阴性。[赵东鹰.血府逐瘀汤加减临床运用举隅.安徽中医临床杂志，2000（5）：438]

按语：本例患者阴虚燥热为本，痰浊瘀血为标。急则治其标，缓则治其本。其病程长，久病入络，脉络瘀滞，活血化瘀，十分必要。因此，活血化瘀必须贯彻疾病治疗的始终。

❀ 痛风

刘某，男，52 岁。

患者半年前出现右踝关节红肿疼痛，在当地医院诊断为痛风，予别嘌醇每天 300 毫克、吲哚美辛每天 150 毫克治疗，疗效不佳，肿痛反复发作。3 天前朋友聚会，进食大量高蛋白饮食，疼痛加重，右踝关节红、肿、热、痛，不能着地，夜不能寐，抱足而泣，前来就诊。查舌尖红，苔黄厚腻，脉弦涩。实验室检查，血尿酸 780 微摩尔／升。此乃饮食不节，湿热内生，湿热下注，日久脉络瘀滞，治当活血通络，清热利湿，方选血府逐瘀汤加味。

当归 20 克，桃仁 12 克，红花 10 克，川牛膝 30 克，生地黄 15 克，枳壳 15 克，赤芍 10 克，川芎 10 克，柴胡 6 克，桔梗 5 克，生甘草 12 克，土茯苓 20 克，川萆薢 15 克，车前子 30 克。水煎分服，每 1 日 1 剂。

7 天后复诊：红肿消退，疼痛大减，舌淡红，苔白，脉滑。守方继服 14 剂，病症消失，复查血尿酸 360 微摩尔／升。继服药 10 剂，巩固治疗，随访 1 年未复发。[赵东鹰.血府逐瘀汤加减临床运用举隅.安徽中医临床

杂志，2000（5）：438.］

按语： 痛风一病，病程缠绵，病久入络，久病者治当活血化瘀为主，配以清热除湿，或祛风散寒。血府逐瘀汤活血化瘀，推陈出新，配以土茯苓、车前子、川草薢以利水湿，泄浊毒，加速尿酸排泄，能有效降低血尿酸值。

白塞综合征

患者，男，48岁。

2016年6月21日以"反复口腔溃疡20余年，周身多关节、肌肉疼痛2周"为主诉就诊。患者20余年前开始反复出现口腔溃疡，每年发作10次左右，每次持续7～14天，疼痛较剧烈，可自行愈合，未系统诊治。

2014年7月出现脐周疼痛伴腰痛，于北京某医院行腹部增强CT示"腹主动脉假性动脉瘤"，遂行腹主动脉瘤支架置入术。术后于该医院风湿科就诊，诊断为"白塞综合征"（贝赫切特综合征），予醋酸泼尼松和硫唑嘌呤口服治疗。

2015年10月再次出现腹痛，于该医院风湿科住院治疗，入院后完善相关检查：血常规、尿常规、便常规、肝功能、肾功能、电解质、甲状腺功能、肿瘤标记物常规均在正常参考范围内；结核菌素试验、抗中性粒细胞胞浆抗体、抗核抗体、抗可溶性抗原抗体、抗内皮细胞抗体、抗 β_2-GP1抗体、抗心磷脂抗体均阴性；IL-6 8皮克/毫升，红细胞沉降率17毫米/小时。PET-CT（体部）示未见恶性病变征象，腹主动脉瘤支架置入术后，仍可见软组织密度影并FDG代谢增高，符合白塞综合征血管炎表现，其余部位大血管未见FDG代谢活性。血管超声示双上肢动静脉、双下肢静脉及肾动脉未见明显异常，颈动脉、锁骨下外周血管及下肢动脉可见强回声斑块。针刺试验阳性。诊断为"白塞综合征，腹主动脉受累"，予甲泼尼龙及环磷酰胺静脉输注，患者腹痛症状改善出院。出院后予醋酸泼尼松口服和环磷酰胺静脉滴注。既往高血压病史，平素规律服用苯磺酸氨氯地平片、阿托伐他汀钙片。

2016年6月7日无明显诱因出现左侧腘窝疼痛，伴双小腿肌肉酸痛；2016年6月18日出现双足趾骨间关节疼痛，双足跟疼痛；2016年6月20日出现左膝关节疼痛，伴腰部及双大腿肌肉酸软无力。

现症见：左膝关节、双足跟及双足趾骨间关节疼痛，活动时疼痛加重，腰部以下肌肉酸软无力，无口腔溃疡、外生殖器溃疡，无皮疹，无胸痛、腹痛、发热，面红，心烦，手足心热，纳可，二便调，多梦，舌暗，少苔，脉细数。就诊时口服醋酸泼尼松（每次15毫克，每日1次），环磷酰胺（600毫克，每3周静脉输注1次，末次注射时间为2016年5月28日）。辅助检查：红细胞沉降率38毫米/小时，超敏C反应蛋白26.7毫克/升。西医诊断：白塞综合征，腹主动脉瘤支架置入术后；中医诊断：痹证（阴虚内热，瘀血阻络）。治以滋阴清热，活血止痛为法，方以知柏地黄汤化裁。

黄柏10克，知母10克，生地黄20克，山茱萸15克，山药20克，牡丹皮12克，茯苓15克，泽泻10克，蜈蚣2条，白芍30克，鹿衔草15克，威灵仙10克。5剂，每日1剂，水煎饭后温服。

二诊：诸症改善，体力好转，肌肉酸软无力缓解，关节疼痛有所减轻，纳眠可，舌暗，少津，脉弦细。效不更方，守方治疗，上方继服5剂，服法同前。

三诊：劳累后出现左膝关节疼痛，休息后可缓解，无其他不适。此为气血不通，瘀血闭阻关节，不通则痛而致，治以活血化瘀，行气止痛，予血府逐瘀汤加减。

柴胡10克，当归10克，生地黄15克，桃仁10克，红花10克，枳壳10克，赤芍10克，白芍10克，川芎12克，怀牛膝15克，川牛膝15克，生甘草10克，生黄芪20克，鹿衔草20克，穿山甲6克。7剂，每日1剂，水煎饭后温服。

药后随诊，患者无明显关节、肌肉疼痛症状，予血府逐瘀胶囊口服，每次2.4克，每日2次，口服2个月。后随诊，患者病情稳定。[李南南，周彩云，杜丽妍，等 . 关节痛伴动脉瘤形成的贝赫切特综合征 1 例 . 中医药导报，2019，25（1）：128-130.］

按语： 本例患者长期大剂量服用糖皮质激素后不良反应明显。激素属性为阳，温热之品易灼伤阴津，耗伤肾阴，可见面红、心烦失眠、腰膝酸软等阴虚内热之象，故选用知柏地黄汤滋阴清热为主。"久病必瘀"，气血运行不畅，痹阻关节则关节疼痛；气血失于调达，脉络瘀阻而见动脉瘤形成。血府逐瘀汤"治胸中血府血瘀之症"，该方既行血分瘀滞，又解气分郁结，祛瘀与养血同施，升降兼顾，通调上下，和调气血。该患者"脉道瘀阻"为其病机关键，故以血府逐瘀胶囊缓缓图之。

❀ 慢性前列腺炎

患者，男，49 岁。

近 4 年来反复尿频、尿急，时感尿痛，尿后出现滴白，会阴部及下腹部出现坠胀不适感，严重时出现疼痛，经某医院诊断为"慢性前列腺炎"，经西药治疗后效果不佳。查体发现其舌淡红、有瘀斑，苔白腻，脉细涩。随即行肛门指诊，发现其前列腺明显增大，有轻度触痛感，中央沟基本消失，表面有小节。前列腺按摩取前列腺液进行临床检验，检验结果每高倍视野白细胞 25 个，卵磷脂小体显著减少。中医辨证属瘀血内阻，湿热蕴结。治疗应以活血化瘀、清热利湿为主。

桃仁、红花、当归、赤芍、川芎各 15 克，枳壳、川楝子、三棱、莪术、柴胡各 12 克，泽兰 30 克，瞿麦、川牛膝、车前子、冬葵子、蒲黄（包煎）各 20 克，桔梗、甘草各 10 克。水煎服。

患者共服药 35 剂，诸症消失。随访 6 个月后未见复发。［蒋东 . 加味血府逐瘀汤治疗男科病 3 例 . 中国社区医师，2016，32（9）：187.］

按语： 慢性前列腺炎为湿热日久郁遏气血，瘀血与湿热互结，所以治疗应以活血化瘀、利湿通淋为主。

遗尿

阮某，男，8岁。

该患儿自幼即有遗尿症，少则每夜2次，多则每夜4~6次，多方医治无效。患者外阴正常，形体瘦弱，舌质红紫少苔，脉细。处以血府逐瘀汤加益智仁，10剂，每日1剂。配合硫酸阿托品0.3毫克临睡前肌内注射，每日1次。

二诊：遗尿大减，但偶有发生，效不更方，上方续进5剂而愈，随访至今未见复发。[吴世贵.血府逐瘀汤合阿托品治愈小儿遗尿症2例.云南中医学院学报，1992（3）：37.]

按语：该例病程较长，久病多瘀，以化瘀为治。根据肾主大便，肝主小便，足厥阴肝经循阴器，故治小便病症应用入肝经药物。血府逐瘀汤由疏肝之四逆散及化瘀之桃红四物汤加味而成，具有疏肝理气，活血化瘀之功效，从而起到调理气血、安定神志的作用。配合阿托品疗效较为满意。

勃起功能障碍

患者，男，35岁。

阴茎不能勃起半年余，年前有腰部外伤史。刻下症：性欲正常，阴茎不能勃起，精神抑郁，心理压力大，常感胸闷，喜叹息，睾丸坠胀酸痛并牵涉小腹不适，时感腰部酸痛，舌质暗紫，脉弦涩。辨证肝郁气滞，瘀血阻络。

桃仁、红花、柴胡、地龙各10克，川牛膝、生麦芽各30克，枳壳、赤芍、当归各20克，熟地黄、川芎、九香虫各15克，蜈蚣2条。每日1剂，水煎分次服。

患者服药21剂后复诊时阴茎即可勃起，性生活正常。患者诉服用中药汤剂不便，予"逍遥丸"巩固以善后，随访1年未见复发。[蒋东.加味血府逐瘀汤治疗男科病3例.中国社区医师，2016，32（9）：187.]

按语： 本例勃起功能障碍患者系瘀血阻络，筋脉被瘀血所滞，导致气血不能充养宗筋。血府逐瘀汤具有良好的行气活血的作用，使气血恢复，疾病自愈。

少、弱精子症

患者，男，28岁。

患者婚后2年未避孕，未育。精液分析示：a级8.34%，b级10.12%，a+b级18.46%，精子密度10×10^6个/毫升。曾服补肾填精类中药，治疗3个月，复查精液分析未见明显好转。症见：患者平素工作压力较大，性情易怒，久坐、熬夜成习，腰酸，失眠多梦，偶有睾丸不适，舌质暗红，苔薄黄，脉弦涩。体检：睾丸质地、大小正常，附睾无结节、触痛，左侧精索静脉Ⅱ度曲张。其余各项检查未见明显异常。中医诊断为：少、弱精子症，证属气滞血瘀，治宜活血化瘀，方选血府逐瘀汤加减。

桃仁15克，红花15克，川芎15克，郁金15克，当归15克，柴胡12克，枳壳12克，炙黄芪30克，菟丝子20克，淫羊藿20克，生地黄15克，枸杞子15克，女贞子15克。15剂，每日1剂，水煎服。

嘱患者畅情志，调饮食，慎起居。以原方加减调服2个月后复查精液分析达标。[陈建设，高自阳.血府逐瘀汤临床应用举隅.中国中医药现代远程教育，2017，15（10）：135.]

按语： 少、弱精子症属于中医"精少无子"的范畴，多以虚证论之。由于现在人们压力普遍偏大，往往表现出本虚标实的病理特点，故单从补肾论治难收良效。该患者平素工作压力较大，性情易怒，久坐熬夜，精索静脉曲张，舌质暗红，脉弦涩为血瘀之证；腰酸，失眠多梦为肾虚之像。补之无效非为不能补，实为瘀血阻络，血脉不通，药力不能达于病所，因此治以活血化瘀，兼顾补肾。

🌸 乳腺增生症

王某，女，41 岁。

左乳房外下侧肿块近半年，初起无异常感觉，近 2 个月来渐感胀满钝痛不适。经前尤为明显。伴情志郁闷，胸胁满痛连及肩背。月经延期，量少色暗。检查：左乳外下象限有一约 3 厘米 ×3 厘米大小的圆形肿块，质韧、无压痛、活动好，乳房外表无红肿。腋窝淋巴结不肿大，乳头挤压无渗出。舌质暗，苔薄白，脉弦。红外乳透示：乳腺小叶增生。证属肝郁气滞，乳络瘀阻。治以疏肝理气，活血化瘀，方用血府逐瘀汤加减。

柴胡 12 克，桔梗 12 克，全瓜蒌 12 克，枳壳 15 克，当归 18 克，赤芍 12 克，川芎 10 克，桃仁 12 克，红花 12 克，夏枯草 30 克，穿山甲 10 克，王不留行 30 克，生牡蛎 30 克，甘草 6 克。

服药 12 剂后疼痛减轻，连服 37 剂肿块消而月经调。诸症悉除，嘱其畅情志，忌抑郁。[李艳菊.血府逐瘀汤妇科临床运用举偶.中医研究，1999（4）：3.]

按语：乳房为肝胃二经所属，内伤情志，肝气郁结，血行阻滞，气血逆乱，运行不畅，凝结于乳房，则结核生块。故用血府逐瘀汤加减以疏肝理气，活血化瘀，通络散结，郁解气畅，血活结散，而肿块自消。

🌸 崩漏

张某，女，39 岁。

患者 1 年前下岗后郁郁寡欢，于半年前开始出现月经紊乱，此次阴道流血 20 余天未止，量多色黑，夹有瘀血块，舌质暗淡，苔白，脉沉细。B超示：子宫及附件正常。诊断为崩漏（血瘀内停胞宫）。治以化瘀止血，兼以益气止血。用血府逐瘀汤加茜草、蒲黄各 10 克，白芍 15 克，黄芪 30 克，党参 15 克。

1 剂后，流血量反较前增多，伴较多瘀血块，3 剂尽，流血量及血块明显减少。上方加阿胶 10 克，继服 5 剂，流血止，其他症状亦改善，后以人参归脾丸调理善后。[冯俊婵，郭士英.血府逐瘀汤妇科运用举隅.世界中西医结合杂志，2007（6）：360.]

按语： 患者下岗后，心情长期忧郁寡欢，影响肝脾，瘀血内阻，经血失统而妄行，日久难免气血不足。治当以补气化瘀为先，故以血府逐瘀汤活血化瘀，加茜草、蒲黄，以化瘀止血；流血日久，阴血亦虚，故加白芍；血块少后加阿胶，以养血敛阴，气能摄血；加用黄芪益气止血，病证相合，因此患者疾病痊愈。

❀ 痛经

张某，女，26 岁。

患者痛经 8 年，每次月经来潮则小腹胀满疼痛，拒按，量少，色紫暗有血块，经前乳房胀痛，全身乏力，少寐多梦。舌质紫暗，边有瘀点、瘀斑，脉沉。辨为气滞血瘀痛经，治以血府逐瘀汤加减。

黄芪 18 克，香附 12 克，益母草 10 克，桃仁、红花各 12 克，当归 12 克，生地黄 12 克，怀牛膝 20 克。水煎服，每日 1 剂。

7 剂后，月经来潮，腹痛较前明显减轻，嘱月经结束后，原方继服。再服 5 剂后停药，下次月经来潮时，腹痛消失，且经前乳房亦不胀痛。[冯俊婵，郭士英.血府逐瘀汤妇科运用举隅.世界中西医结合杂志，2007（6）：360.]

按语： 患者经行期间小腹胀满疼痛拒按，量少，色紫暗有血块，经前乳房胀痛，少寐多梦，舌质紫暗见瘀斑，乃气滞血瘀之象。瘀血型痛经一般用少腹逐瘀汤，但仅适用于寒瘀胞宫，本例患者未见寒邪凝滞之征，但兼有气滞（经前乳房胀痛），故选血府逐瘀汤。

❀ 经行头痛

王某，女，39 岁。

自诉半年前无明显诱因出现经前及经期头痛，痛如针刺，持续 3～5 天，每需服止痛药方能得缓，伴随月经周期反复发作，小腹疼痛拒按。平素月经较规律，月经周期 30～35 天，每次持续 5～7 天，量中，色偏暗，有少量血块，经前及经期感头晕头痛。末次月经为 2017 年 8 月 20 日，5 天净，色暗红，有块。平素白带无异常，G1P1L1A0（工具避孕），舌暗，脉细涩。纳可，眠欠佳，二便调。拟用血府逐瘀汤加味。

生地黄 9 克，当归 12 克，川芎 12 克，赤芍 9 克，丹参 12 克，牛膝 15 克，桃仁 12 克，红花 12 克，香附 12 克，枳壳 9 克，柴胡 9 克，桔梗 6 克，枸杞子 15 克，菊花 15 克，炙甘草 6 克。7 剂，每日 1 剂，水煎服，嘱患者适当活动，调节情志。

二诊：病史同前，服药无不良反应，服药后月经来潮，末次月经为 2017 年 9 月 22 日，6 天净，色稍红，少块，头痛较前明显减轻，持续 2 天。上方继服 7 剂，水煎服。

三诊：服药后无不良反应。嘱患者继服上方以巩固疗效，每于经前 5 天服用，连服 3 个月。后随访半年，经行头痛未复发。[郭翠，刘文琼.刘文琼教授治疗经行头痛的经验.世界最新医学信息文摘，2019，19（35）：236.]

按语：患者痛如针刺，月经色偏暗，有少量血块，舌暗，脉细涩，为血瘀的表现，血府逐瘀汤解肝气之郁结，行血分之瘀滞，活血而又顾阴，祛瘀又能生新，共奏活血祛瘀、疏肝解郁之功。

❀ 月经后期

毛某，女，40 岁。

2014 年 9 月 24 日因"月经后期、量少、色黑"来诊。末次月经 2014 年 8 月 10 日，量少色黑，经前胀乳。平素喜思虑，易激怒，偏头痛，手足不温，胁肋胀闷，纳少便溏，面有少许黄褐斑，夜寐欠佳，多梦易醒。舌质暗，有瘀斑，脉细弦。月经周期 32～37 天。

桃仁6克，红花10克，当归15克，川芎10克，牛膝10克，柴胡7克，白芍10克，枳壳9克，香附10克，玫瑰花10克，北山楂20克，党参20克，茯苓10克，炒白术10克，炙甘草6克，5剂。

患者服3剂中药后，于9月27日行经，量少，色暗，2天净，自觉夜寐有改善，心情转佳。此后守方加减连用2个月，月经能如期来潮，诸症皆安。[邓湘君.血府逐瘀汤的临床应用体会.江西中医药，2020，51（6）：33.]

按语：该患者经前胀乳，易激怒，脉弦，可知其有肝郁；月经量少，色黑，观其舌质暗，有瘀斑，可知其有血瘀，故投血府逐瘀汤加减治疗。

❀ 癥瘕

杨某，女，40岁。

2016年9月初诊：患者于5年前因小腹不适，月经推迟，行阴道彩超诊断为子宫肌瘤，右卵巢囊性占位。9月3日复查阴道彩超示：子宫肌瘤22毫米×21毫米×25毫米，右卵巢囊性占位32毫米×31毫米×32毫米。刻下诊见：小腹不适感明显，带下量多，色黄，味腥臭，伴腰背酸痛，月经推后，色暗有血块，夜寐欠安，头胀头痛，舌红边有瘀斑，苔薄白，脉数。中医诊断：癥瘕。予血府逐瘀汤加减。

生地黄、椿根皮、土茯苓各20克，当归、赤芍、川芎各15克，桃仁、柴胡、枳壳、怀牛膝各10克，桔梗、红花各6克，生甘草3克。7剂，每日1剂，水煎服，分早晚2次温服。

9月13日二诊：服药后小腹不适好转，无明显腹胀腹痛等不适，带下减少，色白，夜寐尚安，舌红边有瘀斑，苔薄，脉细数。上方减桔梗，加薏苡仁30克。

三诊及四诊基本维持上方稍有加减。10月29日复查阴道彩超：子宫肌瘤10毫米×11毫米×15毫米，无卵巢囊性占位。后续以桂枝茯苓丸加减软坚散结。[忻巧娜，王邦才.王邦才运用血府逐瘀汤治疗杂病验案四

则.浙江中医杂志,2018,53(7):535.]

按语: 本案患者子宫肌瘤、卵巢囊性占位诊断明确,带下量多、色黄、味腥臭,月经推后,色暗,有血块,属实属热属湿,日久化瘀影响冲任,阻滞胞宫、胞脉、胞络而导致癥瘕的发生。血府逐瘀汤作为经典的理气祛瘀方剂,旨在改善冲任胞宫、胞脉的瘀血状态,使局部既成之瘀血得以消散,疏通条达肝经气血,将成形之瘀血化于无形,全方合用,祛瘀理气,调和冲任,则癥瘕可消。

❀ 围绝经期综合征

王某,女,46岁,2011年5月10日初诊。

经断2年,断经后出现潮热汗出、心烦多梦、时感委屈、悲伤欲哭、情绪焦虑、头晕头痛,症轻未予重视及治疗,近1个月来前述诸症均加重,影响患者工作及家庭生活,遂就诊于我院门诊,患者舌暗红,边有瘀点,脉细涩,面色晦暗。辨证为气滞血瘀。治疗以活血行气,安神定志,方拟血府逐瘀汤加味。

当归15克,生地黄15克,桃仁10克,红花10克,枳壳10克,赤芍15克,柴胡10克,川芎10克,桔梗10克,牛膝15克,甘草10克,合欢皮30克,生龙骨30克,生牡蛎30克,首乌藤30克,柏子仁10克。水煎,每日2剂,就诊期间开导患者思想。

5月17日二诊:诉服上方第4剂时诸症均明显改善。遂继守前方加减用药继续治疗1个月后,诸症痊愈。随访半年未复发。[牛秀伟,龚瑾.围绝经期综合征验案3则.河南中医,2012,32(12):1699.]

按语: 古今诸多医家治疗围绝经期综合征皆从补肾入手,随着女性在社会中的角色转变,生活压力加大,患本病妇女中相当一部分表现出精神情志的异常。根据"气为血之帅,血为气之母"理论,而采用血府逐瘀汤加减治疗。方中四逆散疏肝理气,桃红四物汤活血化瘀,桔梗使气机上升,牛膝引血下行,使全身气血调达,加首乌藤、柏子仁、合欢皮养心解郁安神，生龙骨、生牡蛎重镇安神，收敛止汗。

不孕

赵某，女，33岁。2015年7月12日初诊。

结婚2年来，性生活正常，男方精液常规未见异常，未避孕，未孕。患者曾有月经不调史4年，西医激素治疗效果不佳。末次月经为2015年6月7日。患者性情急躁易怒，多愁善感，善叹息，失眠多梦易醒，头痛，大便干，排便困难，1～2日1次。经前乳房刺痛、少腹胀痛，来潮后小腹疼痛缓解，量少有黑色血块。此次月经后错5天，舌暗有瘀斑，苔薄黄，脉沉细涩。激素六项及子宫彩超未见异常。诊断：原发性不孕（气滞血瘀），治以理气活血，调理冲任，以血府逐瘀汤加味。

柴胡10克，郁金15克，制香附12克，赤芍15克，当归12克，熟地黄30克，桃仁10克，红花10克，川牛膝30克，酒大黄10克，薄荷5克，枳实10克，茯苓15克，甘草10克。14剂，水煎服，每日1剂，早晚分服。

2015年7月26日二诊：末次月经为2015年7月18日。用上方大便正常，排便通畅，失眠多梦缓解，但近1个月来工作紧张导致头昏脑涨、手脚冰凉、唉声叹气频发、腰痛、肋下腹胀，舌暗红有瘀斑，苔薄白，脉沉细涩。上方去郁金、制香附、薄荷、酒大黄、川牛膝，加山萸肉、牡丹皮、五味子各10克，炒山药30克。30剂，水煎服，每日1剂，早晚分服。

2015年9月6日三诊：手脚冰凉稍有缓解，因工作久坐出现下肢麻木，项背僵硬不适，腰部坠痛怕冷，末次月经为2015年8月18日。月经量较前增多，血块明显减少，舌暗红苔薄白，脉沉细。上方去柴胡、枳实、甘草，加桂枝15克，制附片、淫羊藿、干姜各10克，生白术、鸡血藤、川牛膝各30克。14剂，水煎服，每日1剂，早晚分服。

2015年9月21日四诊：项背僵硬不适、双下肢麻木消失，噩梦多，烦躁易怒，伴有头晕痛、乳房胀痛，月经已延迟3天未至，舌暗苔薄白，脉沉细涩。上方减桂枝、淫羊藿、牡丹皮、五味子、附子，加枸杞子 20克，杭菊花、柴胡、枳实各 10 克，莪术 15 克。21 剂，水煎服，每日 1 剂，早晚分服。

2015 年 10 月 18 日五诊：头偶有不适，眼睛干涩，多梦，偶有心慌，纳可，末次月经为 9 月 23 日。经前乳房、少腹胀痛消失，月经血块消失，量可，色暗红，舌暗红苔薄白，脉沉细。上方去枳实、川牛膝、莪术、红花、桃仁、干姜，加生龙骨、生牡蛎各 30 克，茯神 15 克。14 剂，水煎服，每日 1 剂，早晚分服。嘱咐患者调畅情志。

2015 年 11 月 4 日六诊：此次月经未至，症见恶心干呕、胃脘胀、嗜睡，舌暗苔薄白，脉弦滑，膀胱充盈下超声探查：子宫大小 5.6 厘米 ×5.2 厘米 ×4.9 厘米，前位，子宫体回声均匀，宫腔内可探及大小 1.0 厘米 ×0.8 厘米胚囊回声，内可见卵黄囊。双卵巢大小正常。超声提示：宫内早孕，双卵巢未见明显异常。予以健脾和胃法。

党参 10 克，生白术 10 克，茯苓 10 克，陈皮 10 克，苏梗 10 克，姜半夏 6 克，砂仁 3 克，木香 6 克，生姜 5 片，大枣 3 枚。

嘱患者保持情志调畅，饮食清淡，注意休息。[张梦凡，赵丹丹.高思华教授运用血府逐瘀汤治疗不孕症经验.四川中医，2020，38（8）：17.]

按语：患者素来月经不调，性情急躁易怒、头痛、经前乳房及少腹胀痛是肝气郁结、郁而化热之象，失眠梦多、月经量少有块、舌暗有瘀斑是瘀血阻滞之征，此属气滞血瘀证。高思华教授以血府逐瘀汤加减，意在通行血脉，使通则痛止，经调子种。气血调和，月经得以按时来潮，胞宫得养，故而有孕，孕后予香砂六君子汤加减以健脾降逆。

❀ 子肿

王某，女，30 岁。

自诉妊娠 3 个月，近来小便不利，全身浮肿，少腹痛。在当地卫生院医治，病情有所好转，但未能痊愈。口干，饮食无味，腹膨大如鼓，痛如针刺，拒按，口唇青紫，苔薄质红，脉象滑数。证属湿热瘀血结聚下焦，予以清热利湿消肿，理气化瘀止痛。

当归9克，桃仁9克，红花7克，牛膝9克，柴胡9克，赤芍9克，香附3克，木通9克，瞿麦9克，栀子9克，车前子9克，黄芩9克，白术9克，川芎9克。3剂。

复诊：药后腹痛减轻，肿势大消，考虑到胎儿，改方为四物汤加黄芩、茯苓、白术，3剂。

三诊：痛止，肿消，饮食大增，自觉症状全部消失。妊娠反应显露。后生一女孩，身体健壮。[王治平.王守仁运用血府逐汤瘀经验.山东中医杂志，1993（2）：38.]

按语：妊娠期间，汗、下、利小便三法，古人列为三禁，因此类药物伤阴血、亡津液、破血，故禁用。但本例系湿热痰血结聚下焦所致，不清热利湿，肿将难消，不化其瘀血，胎儿难保。根据《内经》"有故无损"和"衰其大半而止"的原则，用活血化瘀加清热利湿之品，药用3剂，诸症大减，后改用四物汤加味以清余热、调气血而获痊愈。

❁ 滑胎

患者，女，32岁。

患者屡孕屡坠，经多方医治，大多给予补气益血、滋养肝肾之品，均未获效。形体消瘦，面色少华，精神焦虑，皮肤枯槁。平素月经错后，量少，色暗有块，有时痛经。舌暗，脉细。近2个月未来月经，妊娠试验阳性，经妇产科诊为早孕。观其外象，貌似虚象，细审病史及舌脉，乃瘀血内阻之证。西医诊断：习惯性流产。中医诊断：滑胎。证属瘀血阻胞，妨碍坐胎。治宜化瘀行气，和血养胎，血府逐瘀汤加减。

桃仁、红花、当归、枳壳、益母草、苏梗、生地黄、川芎、赤芍各10克，牛膝、柴胡、甘草、砂仁各6克。水煎服，每日1剂。

连服7剂后，精神饮食转佳，无不良反应，后改为八珍丸调理善后，

足月生一女婴。[刘书珍，王爱云，孙晋营，等.血府逐瘀汤临床运用举隅.浙江中医杂志，2009，44（9）：673.]

按语： 滑胎多为脾肾不固、气血亏虚所致，但也有瘀血阻胞、妨碍坐胎者。临床时应详审病史，细察证候，只要辨证准确，即可宗《内经》"有故无殒，亦无殒也"之旨，大胆使用活血化瘀之剂，但应注意中病即止，不可久服。

❀ 盗汗

患者，女，35岁。

自1年前小产后，每天睡中汗出淋漓，醒后即止，睡衣尽湿透。病史年余，伴有经行腹痛，量少，色暗紫，有血块，胸闷，心烦口渴不欲饮。曾多次服补气养阴药不效。舌暗红，有瘀斑，脉沉涩。脉症合参，证属瘀血化热、迫津外泄所致。治以活血化瘀，清热敛汗。

当归、生地黄各12克，桃仁5克，红花、赤芍、牡丹皮、栀子、牛膝各10克，川芎、柴胡、枳壳、桔梗、甘草各6克。水煎服，每日1剂。

服药5剂，盗汗明显减轻，经来腹痛消失，但紫色血块增多。继服5剂后，盗汗止，诸症除而告愈。[杨红星，李留根.血府逐瘀汤加减治疗汗证举隅.安徽中医临床杂志，1998（2）：3.]

按语： 盗汗多属阴虚，本例是小产后恶露未尽，瘀积宫中，致经行腹痛，瘀久化热，逼津外泄所致。《医林改错》指出："瘀血亦令人自汗、盗汗。"故投血府逐瘀汤加牡丹皮、栀子祛瘀清热，切中病机。

❀ 产后不寐

蔡某，女，42岁。

患者二胎产后3个月，夜寐易醒。刻下诊得左关弦，右关大，舌苔薄，尖有瘀点，拟血府逐瘀汤加减。

柴胡 6 克，赤芍 12 克，炒枳壳 6 克，生甘草 5 克，炒当归 10 克，川芎 6 克，生地黄 12 克，桃仁 6 克，红花 5 克，桔梗 6 克，川牛膝 10 克，丹参 15 克，茯苓 15 克。7 剂。

复诊：患者诉夜寐已较安，舌脉如前，守方出入，上方改生地黄 15 克，丹参 20 克，7 剂。

三诊：患者夜寐较安，然有梦，诊得左关弦、右关有力，舌苔根腻，尖有瘀点，再守方出入，上方加郁金 12 克，7 剂。半年后随访，患者药后睡眠一直不错。[樊志明.连建伟教授运用血府逐瘀汤验案 4 则.中国乡村医药，2020，27（1）：27.]

按语：患者系产后，夜寐易醒，舌有瘀点，脉左关弦、右关大，乃气滞血瘀的表现。《医林改错》云："夜不安者，将卧则起，坐未稳又欲睡，一夜无宁刻，重者满床乱滚，此血府血瘀。"故选用血府逐瘀汤治疗。

🏵 产后抑郁症

王某，女，31 岁。

产后 1 个月余，情绪异常近 1 周。患者近 1 周来，情绪异常，心情不安，抑郁寡欢，默默不语，夜不能寐，神情恍惚，恶露至今未净，量少不畅，色暗时有夹块，善太息，下腹时有隐痛。舌质暗苔黄，脉弦涩。证属肝郁血瘀，治拟疏肝理气，活血化瘀，镇静安神。方用逍遥散合血府逐瘀汤加减。

桃仁、当归、香附各 12 克，牛膝、白术、茯苓、赤芍、白芍各 10 克，柴胡 6 克，柏子仁 15 克，生龙齿 20 克，红花 3 克。水煎，每日 1 剂。

7 天后精神好转，夜寐转安。原方继服 2 个疗程后病愈如常人。[谢一红.血府逐瘀汤在妇产科临床运用举隅.浙江中医杂志，2010，45（6）：451.]

按语：患者素来性格内向，产后为情志所伤，肝郁气滞，则善太息，情志异常；气滞血瘀，瘀血上攻，则神明失常；瘀血内阻，恶血不去，新血不生，则恶露久久不尽，色暗有块，小腹疼痛。脉症合参，属肝郁血瘀证。治疗产后抑郁症要紧紧抓住产后多虚多瘀的特点，并同时调理心肝两脏，养心才能安神定志，疏肝养肝，才能调理气血藏魂。故用上方取得疗效。

☼ 附骨疽

蔡某，男，56岁。

10余年前患者因外伤致右足跟破溃，当时经治疗后，伤口良久方愈合。此后患足反复红肿疼痛，行走时疼痛加剧，自制加厚鞋底以缓解行走时疼痛。曾各处求医不效，近半个月来疼痛剧而来就诊。症见右足跟局部肿胀，肤微热，局部有暗红色色素沉着，患处压痛明显，伴腰膝酸软，耳鸣，夜尿频，舌暗红苔薄，脉沉涩。中医诊断：附骨疽，辨证为血脉瘀滞，损骨伤髓。拟活血化瘀，佐以补肾壮骨。

红花6克，桃仁、川芎、当归各12克，赤芍、枳壳、山茱萸各15克，炒山药20克，生地黄24克，川牛膝、桔梗、知母、黄柏、泽泻、茯苓、牡丹皮各10克，柴胡、炙甘草各6克。共7剂，每日1剂，水煎服，早晚分服。

二诊：足跟部肿胀稍存，肤温如常，足跟疼痛大减，行走仍欠利，前方去知母、黄柏，加泽兰、益母草各10克。7剂。

三诊：足跟无明显肿胀，无疼痛，可正常行走。前后加减共进80余剂，诸症大减，局部色素沉着基本消退，活动如常。[张钟爱.加味血府逐瘀汤治疗内科疾病验案5则.成都中医药大学学报，1998（4）：3.]

按语：附骨疽相当于西医之慢性化脓性骨髓炎。本例病程冗长，久病必瘀，瘀血不祛则新血不生，予血府逐瘀汤活血化瘀生新，知柏地黄汤补肾壮骨清热，用泽兰、益母草以活血化瘀，利水消肿。因配伍精当，药证契合，故疗效迅捷。

🌸 血栓性浅静脉炎

王某，男，58 岁。

因右下肢肿痛伴发热 1 周，在单位职工医院给予"青霉素"等药物治疗未见明显好转而来我科就诊。查体：右下肢内侧沿大隐静脉红肿灼热，疼痛明显，活动受限，体温 38.9℃，舌暗苔黄厚，脉象弦数，诊断为：急性血栓性浅静脉炎。中医诊为恶脉，证属瘀血阻络，湿热壅结。治以活血通络，清热利湿，予血府逐瘀汤加减。

桃仁 10 克，红花 10 克，川芎 12 克，赤芍 15 克，当归 10 克，生地黄 20 克，柴胡 30 克，牛膝 30 克，蒲公英 30 克，黄柏 10 克，紫花地丁 15 克。水煎服，每日 1 剂。

8 剂后发热退，右下肢疼痛减轻。继服 8 剂，右下肢红肿渐消，疼痛已不明显，原方又服 6 剂后痊愈。[赵媛媛.血府逐瘀汤加减临床应用举隅.实用医药杂志，2004（6）：550.]

按语： 血栓性浅静脉炎属中医学恶脉、筋痹范畴。本病多为湿热壅结阻塞经络，使气血失畅所致。急性期则以活血通络、清热利湿治疗。方中生地黄、当归养血活血；桃仁、红花、川芎活血散瘀消肿；赤勺、牛膝祛瘀通血脉，以引血下行；柴胡行气活血；蒲公英、紫花地丁、黄柏清热利湿，以达湿热除、脉络通之功效。

🌸 外伤后双手麻木

楼某，男，43 岁。

患者 2 个月前不慎额头撞击玻璃，遗留双手麻木。刻下诊：左关脉弦、右关大，舌苔薄腻，舌尖红有瘀点，诊断为瘀血阻络夹痰湿，属实证，拟活血、化瘀、涤痰之法，投血府逐瘀汤。

柴胡 6 克，赤芍 12 克，枳壳 10 克，炙甘草 5 克，炒当归 10 克，川芎 6 克，生地黄 12 克，桃仁 6 克，红花 6 克，桔梗 6 克，川牛膝 12 克，茯苓15克，丹参30克，郁金12克，制半夏12克，陈皮10克。14剂。

二诊：患者服药后双手麻木大减，诊得左关弦、右关大，舌苔薄腻，舌尖瘀点略减，效不更方，守方主之，上方改柴胡9克，赤芍15克，14剂。1个月后随访，患者药后近半个月未感双手麻木。[樊志明.连建伟教授运用血府逐瘀汤验案4则.中国乡村医药，2020，27（1）：27.]

按语： 患者有外伤史，舌苔薄腻，舌有瘀点，脉诊左关脉弦、右关大，诊断为瘀血阻络夹痰湿，故予以血府逐瘀汤活血化瘀，加茯苓、陈皮、半夏等化痰祛湿。

❀ 急性腰扭伤

患者，男，62岁。

该患在家劳作时不慎扭伤腰部。现症：腰痛剧烈，转侧不利，双侧腰肌紧张，痛处拒按，舌质淡，苔薄白，脉弦。腰部正、侧位片示：腰椎生理曲度存在，各椎体见不同程度骨质增生改变，腰椎CT未见异常改变。诊为急性腰扭伤，证属瘀血阻滞，治宜活血化瘀，理气止痛。

桃仁10克，红花10克，赤芍15克，川芎15克，当归15克，熟地黄15克，延胡索15克，柴胡15克，枳实15克，牛膝15克，续断15克，桑寄生30克，土鳖虫30克，狗脊15克。水煎服，每日1剂。

服4剂后腰痛减轻，仍俯仰不便，继用上方连服3剂，腰痛基本痊愈。[周振宇，姜树坤.血府逐瘀汤骨科应用举隅.中国民间疗法，2009，17（4）：40.]

按语： 本例患者因外伤导致瘀血阻滞经脉，痛有定处，转侧不利。故用桃仁、红花、川芎、熟地黄、赤芍活血化瘀；延胡索、土鳖虫消肿定痛并祛瘀；牛膝引瘀血下行并能强壮腰膝；续断、桑寄生、狗脊补肾强筋骨；柴胡、枳实升降调气。全方配伍，共奏活血化瘀、理气止痛之功。

痤疮

患者，女，32岁。

患者近1个月前额及面部两侧出现痤疮，大小不等，散在分布，无疼痛、瘙痒。患者停止哺乳后3个月月经方至，量少，持续2天，舌质红苔薄，脉左关尺弱、寸弦，既往乳腺增生病史。治以行气活血，化瘀通络，方用血府逐瘀汤加减。

桃仁9克，红花9克，桔梗12克，川牛膝12克，柴胡12克，炒枳壳12克，生地黄9克，赤芍9克，川芎12克，杭白芍12克，炒当归12克，炙甘草9克。7剂，水煎服，每日1剂。

二诊：7剂尽服后面部痤疮明显减少，大便偏稀，舌质淡红苔薄，脉关尺弱。上方生地黄改熟地黄9克。7剂，水煎服，每日1剂。

三诊：面部痤疮减轻，月经至。纳眠可，二便调。舌质红苔薄，脉关尺弱。上方加黄精30克，菟丝子30克，怀牛膝15克，枸杞30克，熟地黄改生地黄9克。7剂，水煎服，每日1剂。[门艳芳，吴波.从开阖枢理论探讨血府逐瘀汤临床验案4则.天津中医药，2018，35（6）：439.]

按语：皮肤病与三阴三阳开阖枢关系密切，少阳枢机不利，太阳开发失常，卫气不能正常濡润肌肤，阳明蓄热郁于头面，发为痤疮。血府逐瘀汤中四逆散开少阳枢机，行面部郁热，疏通卫气，郁热祛则症状减轻。

蛇串疮

张某，男，65岁。

4个月前患者右侧胸背皮肤出现簇状水疱伴刺痛，曾诊断为"带状疱疹"，予阿昔洛韦片抗病毒及甲钴胺片营养神经治疗后，疱疹渐结痂、消退，疼痛却日益甚，痛如烧热之针刺于肌肤，灼痛难忍。现症见右胸背患处有色素沉着，呈深褐色，伴明显灼热刺痛，痛处固定不移，疼痛夜间为甚，纳欠旺，寐劣，二便无殊，舌质暗红，苔薄白，脉弦涩。中医诊断：

蛇串疮，辨证为气滞血瘀，余邪阻络。治以活血化瘀，行气止痛，搜风剔络。

桃仁、川芎、当归各12克，红花、柴胡、炙甘草各6克，川牛膝、桔梗、白僵蚕各10克，赤芍、枳壳各15克，生地黄24克，全蝎3克，蜈蚣1条。7剂，每日1剂，早晚分服。

二诊，患者诉灼热疼痛大减，存少许刺痛不适，夜寐能安，前方加郁金、丝瓜络各10克，续服7剂，每日1剂，早晚分服。

三诊，诉刺痛尽去，患处残留少量色素沉着。前方再进7剂，隔日1剂，早晚分服。[张钟爱.加味血府逐瘀汤治疗内科疾病验案5则.成都中医药大学学报，1998（4）：3.]

按语：蛇串疮后遗神经痛为刺痛，痛处固定不移，以夜间为甚，舌质暗红，脉弦涩，皆为瘀血为患之象。治疗以血府逐瘀汤活血化瘀，行气止痛。久病而入络，加入僵蚕、全蝎、蜈蚣搜风剔络之品，可增强疗效。

❀ 结节性痒疹

陈某，女，36岁。

患者4年前被蚊虫叮咬后四肢发生丘疹、瘙痒，经治疗后大部分皮损消退，仅四肢伸侧遗留黄豆大坚硬结节，剧烈瘙痒，表面角化，四周有色素沉着。舌暗红边有瘀点，脉弦细。用血府逐瘀汤加姜黄10克，浙贝母10克，6剂，水煎服。

1周后瘙痒减轻，结节变软变小，欲增快疗效，上方加山甲珠、水蛭各6克，以加强软坚散结之功。共服20余剂，瘙痒消失，结节变平，皮肤恢复正常。[韩世荣，姚克俭.董永丰主任医师运用血府逐瘀汤治疗皮肤病经验举隅.陕西中医，2001（3）：168.]

按语：董老认为此病例属中医顽湿聚结范畴，多由瘀血夹痰结滞于肤发为结节，治疗时以活血化痰、软坚散结为主，加姜黄活血化痛兼以引经，加浙贝母化痰散结，加山甲、水蛭活血软坚散结功大力专，以求效捷。

❀ 银屑病

张某，男，40岁。

患者以全身性红斑、鳞屑、瘙痒，反复发作20年加重1个月之主诉于1998年7月6日初诊，查：膝前肘后及四肢伸侧、背部可见大片地图状肥厚性红斑，上覆较厚白色鳞屑，搔之易脱，小腿及背部部分皮损顽厚干裂，头发呈毛笔状，指甲变厚，表面凹凸不平状如钉针，舌暗红边有瘀点，脉弦滑。用血府逐瘀汤加槐花30克，三棱、莪术各6克，水煎服。

连服10剂后，鳞屑变薄，瘙痒减轻，皮损变成岛域状，继用上方加何首乌20克。共服30余剂，皮肤基本恢复正常，病告痊愈。[韩世荣，姚克俭.董永丰主任医师运用血府逐瘀汤治疗皮肤病经验举隅.陕西中医，2001（3）：168.]

按语：董老认为银屑病初发以血热为主，病久则常为血瘀。本例反复发作20年，久病多瘀，加之皮损顽厚干裂，舌边有瘀点，乃血瘀于肤，郁久成块，瘀血不祛则新血不生而干裂作痒。董老在治疗此类病证时多采用理气活血化瘀，佐以凉血解毒之法。

❀ 硬皮病

苏某，男，14岁。

3年前因受寒邪侵袭，左股外侧一片皮肤呈淡褐色，发硬，轻度萎缩，难以捏起，因无痒痛之感而未重视，渐向远端延伸，就诊时已波及左侧小趾，局部出汗少，汗毛消失，活动不便，舌暗红，脉沉细。用血府逐瘀汤加黄芪20克，蜈蚣2条，石斛20克，桂枝6克，重在益气活血，温经通络。水煎服，每日1剂，同时外用热敷药（本院自产制剂）局部热敷。每日1次，每次半小时。

1个月后症状明显减轻，局部开始变软，已有汗毛长出。嘱其继用前方化裁，坚持用药3个月皮肤基本恢复正常。[韩世荣，姚克俭.董永丰主

任医师运用血府逐瘀汤治疗皮肤病经验举隅.陕西中医，2001（3）：168.]

按语：硬皮病属中医"皮痹"范畴。董老认为此病由气虚阴亏，外受寒邪所侵，日久导致血流不畅，瘀滞于肤，筋脉失养而变硬萎缩，用本方活血化瘀通脉，加黄芪以益气生血行血，蜈蚣功善走串通络活血，故加桂枝温经通阳，以助行血之功，石斛滋养胃阴，以育后天之本。

❀ 瑞尔黑变病

周某，女，42岁。

患者颜面、颈部发生对称性青灰色斑2年，加重3个月，初起较轻，呈淡灰色，逐渐发展颜色加深，波及双手臂，轻微瘙痒及脱屑，舌暗红，脉弦细。宜活血化瘀，益气养血退斑为治则。用血府逐瘀汤加黄芪、玉竹、青蒿各30克，水煎服。

半个月后色素明显变淡，嘱其继续服用月余，色斑消失，皮肤恢复正常。[韩世荣，姚克俭.董永丰主任医师运用血府逐瘀汤治疗皮肤病经验举隅.陕西中医，2001（3）：168.]

按：本病属中医焦黑斑范畴，病久多瘀，瘀血停滞于肤，肤失血养而发黑，治当益气活血退斑，加黄芪以益气，加玉竹旨在退斑容颜，用青蒿以防光照加重黑斑。

❀ 视物流泪

张某，女，31岁。

患者半个月前看书时突然出现双眼流泪，看书停止眼泪亦止，初未介意。至第3日，看电视直至注视任何东西便眼泪不止，伴有眼睛干涩热胀，尤其在光线亮处视物时症状更显，曾去多家医院诊查未见病变。询知其月经每月延期10余日而至，经色紫黑，小腹疼痛。观其面色晦暗，唇红而干，舌红少苔，脉象弦滑。证属肝肾阴虚，肝血瘀滞。治宜理气活血，滋补肝肾，方以血府逐瘀汤加味。

川芎6克，当归15克，熟地黄15克，赤芍15克，桃仁10克，红花6克，柴胡10克，川牛膝20克，枳壳6克，桔梗6克，甘草10克，墨旱莲20克，枸杞子10克，菊花10克，白薇15克，麦冬10克。2剂，水煎服。

服完2剂后，眼睛视物已不流泪，但尚有胀热感，治宜将熟地黄改生地黄，续服2剂痊愈。[陶燕飞.血府逐瘀汤临床应用举隅.内蒙古中医药，1999（S1）：3.]

按语： 古人云，"肝开窍于目，在液为泪，受血而能视""眼者，心之使也"。今患者肝血瘀滞，肝肾阴虚，视物时意引气至而津血不能随至，虽得视然目失所养，竭取其阴以自养，故目涩热胀，视物泪下。方用血府逐瘀汤活血化瘀，旱莲草、枸杞子滋补肝肾之阴，菊花、白薇清虚热养肝阴，药证相符而顽症顿愈。

❀ 视网膜中央静脉阻塞

患者，男，61岁。

有高血压病史，因右眼视力下降2天，于2000年3月24日急诊入院。入院查：右眼视力为0.3，眼底见视盘边界模糊，并有放射状出血，鼻上、颞上下象限视网膜有散在片状、点状出血，部分血管被出血遮盖，静脉充盈扩张，呈节段状，视网膜水肿，黄斑部点状出血，中心凹反光消失，动脉变细呈铜丝样，A：V为1：3，鼻下支有交叉压迫现象。血压19/12千帕。诊断：左眼视网膜中央静脉阻塞（视瞻昏渺）。治疗：静脉注射血栓通，口服常规降压药，同时口服血府逐瘀汤加石决明、钩藤，每日1剂。

6天后视力提高到0.6，眼底出血停止。上方继服10天后，左眼底出血基本吸收，黄斑部中心凹反光恢复，左眼视力提高到0.9。[刘耀武.血府逐瘀汤在眼科急症中应用举隅.江西中医药，2002（3）：30.]

按语： 本案证属肝阳上亢，气滞血瘀，致使眼内气血不得回流，瘀郁眼底。治以活血化瘀以扩张血管，解除血管痉挛，改善血流分布，有利于眼底出血水肿的吸收和视力的恢复。

 耳鸣

患者，女，37岁。

患者近3个月来情绪欠佳，出现间断性双耳耳鸣，为蝉鸣音，晚上加重，自觉听力可，无明显耳堵闷感，无头晕等，纳眠可，二便调，平素月经期易痛经，量少色暗，有血块，舌暗红、体胖，边有齿痕，苔白，脉弦细。查耳镜可见双外耳道畅洁，双侧鼓膜完整，颜色正常，光锥存在，余未见明显异常；纯音测听示双耳气骨导听力均处在正常范围内，声导抗A型，耳声发射可引出。中医辨证：耳鸣，气滞血瘀证。治宜行气活血，健脾通窍，方用血府逐瘀汤加减。

当归15克，生地黄20克，桃仁10克，红花10克，炒枳壳10克，炙甘草6克，赤芍10克，柴胡12克，川芎10克，茯苓30克，陈皮10克，太子参15克，葛根30克，石菖蒲10克，郁金10克，路路通15克。7剂，并嘱患者调畅情志。

二诊：自觉双耳耳鸣较前明显缓解，但晚上仍存在，余无明显不适，舌暗，苔薄白，脉弦细。前方加茯苓20克，黄芪20克，再予7剂。后患者再次复诊自诉双耳鸣已消失，后月经如期而至，色红，血块减少，无痛经。［张琳婧，闫占峰，矫璐璐，等.血府逐瘀汤在耳鼻咽喉疾病中的应用.中国医药导报，2020，17（19）：120.］

按语：患者平素情志不畅，肝气疏泄失常，所谓"气行则血行，气滞则血瘀"，肝郁气滞日久，气不能帅血而行，可见瘀血阻滞，且根据舌脉可知患者素有脾气虚，气虚则血运无力，日久必瘀，阻滞耳窍，清阳不升，浊阴不降，耳窍失养，发为耳鸣。方中柴胡、枳壳、川芎疏肝理气，桃仁、红花、当归、赤芍等活血化瘀，加之茯苓、陈皮、炙甘草健脾益气，石菖蒲、郁金、路路通通达耳窍，使气通畅，瘀血祛，清阳升，耳窍得以濡养，耳鸣自消。

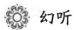 **幻听**

陈某，女，45岁。

患者因夫妻感情不和，而致心烦少寐，动则彻夜不眠，服用镇静药，效不显。近1个月来，产生幻听症状，其幻听之语，皆为丈夫与其他女子娱乐欢笑之声，或丈夫训斥责骂之语。患者痛苦异常，神志恍惚，言语错乱，几欲自尽，家人送来就诊。舌质暗红，苔白，脉弦。辨证为肝郁血瘀，神失所养则不寐，魂无所舍而浮越。药用血府逐瘀汤原方。

当归12克，生地黄10克，桃仁12克，红花12克，赤芍10克，枳壳10克，柴胡12克，川芎12克，桔梗10克，牛膝12克，甘草10克。水煎服，每日1剂。

药用6剂，病大有起色，患者自诉心清气爽，幻声亦减，夜眠改善。效不更方，续服10剂，幻声消失，夜眠可，余症亦尽消。后予宁心安神之中成药调养月余，追访1年无复发。[杜保华，张文光，刘珍华.血府逐瘀汤临证验案2则.安徽中医临床杂志，1999（2）：3.]

按语： 肝藏血，血舍魂，"魂之为言，如梦寐恍惚，变幻游行之境皆是也"。此例肝气郁结，气郁血瘀，魂无所舍而浮越变幻，乃致梦寐恍惚，幻声不绝。投以舒肝、行气、活血之血府逐瘀汤，使气郁散，瘀血除，则神有所养而眠安，魂有所藏幻声止。

慢性肥厚性鼻炎

患者，女，25岁。

患者1年前因感冒后出现双侧鼻塞，鼻流黏涕，伴右侧鼻腔内疼痛，呈间断性，天气干燥时加重，无打喷嚏，无鼻痒，无鼻涕倒流，感冒好转后鼻塞、流黏涕、右侧鼻腔干燥、疼痛等症状仍反复发作，纳可，眠差，入睡困难，大小便可，平素自感乏力，每逢月经来临前乳房胀痛，经期每次推迟7～9天，月经初期痛经、腰酸沉感明显，经血色暗，舌暗红，边有齿痕，苔薄白，脉弦涩。检查可见：双侧鼻腔黏膜色暗红、略干燥，双侧下鼻甲肥大，触之较硬，右侧下鼻甲较左侧肿胀，鼻中隔右偏，双中鼻道可见少许黏涕，鼻咽部无异常。中医诊断：鼻窒，肝郁脾虚兼血瘀证；西医诊断：慢性肥厚性鼻炎。治宜疏肝健脾，活血通窍，给予血府逐瘀汤合逍遥散加减。

当归10克，生地黄20克，桃仁10克，红花10克，炒枳壳10克，炙甘草6克，白芍20克，柴胡12克，川芎10克，牛膝10克，茯苓20克，生白术10克，香附10克，生黄芪20克，辛夷10克，百合20克，炒酸枣仁15克，皂角刺15克。

给予上方14剂后，患者复诊，自觉鼻塞等症状明显减轻，无明显鼻腔内疼痛感，乏力较前好转，去上方中皂角刺、香附，再予10剂，患者三诊自诉鼻塞等症状未再发作，月经期痛经较前好转，乳房胀痛、腰酸沉感较前减轻，复查鼻镜示双下鼻甲肥大较前明显减轻，触之弹性良好，鼻腔黏膜略充血，无水肿、干燥。[张琳婧，闫占峰，矫璐璐，等.血府逐瘀汤在耳鼻咽喉疾病中的应用.中国医药导报，2020，17（19）：120.]

按语：患者因感冒后出现鼻塞等鼻部症状，外邪袭肺，肺失宣降，肺气不利，则鼻塞不通。由于日久不愈，反复发作，伤及血络，血脉不畅，而致瘀血。结合患者平素自感乏力、月经来临乳房胀痛、经血色暗及舌脉等，辨证为肝郁脾虚兼血瘀证，予血府逐瘀汤合逍遥散，在活血化瘀基础上行气健脾，加通鼻窍及引经药如辛夷，全方共奏活血化瘀、疏肝健脾之功。

❀ 灼口综合征

郭某，女，65岁。

主诉：舌部烧灼样疼痛5个月。刻诊：患者自觉舌体烧灼样疼痛，焦虑时加重，纳可，二便常，舌质紫暗，苔薄白，脉弦。西医诊断：灼口综合征；中医诊断：舌痹，证属瘀血阻滞，肝气郁结。治宜活血止痛，疏肝理气，予血府逐瘀汤加减。

生地黄 12 克，桃仁 6 克，红花 6 克，当归 10 克，炙甘草 10 克，枳壳 10 克，赤芍 15 克，柴胡 12 克，川芎 15 克，桔梗 6 克，牛膝 12 克，淮小麦 40 克，大枣 30 克。7 剂，每日 1 剂，每剂两煎，早晚分服。

复诊：患者自诉舌部灼热疼痛症状减轻，夜间口干喜饮，故原方加石斛 12 克，再进 14 剂。患者续服近 1 个月，舌痛症状明显改善。[林志豪，黄硕，李振兴，等.何若苹应用血府逐瘀汤治验举隅.浙江中医药大学学报，2019，43（6）：566.]

按语：灼口综合征是指发生在口腔黏膜、以烧灼样疼痛感觉为主要表现的一组症候群，又被称为舌痛征、舌感觉异常、口腔黏膜感觉异常等，以更年期女性发病率较高。本例患者瘀血内阻归于心，心开窍于舌，故舌体疼痛；瘀阻化热，故伴灼热感；焦虑时肝失疏泄，气滞血瘀更甚，故症状加重；舌下络脉曲张、舌质紫暗，亦为血瘀之征象。予血府逐瘀汤活血化瘀，行气止痛，又合甘麦大枣汤养心安神，疏调肝气，石斛益胃阴，增津液。诸药合用，则瘀血得除，气机得畅，郁结得舒，气血调和，痛症大减。

◉ 舌痛、舌肿

施某，女，62 岁。

患者舌痛、舌肿 3 年，夜不安寐，项后痛。诊得左关弦、右关大，舌苔薄腻，边布瘀斑。

柴胡 10 克，赤芍 15 克，炒枳壳 10 克，炙甘草 6 克，当归 12 克，川芎 6 克，生地黄 15 克，桃仁 10 克，红花 6 克，桔梗 6 克，川牛膝 10 克，丹参 30 克，茯苓 15 克，生蒲黄 15 克。21 剂。

二诊：患者舌痛白昼已减，入夜仍痛，项后痛亦减，夜寐欠安，多梦。诊得左关弦、右关大，舌苔薄腻，尖有瘀点。守方出入，上方当归改为炒当归，加牡丹皮 10 克，21 剂。

三诊：患者入夜舌痛已减，然眩晕乏力，脉缓，舌苔薄腻，边有瘀点，拟六君合四物加丹参善后，21 剂。患者前后历时 3 个月治疗，3 年顽疾得愈。[樊志明.连建伟教授运用血府逐瘀汤验案 4 则.中国乡村医药，2020，27（1）：27.]

按语：患者舌痛、舌肿，伴有夜不安寐，舌苔薄腻，边布瘀斑，脉左关弦、右关大，乃气滞血瘀兼有痰湿，故予以血府逐瘀汤行气化瘀，茯苓利湿安神。

❀ 声带息肉

患者，男，49 岁，销售经理。

患者吸烟饮酒史 20 年余，平素用声较多，近 2 年来逐渐出现声音嘶哑，伴有咽异物感、咳嗽，自行服用金嗓散结胶囊等效果不佳，近 1 个月来自感声音嘶哑较前加重，故来院就诊。刻下症见：声嘶，咽异物感，咳嗽，咯白痰，纳眠可，小便可，大便不成形，舌暗红，体胖大，苔白根腻，脉弦滑。喉镜可见：咽后壁略充血，会厌（-），杓区黏膜略肿胀，双声带色暗红，右侧声带前 1/3 处可见广泛红色息肉样物，室带略肥厚。中医诊断：喉瘖，脾气虚弱，痰瘀互阻证；西医诊断：声带息肉（右）。治以健脾化痰，活血化瘀开音，给予血府逐瘀汤合二陈汤加减。

当归 10 克，生地黄 20 克，桃仁 10 克，红花 10 克，炒枳壳 10 克，赤芍 10 克，柴胡 10 克，川芎 10 克，桔梗 10 克，茯苓 20 克，法半夏 10 克，陈皮 10 克，生薏苡仁 15 克，泽泻 15 克，炒苦杏仁 10 克，射干 10 克，郁金 10 克，蜜枇杷叶 10 克，蝉蜕 10 克，木蝴蝶 10 克，炙甘草 6 克。10 剂，嘱患者噤声，调节生活作息。

二诊：患者自觉声嘶较前好转，异物感、咳嗽较前减轻，仍有少量黏痰，大便成形，上方加浙贝母 10 克，再予 10 剂。

三诊：诉声嘶明显好转，嗓音清亮，咽异物感、咳嗽等症状消失，复查喉镜示双声带表面光滑，略充血水肿，闭合、运动可。[张琳婧，闫占峰，矫璐璐，等.血府逐瘀汤在耳鼻咽喉疾病中的应用.中国医药导报，2020，17（19）：120.]

按语：本病多因肺肾阴虚、咽喉失养、声门不利所致，即"金破不鸣"。国医大师干祖望曾提出"声带属肝"，故声带疾病多从肝论治，在临床上取得良好效果。根据该患者个人生活史、症状、舌脉得到初步印象为脾虚痰湿证，而患者局部检查为声带色暗红、息肉色红等，符合血瘀证表现，且患者平素用声过度，多言可伤气，气虚则推动血液、津液运行无力，导致血瘀痰凝。故当健脾化痰，活血化瘀开音。

膈下逐瘀汤

膈下逐瘀汤方

灵脂二钱，炒，当归三钱，川芎二钱，桃仁三钱，研泥，丹皮二钱，赤芍二钱，乌药二钱，延胡索一钱，甘草三钱，香附钱半，红花三钱，枳壳钱半。水煎服。

【方歌】

> 膈下逐瘀桃牡丹，赤芍乌药元胡甘，
>
> 归芎灵脂红花壳，香附开郁血亦安。

【注】膈下逐瘀汤所治症有积块、小儿痞块、痛不移处、卧则腹坠、肾泻、久泻。

膈下逐瘀汤医案

❀ 肺心病合并心力衰

刘某，男，65岁。

因"咳嗽、气喘5年，加重伴尿少、浮肿1周"，以"阻塞性肺病、肺心病、心力衰竭"收住。入院时症见：咳嗽，咳少量白色黏痰，伴胸闷、心悸、心前区针刺样疼痛、气短、喘息不能平卧、腰膝酸软、畏寒乏力、口唇发绀、小便短少、双下肢浮肿，舌质紫绛，边有瘀斑，脉沉数。患者证属肺肾阳虚夹瘀。治宜活血化瘀，温阳利水，方用膈下逐瘀汤加减。

桃仁 10 克，红花 10 克，丹参 10 克，五灵脂 15 克，川芎 10 克，当归 10 克，牡丹皮 10 克，赤芍 15 克，乌药 10 克，延胡索 10 克，桂枝 10 克，茯苓 15 克，薏苡仁 30 克，泽泻 15 克，苏子 10 克，白芥子 10 克，莱菔子 10 克，甘草 6 克。

5 剂后气喘症状逐渐缓解，胸闷、心前区针刺样疼痛减轻，尿量增加，仍咳嗽、咳痰色白稀少。前方去丹参、五灵脂、薏苡仁，加半夏 9 克，前胡 10 克，连服 7 剂，症状明显缓解。上方加减连服 20 剂以巩固疗效。[王艳.膈下逐瘀汤的临床应用.甘肃中医学院学报，2007（1）：34.]

按语： 患者肺病日久，久病致虚，肺气虚，宣降功能失常，则见咳嗽、咳痰、气短、喘息不能平卧；肺辅心行血脉功能失职，则心血运行无力，血流不畅，出现血瘀，则见胸闷、心悸、心前区针刺样疼痛。兼见肾阳不足，故小便短少、双下肢浮肿、腰膝酸软、畏寒。舌脉均为阳虚夹瘀之征象。方中桃仁、红花、川芎、赤芍、丹参、五灵脂活血化瘀，理气止痛，加桂枝温阳利水，配茯苓、薏苡仁、泽泻健脾渗湿，利水消肿，苏子降气平喘，乌药、延胡索取其"气行则血行"之意。全方共奏活血祛瘀、温阳利水、降气平喘之功。

🏵 胃痛

李某，女，14 岁。

患者从两周岁起，每月必发一次胃脘部疼痛，痛时则频发呕吐，食水难进，痛剧则在炕上翻滚哭号，手足逆冷。曾去唐山某医院诊治，亦未能确诊，痛时注射盐酸哌替啶等药物效果不佳，必延至六七天疼痛始自止。12 年来月月如此，因疾病折磨，面色萎黄，肌肉消瘦，精神疲惫。今因胃痛又发，来院门诊治疗。患者诉胃脘部剧痛已 2 天，自觉有气从脐上部攻冲至胃脘，随即呕吐，疼痛更甚。其脐上 1 寸处压痛明显，且觉指下腹主动脉搏动有力。脉弦细，右关沉涩，舌红苔中根白腻。处方予膈下逐瘀汤。

桃仁6克，牡丹皮9克，赤芍6克，乌药6克，延胡索6克，炙甘草6克，当归6克，川芎4.5克，五灵脂6克，红花6克，枳壳6克，香附6克，2剂，水煎服。

复诊：诉服上方后，胃脘痛逐渐减轻，今日疼痛已止，亦未再呕吐，能进饮食。方药见效，再予原方2剂而安。随访2年未复发。[刘保和.膈下逐瘀汤运用举隅.河北中医，1986（1）：29.]

按语： 患者胃脘疼痛且手足逆冷，为寒邪凝滞；右关沉涩，乃瘀血为患。方用膈下逐瘀汤散寒邪，逐瘀血，则疼痛可止。

❀ 胃凉

郑某，女，48岁。

患者自觉胃中有凉气，且窜至左胸后背，已4～5年。矢气频频，呃逆，右胁下痛，夜尿2次，大便难，有不净感，2～3天1次。后半夜（3:00—4:00）腹部不适，时觉胃中有针刺感。纳可，但食后胃胀，食多难受，夏天能吃凉物。40岁前务农，后搬入城里。舌紫暗，苔薄白，脉弦，右关沉涩。腹部触诊，脐上1寸处明显压痛，触之指下觉腹主动脉搏动有力。

桃仁10克，牡丹皮10克，赤芍10克，乌药10克，延胡索10克，当归10克，川芎10克，五灵脂10克，红花10克，枳壳10克，香附10克，炙甘草6克。7剂，水煎服，每日1剂。

复诊：患者自觉胃中凉感大减，余症亦减，续服上方7剂。后因带其家人来诊知其病已愈。[彭智平，王兵，刘少灿.刘保和应用膈下逐瘀汤验案举隅.辽宁中医杂志，2012，39（1）：148.]

按语： 患者胃凉且自觉有凉气窜动，夏天能吃凉物，知此凉非真寒乃假寒。其原因责之于脐上瘀血阻滞，使气机运动受阻，阳气不能正常布达，出现凉气窜感。故用膈下逐瘀汤祛其瘀滞，展布气机，而见病愈。

呃逆

蒋某，男，40岁。

患者因胃痛复发，杂治数月无效，并从嗳气中出现呃逆，服疏肝理气，降逆止呃等剂效不明显来诊。现症：呃声频作，胃脘胀痛，胸胁不舒，食少不饥，便秘，心烦，舌暗，脉弦数。

乌药、香附、枳壳、焦三仙各12克，延胡索、当归、川芎、桃仁、牡丹皮、赤芍、大黄各10克，红花、甘草各6克。

服药3剂，呃逆胃痛大减，继服上方5剂，痊愈。随访1年，未复发。

［蒲平．膈下逐瘀汤治呃逆．四川中医，1993（1）：33．］

按语：本例呃逆乃胃痛日久不愈，气滞郁结血瘀，阻滞于膈，升降失常所致，故方用膈下逐瘀汤加大黄，以调气行滞活血，使气顺血活而呃逆自平。

胃黏膜脱垂

郑某，女，49岁。

来诊时述已有胃病史10余年，开始表现为腹胀、反酸、嗳气等症状，经用抗酸及保护胃黏膜药物后好转，后仍反复发作，且症状逐渐加重，表现为胃黏膜疼痛，纳食欠佳，神疲肢倦。经多方治疗均不能根治，患者形体消瘦，轻度贫血貌，上腹部有压痛，舌质紫暗，脉涩。X线钡餐造影检查示：十二指肠基底处充盈缺损，幽门管较正常人为宽，胃蠕动增强，胃窦部黏膜紊乱。中医诊断：胃脘痛（气滞血瘀）。西医诊断：胃黏膜脱垂。治以补气行气，活血化瘀，用膈下逐瘀汤加减。

五灵脂10克，当归10克，川芎10克，延胡索10克，乌药10克，香附10克，枳壳10克，桃仁10克，红花15克，党参15克，黄芪15克，木香10克。并嘱其忌食生冷辛辣油腻等刺激性食物。

二诊：服药7剂后，患者觉腹胀、嗳气、泛酸等症状消失，疼痛减轻，仍纳食较少，精神见振，舌紫暗，苔薄白，脉涩。病有好转之势，效不更方，继予7剂。

三诊：诸症均杳，为巩固疗效，又进7剂。再诊时诸症未作，食纳增加，形体见丰，面色红润，半年后随访，未再复发。[刘银鸿.膈下逐瘀汤新用——李英杰老师临床经验.中华中医药学会脾胃病分会第十九次全国脾胃病学术交流会论文汇编.2007：2.]

按语：本病多由于饮食不节，寒邪客胃，劳倦过度，情志失调等各种因素，致脾胃受损，中气亏虚，黏膜松弛下垂，脾运不及，胃失腐熟，胃失通降之功，导致食滞、湿阻、痰气阻结，进而气滞不能行血，气虚不能运血，渐至瘀血阻络，因而本病属本虚标实证，因之治疗本病宜活血化瘀，兼补气养血，以达到气行血行，血畅气通之目的。

❀ 壶腹周围癌致梗阻性黄疸

患者，男，51岁。

因残胃癌、肺及壶腹部转移癌，全身深度黄染，陶土便1个月入院。在外院反复医治无效，入院查：形瘦呈恶病质，黄疸呈烟熏色，左锁骨上可扪及肿大淋巴结1.5厘米×2.0厘米，质硬不可移动，右肺呼吸音低时可闻及干鸣音，剑突下触诊饱满感。肝肾功能：总胆红素268微摩尔/升，丙氨酸氨基转移酶164单位/升，碱性磷酸酶360单位/升，γ-谷氨酰转移酶216单位/升，尿素氮12.5微摩尔/升，肌酐236微摩尔/升。舌质暗淡，苔白，脉沉细涩。辨证为瘀血内阻，以膈下逐瘀汤加味。

赤芍60克，五灵脂15克，当归30克，川芎20克，三棱10克，桃仁10克，红花10克，柴胡10克，牡丹皮10克，延胡索15克，枳壳10克，台乌药10克，藤梨根30克，炙甘草4.5克，蟾蜍皮10克。水煎服，每日1剂。

另以白细胞介素2100万单位静脉滴注，连用5天，间隔4天，3个疗程。2周后患者大便成黄色，黄疸渐退，1个月后黄疸退尽，2个月后肝肾功能恢复正常，Karnofsky 评分 90 分，生存 20 个月，后死于肺功能衰竭。
[花海兵，顾国龙，陈正平，等.逐瘀类方治疗消化道癌性梗阻举隅.中国中西医结合消化杂志，2006（2）：135.]

按语：该例为瘀血内阻之阴黄，且黄疸已深陷诸脏器，非清热化湿利胆退黄之常法所能奏效，而应易之以活血化瘀，通腑泻黄之法，配以大剂量破血解毒之品方可胜任。正如关幼波所述"黄疸病病在血脉，治黄须从治血着手"，则"血行黄易却"。王清任之膈下逐瘀汤专为"治肚腹血瘀之症"而设，同时也提出"病轻者少用，病重者……病去药止"。经治疗，患者黄疸渐退。

❀ 腹痛

刘某，女，47 岁。

患者四五天来日腹泻三四次，大便如冷冻样，里急后重，肛门窘迫难忍。泻前满腹剧痛而拒按，甚则周身大汗如洗，并觉有气从脐上上冲于胃脘。胸部窒闷，呼吸不利，随之头皮亦发刺痒。此病反复发作已 3 年，经多种中西药物治疗，效果不显，常每因气怒或食冷物而触发。观患者体质尚好，然面容晦滞，唇暗。腹部触诊，以脐上 1 寸处压痛最为严重，且觉腹主动脉搏动有力。脉沉弦，两关涩，舌暗，边尖有紫点，苔薄白腻。拟膈下逐瘀汤。

桃仁 9 克，牡丹皮 9 克，赤芍 9 克，乌药 9 克，延胡索 9 克，炙甘草 6 克，当归 9 克，川芎 6 克，五灵脂 9 克，红花 9 克，枳壳 9 克，香附 9 克。2 剂，水煎服。

患者服后，诸症皆愈。后于 7 个月后送他人来院治病，诉上症一直未发。[刘保和.膈下逐瘀汤运用举隅.河北中医，1986（1）：29.]

按语：患者腹痛拒按、头皮刺痒、面容晦滞、唇暗、舌暗有紫点、两关脉涩，均为瘀血内停的表现，腹内瘀血内停当用膈下逐瘀汤，且又治泻，方药对证，故而速效。

🏵 慢性结肠炎

朱某，男，52岁。

患慢性结肠炎11载，大便溏泄，日行5～7次，夹有黏液，腹胀、腹痛拒按，时有恶心，咳嗽痰多色白，胸闷，畏寒，四肢不温，神疲乏力，舌淡暗，可见瘀点，苔白腻，脉细濡。证属痰湿内蕴，瘀血内阻，痰瘀交结。治宜活血化瘀，祛湿化痰，投膈下逐瘀汤合二陈汤加减。

五灵脂6克，当归9克，赤芍9克，川芎6克，牡丹皮6克，桃仁6克，乌药9克，枳壳9克，香附12克，半夏6克，茯苓9克，陈皮9克，苍术、白术各9克，鸡内金6克，炙甘草6克。5剂。

服上方后，诸症明显好转，再予5剂。10月22日诊，诸症告愈。然痰瘀虽化，脾阳乃虚，故再投附子理中汤加减，10剂。此后嘱服香砂六君丸半个月，以资巩固。[何悦飞，黄静江.膈下逐瘀汤治愈慢性结肠炎2例.上海中医药杂志，1992（2）：8.]

按语：久病多痰，久病多瘀。本例患者病延日久，由气入血，痰瘀交结，治用膈下逐瘀汤合二陈汤加减，以化瘀为主，祛痰为辅，得收全功。

🏵 肠系膜动脉栓塞

患者，男，43岁。

1971年8月15日因风湿性心脏病心功能不全入院。服用地高辛每天0.25毫克，于8月21日上午10时突然出现持续性剧烈腹痛。患者腹痛剧烈，辗转反侧，大汗淋漓，心悸气短，时有呕恶，体温37.2℃，脉搏102次/分，血压11.5/7.2千帕，二尖瓣面容，心尖区可触及舒张期猫喘征，心界扩大，二尖瓣听诊区可闻及4/6级收缩期杂音及舒张期杂音，满腹压痛。诊为风湿性心脏病二尖瓣狭窄兼关闭不全，合并肠系膜动脉栓塞。舌紫暗有瘀斑，苔薄白，脉弦细数，证属心阳虚瘀血阻络，治宜温通逐瘀，投膈下逐瘀汤加桂枝、丹参治之。

桃仁 12 克，牡丹皮 10 克，赤芍 10 克，乌药 12 克，延胡索 12 克，川芎 6 克，当归 15 克，五灵脂 10 克，红花 10 克，枳壳 10 克，香附 12 克，桂枝 10 克，丹参 30 克，甘草 10 克。

首服 1 剂，22 日腹痛不减，左侧腹部叩之有强硬感，大便混有血液，于上方加茜草 10 克，服 2 剂，23 日腹痛稍减，左腹部呈持续性针刺样疼痛，24 日腹痛大减，又给原方 3 剂，27 日已无腹痛及便血，按 21 日原方服药。9 月 4 日出院，随访 3 年未出现栓塞现象。[汤文义.膈下逐瘀汤治疗危重病举隅.中国危重病急救医学，1994（3）：176.]

按语：肠系膜动脉栓塞为风湿性心脏病二尖瓣狭窄的并发症，病情非常严重，过去保守疗法收效甚少，即使施行手术治疗，预后亦不佳，此案以地高辛维持心功能，治以活血逐瘀，行气散结止痛，可供参考。

❁ 小肠结核

赵某，女，35 岁。

10 多年来，腹胀，食欲减退，疲乏消瘦，发热盗汗，腹部隐痛，腹泻，经唐山市某医院检查，诊为肠结核，并多方治疗未愈。2 年来，上症转剧，常发热 38℃左右，面黄肌瘦，卧床不起，腹痛甚，时如刀绞，呕吐每日十数次，不欲饮食，食后及遇寒则腹痛加重，腹胀肠鸣，有包块，腹壁拒按，复经承德医疗队钡餐胃肠道检查，诊断为小肠结核、结核性腹膜炎、肠粘连伴不完全性梗阻。

中医诊察所见，患者体瘦，面色不华，语言低微，低热盗汗，腹胀雷鸣，压痛，腹壁有包块 4～5 枚，大如茶杯，大便时溏时秘。舌暗红苔白，脉滑细。此乃寒客中焦，迁延未除，致使健运失司，升降渎职，气机阻滞，故脘腹胀满疼痛、食不下、大便时溏时秘。寒邪上逆，则呕吐。寒凝气滞血瘀，故有包块形成，腹胀雷鸣压痛。寒为阴邪，遇冷则凝，得温则行，故以活血逐瘀，温阳益气，标本兼治。拟膈下逐瘀汤加减与阳和汤交替服用，具体处方如下。

方一：桃仁、红花、甘草、穿山甲各10克，川芎、牡丹皮、赤芍、乌药各6克，延胡索、香附、枳壳各5克，党参20克。

方二：熟地黄30克，鹿角胶10克，炒白芥子6克，肉桂、生甘草各3克，姜炭、麻黄各2克。

上方各交替服用3剂后，诸症大减，发热已降至37.2℃，食欲稍好，呕吐止。又以方一加鳖甲10克，阳和汤仍用原方，再各服18剂。至1977年夏，已能承担家务劳动，至1978年春能参加生产队劳动。1980年11月随访，未见复发，一直参加劳动。[杜豁然.膈下逐瘀汤与阳和汤治疗肠结核合并结核性腹膜炎1例.中医杂志，1981（4）：11.]

按语：本例患者为寒凝气滞血瘀，故选用膈下逐瘀汤治疗。原方有五灵脂，因气味难闻，易致恶心呕吐，患者来诊时日吐十数次，故改以山甲代之，且山甲性善走窜，能搜风通络，攻坚排脓，散血消肿。久病气血俱虚，故加党参以补之。鳖甲能益阴除热，软坚消痞，破瘀散结，但呕吐泄泻不宜服用，故于呕吐止后加入，以退阴虚血瘀之内热也。

🏵 急性胰腺炎

患者，男，35岁。

患者于3小时前饱餐后出现上腹部疼痛，痛有定处，为持续性疼痛，阵发性加重，伴恶心、呕吐，呕吐不剧烈，吐后疼痛无明显缓解，自觉轻度发热，体温37.5℃，在附近门诊肌内注射山莨菪碱疼痛稍缓解，查体：体温37.6℃，头颈无异常，心肺未见异常，上腹部压痛，以右上腹为重，可触及包块，腹部叩鼓音，肠鸣音减弱。舌质红绛，脉微涩。实验室检查：血常规示白细胞1.0×10^9个/升，血淀粉酶示960单位/升，胰腺B超示胰头肿大。中医诊断：胃痛（瘀热互结）；西医诊断：急性水肿型胰腺炎。治宜祛瘀通腑，清热泻火，方用膈下逐瘀汤加味。

黄连9克，大黄15克，牡丹皮10克，赤芍15克，黄芩10克，生地黄15克，桃仁15克，红花15克，丹参15克，败酱草30克，紫花地丁 15 克，蒲公英 15 克，芒硝 20 克，竹茹 10 克，半夏 10 克，生姜 3 片。

患者服上方 3 剂后，发热消失，上腹痛及恶心、呕吐明显减轻。纳食仍较少，上方去紫花地丁、芒硝、黄芩，加入焦三仙各 10 克，莱菔子 10 克，大黄改为 10 克，继服 5 剂后，诸症尽失。[刘银鸿.膈下逐瘀汤新用——李英杰老师临床经验.中华中医药学会脾胃病分会第十九次全国脾胃病学术交流会论文汇编.2007：2.]

按语： 本例患者上腹部疼痛，痛有定处，且右上腹可触及包块，为血瘀征象，其自觉发热，舌质红绛，为瘀热之邪内陷之征，因此辨为胃痛之瘀热互结证，用膈下逐瘀汤加味，用之效佳。

🌼 脂肪肝

李某，女，45 岁。

右胁部刺痛 3 个月。腹胀，纳差，心情不舒畅，平素经血色暗，血块多，舌质暗边有瘀斑，苔白腻，脉涩。B 超检查示：脂肪肝（轻度）。肝功能、血脂正常。证属气滞血瘀，予膈下逐瘀汤。

五灵脂、当归、延胡索各 15 克，川芎、桃仁、牡丹皮、赤芍、乌药、香附各 8 克，红花、枳壳各 10 克，甘草 6 克。每日 1 剂，水煎服。

7 剂后复查，刺痛轻，食欲增，腹胀减，效不更方，嘱其继续服用 3 周。症状基本缓解，B 超复查示：肝、胆、胰、脾未见异常。[钟艳梅，刘文全.膈下逐瘀汤治疗脂肪肝 2 例.山西中医，2009，25（2）：3.]

按语： 过食膏粱厚味，导致肝失疏泄，肝血瘀滞；脾失健运，痰浊内生，气血不和，瘀阻肝络而成。患者情志不畅，经血色暗、血块多，舌质暗有瘀斑，脉涩，显然为血瘀证。膈下逐瘀汤本为"治肚腹血瘀之症"而设，辨证准确，诸症得愈。

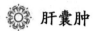 **肝囊肿**

沈某，女，6岁。

右上腹有一肿块疼痛1周。超声波示：肝区较密微波；B超检查：肝右前叶（胆囊窝右侧）探及40毫米×34毫米均匀低回声区，境界尚清呈类圆形，周围血流无明显受压，后壁回声增强；肝功、免疫电泳、反向血流检查均阴性；血常规：血红蛋白7克/毫升，红细胞$2.88×10^6$个/毫升，白细胞13400个/毫升。临床诊断：肝囊肿、血肿。建议住院剖腹探查，因拒绝手术转治中医。诊见：右上腹扪及5厘米×4厘米肿块，质较硬，表面光滑，推之不移，体温38.1℃，纳呆溲赤，舌紫苔薄，脉细涩。询其半个月前由跌仆外伤所致，证属膈下血瘀。用活血化瘀，行气止痛法，以膈下逐瘀汤出入。

桃仁10克，牡丹皮10克，川芎8克，红花8克，延胡索10克，甘草5克，当归10克，赤芍10克，香附10克，五灵脂10克，丹参12克。水煎服。

5剂后，肿块缩小大半，疼痛减轻，纳谷亦增，继服3剂，服下肿块消失，患儿康复如常。[沈才栋.膈下逐瘀汤治验一则.吉林中医药，1986（1）：32.]

按语：本例由跌仆损伤筋脉，血流脉外，瘀积肠下而成。今用膈下逐瘀汤血行瘀散，其疾自愈。

肝脓肿

患者，男，48岁。

自2001年下半年以来经常有餐后腹泻等现象，每日3～4次，泻下黄色黏稠状粪便，因无腹痛等明显不适症状，遂未加注意。至2002年3月，腹泻逐渐加重，昼夜7～8次，并伴有上腹及右胁肋下胀闷疼痛，即抽血化验肝功能及乙肝三项，未发现异常。4月中旬的一天夜间，突然呕吐、腹泻、腹胀痛，随之昏迷不省人事，急送某军医院救治。经脑 CT、腹部 B 超等检查确诊为肝脓肿、肝昏迷。经抢救 10 余日，患者清醒，医院要求手术治疗，但因患者经济条件等原因放弃手术。出院后求治于中医。

初诊：见患者面色萎黄，精神萎靡，气短懒言乏力，不思纳食，自诉胃脘胀满，右胁下隐痛，大便每日 5～6 次，黄色稀糊。查体：巩膜、肌肤无黄染，胃脘膨胀，右胁下压痛明显，触有波动感，舌质红，舌体瘦，边有瘀斑，苔黄腻，两脉沉弦。某军区医院 B 超提示：肝区可见 8.2～9.6 厘米阴影，出院诊断书结论为肝脓肿。处方：膈下逐瘀汤加味。

炒五灵脂 15 克，全当归 20 克，赤芍 15 克，川芎 10 克，桃仁 15 克，牡丹皮 10 克，乌药 10 克，延胡索 15 克，金铃子 10 克，香附 10 克，炒薏苡仁 20 克，砂仁 6 克，佛手 10 克，红花 10 克，炒枳壳 10 克，党参 20 克，茯苓 15 克，炒白术 15 克，黄芩 10 克，生甘草 6 克。5 剂，水煎，每日 3 餐后温服 200 毫升。

上药共服 15 剂后，自觉右胁痛、胃胀纳差症状明显减轻。原方减红花，加生黄芪 30 克、陈皮 10 克。继续服用 1 个月后，患者精神大振，胃纳已佳，胃胀胁疼痛皆除，二便正常。经 B 超检查：肝区阴影缩小至 6 厘米。上方随证化裁共服用两个半月，再做 B 超检查：肝区阴影全部消失，身体已恢复正常，随访 3 年至今未再复发。[王维国.膈下逐瘀汤加味治肝脓肿 1 例.中国民间疗法，2007（7）：33.]

按语：患者为肝气郁滞，湿热内蕴，气滞血瘀，日久形成积聚，证属邪实正虚。膈下逐瘀汤是专对积块而设，古今广泛应用于癥瘕、积聚等每获良效。本案例在辨治过程中始终围绕病机变化，在原方基础上灵活加入健脾和胃等扶正药物，或攻或补，或攻补兼施，取得了好的疗效。

肝小静脉闭塞综合征

叶某，女，52 岁。

患者 2 个月前因双上肢红色丘疹，就诊于当地医院皮肤科，诊断为湿疹，口服医院自制中成药 2 个月余，双上肢湿疹略减轻。2 周前无明显诱因出现右胁下疼痛逐渐加重，伴全身瘙痒、尿黄，查肝功能：丙氨酸氨基转移酶（ALT）184.2 单位 / 升，天冬氨酸氨基转移酶（AST）267.3 单位 / 升，γ- 谷氨酰转移酶（GGT）197.8 单位 / 升，总胆红素（TBIL）65.1 摩尔 / 升，直接胆红素（DBIL）34.3 摩尔 / 升，间接胆红素（IBIL）30.8 摩尔 / 升。

为求进一步明确诊断，遂于天津中医药大学第一附属医院肝胆科住院治疗。入院后完善相关检查，排除病毒、自身免疫、遗传及代谢性因素后，行肝脏穿刺，诊断为肝小静脉闭塞综合征。予保肝降酶、改善微循环等对症治疗后，症状略改善，但瘙痒仍明显，2 周后出院。后就诊于本院肝胆科门诊，查肝功能：ALT 78.3 单位 / 升，AST 88 单位 / 升，GGT 62.3 单位 / 升，TBIL 50.1 摩尔 / 升，DBIL 28.3 摩尔 / 升，IBIL 21.8 摩尔 / 升。症见：右胁下刺痛，皮肤瘙痒，乏力，腹部胀满，厌油腻，小便黄，大便干，二日一行，舌质暗红，边可见瘀斑，苔薄白，脉弦涩。中医诊断：胁痛、黄疸。辨证为瘀血阻滞证。治以活血化瘀，行气止痛，予膈下逐瘀汤加减治疗。

五灵脂 9 克，桃仁 12 克，红花 12 克，川芎 10 克，延胡索 10 克，乌药 10 克，香附 9 克，枳壳 15 克，当归 12 克，赤芍 12 克，牡丹皮 10 克，甘草 6 克。7 剂，水煎服，每日 1 剂，分 2 次温服。

1 周后复诊，患者胁肋刺痛，腹部胀满减轻，仍觉乏力，纳少。继前方加神曲、焦麦芽、焦山楂各 9 克，服法同前。1 周后复诊，诉右胁下刺痛明显减轻，瘙痒较前好转，食欲较前增加。间断治疗 1 个月余，患者右胁下疼痛、皮肤瘙痒明显好转，余症皆除。复查肝功能：ALT 23.1 单位 / 升，AST 31.5 单位 / 升，GGT 41.2 单位 / 升，TBIL 21.3 摩尔 / 升。[赵晨露，刘文全. 膈下逐瘀汤治疗肝小静脉闭塞病验案 1 则. 湖南中医杂志，2019，35（3）：77.]

按语： 本病乃瘀血阻滞肝络，气机不畅，导致肝失疏泄，木壅乘土，故出现肝区疼痛、固定不移、纳少等症。故从瘀血论治，方用膈下逐瘀汤加减，活血与行气并行，活血与养血同施，共奏化瘀消癥、理气止痛之功。

血鼓

患者，男，47岁。

初诊时，腹渐大、体瘦4个月，经某医院确诊为肝硬化腹水，后来我院就诊。当时腹部坚满，胁腹时有刺痛，食后为甚，青筋暴露，纳呆不化，乏力气短，面色黧黑，大便干黑，尿少短赤，四肢稍肿，腹部硬而压痛，有振水感及浊音移动，舌暗紫苔白而干，脉弦细。诊为血瘀水积的血鼓病，以活血化瘀，利水行气而祛鼓，应用膈下逐瘀汤加五皮饮加减治疗。

五灵脂15克，蒲黄、当归、川芎、桃仁、红花、赤芍、牡丹皮、延胡索、香附子（醋炙）、乌药各10克，枳实20克，泽漆、黄芪各30克，茯苓皮、姜皮、大腹皮、青陈皮、桑白皮、山楂各15克，水蛭5克，炙甘草10克。10剂，每日1剂，水煎服，分2次服用。

10天后复诊，腹部大消而平，二便畅通，纳增食化，效不更方，再投7剂。7天后复诊，B超检查无腹水，用血府逐瘀汤合香砂六君子汤调治1个月，病愈。[黄善子，朴华玉.膈下逐瘀汤加减治血鼓病2例.中国实用医药，2010，5（15）：205.]

按语： 血鼓病多是饮酒过度、饮食不节、七情内郁、劳欲损伤、感染湿热及黄疸、积聚等疾病失治或误治而形成，是以肝、脾、肾三脏功能失调为主。膈下逐瘀汤能活血祛瘀、疏肝行气，是祛膈下瘀血的名方。泽漆对血水瘀积确有实效，五皮饮可健脾利水，黄芪以补气利水。诸药合用，活血祛瘀，清浊分流，达到病愈的目的。

◎ 肝癌

患者，男，56岁。

恶心，全身乏力，大便不爽，纳差，近来疼痛加剧，舌质紫暗，右肋下刺痛，舌苔薄白，体重下降。B超示：肝右叶有多个高回声包块，考虑门静脉内栓子。CT 示：肝右叶包块，考虑为肝癌，肝内转移；门静脉不够充盈，考虑已经形成癌栓。实验室检查：抗 –HBs（ – ）、AFP（ ＋ ）、抗 –HBc（ ＋ ）、CEA（ ＋ ）、抗 –HBe（ ＋ ）、HBsAg（ ＋ ）、HBeAg（ – ）。确诊为原发性肝癌，治以活血祛瘀，方用膈下逐瘀汤。

蒲黄 12 克，当归 15 克，甘草 6 克，延胡索、八月札各 30 克，川芎 10 克，郁金 15 克，龙葵 30 克，赤芍 10 克，三棱 15 克，桃仁、枳壳各 12 克，莪术 15 克，红花 10 克，五灵脂、香附各 15 克。每日 1 剂，水煎 150 毫升，早晚分服，并口服罗通定，提高止痛效果。

3 剂后，疼痛减轻，但夜间明显，联合罗通定，夜间疼痛感减轻。续服 3 剂汤药，疼痛感减轻，泛酸、嗳气症状缓解，停用罗通定。继服 3 剂，疼痛基本消失，生命体征和病情趋于稳定。[张绍斌 . 膈下逐瘀汤治疗肝癌疼痛 . 实用中医内科杂志，2015，29（8）：174.]

按语： 肝癌属"积聚"范畴。《医林改错》曰："凡肚腹疼痛总不移动是血瘀。"肝癌疼痛病因为"不通"与"不荣"，疼痛是气血不通、气机不畅所致，血瘀气滞是"不通"的重要因素，因此治疗上应重视行气活血。

❀ 胆管消失综合征

张某，女，48 岁。

患者于 2013 年 9 月因皮肤湿疹就诊于某医院皮肤科，应用湿疹停、皮癣灵等院内合剂治疗，3 个月后患者逐渐出现乏力、右胁下痛、尿黄、全身皮肤瘙痒等症状，经口服保肝药后，症状无明显缓解，其黄染逐渐加深，遂住院治疗。查肝功能：丙氨酸氨基转移酶（ALT）120.2 单位 / 升，谷草转氨酶（AST）143.5 单位 / 升，γ- 谷氨酰转移酶（GGT）345.6 单位 / 升，碱性磷酸酶（AKP）468.7 单位 / 升，总胆红素（TBIL）124.3 摩尔 / 升。B 超：肝实质损害。查甲、乙、丙、戊型肝炎病毒均为阴性。查免疫全项（ – ），风湿病抗体（ – ）。肝穿刺病理：胆管消失综合征，肝内慢性淤胆。予以优思弗（熊去氧胆酸）合并水林佳（水飞蓟宾），行保肝、降酶、退黄治疗1个月余，效果不佳。后就诊于我科门诊。

现症见：右胁下胀痛，乏力，皮肤瘙痒，目黄，面黄，食欲不振，厌油腻，尿黄，大便每日1次，色黄，舌质暗，有点刺，边有瘀斑，苔薄黄，脉弦细。中医诊断：黄疸，辨证为气滞血瘀、肝胆湿热证。治以活血化瘀，清利湿热，予膈下逐瘀汤加味。

桃仁12克，红花12克，当归12克，赤芍12克，川芎10克，五灵脂10克，香附15克，枳壳15克，延胡索10克，乌药10克，牡丹皮10克，甘草6克，茵陈30克，栀子10克。7剂，每日1剂，水煎服。继服优思弗、水林佳。

1周后二诊：患者胁肋疼痛减轻，面色好转，仍觉乏力，皮肤瘙痒，食欲不振，继前方加鸡内金、木香、砂仁、焦山楂、焦神曲、焦麦芽各10克。

服7剂后三诊：胁肋疼痛症状明显缓解，纳食增加。复诊随症加减治疗1个月余，诸黄渐退，皮肤瘙痒症状明显好转，余症皆除。复查肝功能：ALT25.3单位/升，AST32.2单位/升，GGT117.1单位/升，AKP116.2单位/升，TBIL20.6摩尔/升。[赵健，刘文全.膈下逐瘀汤治疗胆管消失综合征验案1则.湖南中医杂志，2016，32（4）：111.]

按语：《张氏医通》云，"诸黄虽多湿热，然经脉久病，不无瘀血阻滞也"，这提示了"瘀血"在黄疸中的重要作用。关幼波教授也提出"治黄先治血，血行黄自却"的观点。本病案亦从"瘀血"论治，在辨证论治的基础上，以膈下逐瘀汤为主方，旨在运用活血化瘀药以加快黄疸的消退，缓解肝脾区的疼痛，达保肝利胆退黄之效。

❀ 肾泻

赵某，男，58岁。

每天黎明腹泻2～3次，泻后则安，已历8年，经中西医治疗无效，观其舌苔薄白，舌边尖有紫暗瘀点，脉微缓涩，据《医林改错》载："五更天泄，两三次者，古人名肾泄矣。不知总提有瘀血，膈下逐瘀汤主之"。

五灵脂 10 克，当归 15 克，川芎 12 克，桃仁 10 克，牡丹皮 12 克，赤芍 24 克，台乌药 10 克，延胡索 18 克，香附 24 克，红花 12 克，枳壳 15 克，甘草 3 克，补骨脂（酒炒）18 克，吴茱萸（酒炒）12 克，肉豆蔻（去油）20 克，五味子（醋炒）。

服上方 3 剂后，腹泻有所减少，继服上方 3 剂，诸症消失，大便正常，舌尖瘀点消失，1 年后随访，未复发。[杨贵荣.膈下逐瘀汤治愈肾泻.四川中医，1985（6）：23.]

按语：患者肾泻 8 年，舌边尖有紫暗瘀点，脉微缓涩，为久病多瘀，正属王氏膈下逐瘀汤主治范畴。

✿ 前列腺增生

孙某，男，70 岁。

因"尿频、尿痛、尿涩 1 个月余"来就诊。彩超提示为"老年性前列腺增生Ⅱ度"。症见小便排出不畅，尿如细线或有分叉，每次排尿需分几段才能排出，非常吃力，尿道涩痛，有排不尽感，甚至小便阻塞不通，会阴憋胀，小腹胀满隐痛。舌质暗，有瘀斑，脉弦涩。治宜活血祛瘀，散结利水，方用膈下逐瘀汤加减。

桃仁 10 克，红花 10 克，赤芍 12 克，牡丹皮 12 克，桂枝 10 克，茯苓 20 克，川芎 10 克，当归 15 克，五灵脂 15 克，乌药 10 克，莪术 12 克，水蛭 6 克，薏苡仁 15 克，冬瓜仁 20 克，泽泻 15 克，车前子 20 克，牛膝 20 克，肉苁蓉 30 克，郁李仁 20 克。

服 7 剂而小便已较前畅通，大便利，但胃中难受不适，仍有尿道涩痛及排不尽感，会阴部憋胀。前方去五灵脂、莪术、水蛭，加丹参 15 克、黄芪 20 克以益气通阳，砂仁 10 克以调脾和胃，服用 7 剂症状逐渐缓解。原方加王不留行 30 克活血通络，祛瘀通腑，连服 14 剂以巩固疗效。[王艳.膈下逐瘀汤的临床应用.甘肃中医学院学报，2007（1）：34.]

按语： 患者年老肾气虚衰，气化不利，血行不畅，易致前列腺因血凝聚而增生肥大，治疗应根据"腑以通为用"，着眼于"通"。《医林改错》云："结块者，必有形之血也。"方中桃仁、红花、赤芍、牡丹皮、当归活血祛瘀，五灵脂、莪术、水蛭破瘀散结，桂枝、茯苓化气行水，薏苡仁、冬瓜仁、泽泻、车前子渗湿利水，牛膝取其引药下行之意，当归、赤芍、川芎配肉苁蓉、郁李仁养血润肠通便，取其"通后窍以利前阴"之意。

✿ 偏头痛

梁某，女，23岁，2008年8月24日初诊。

右侧偏头痛自4～5岁开始，如针扎感样痛，持续时间短暂。记忆力减退，从12岁起耳鸣，时头晕。末次月经2008年8月1日，每次月经错后，甚则2～3个月一行，16—17岁初潮，上次月经为2008年6月15日。纳可，但食后胃胀，食凉则泛酸水，未婚，大便不干，食凉不腹泻。舌红苔白腻，脉弦细，右关沉涩。腹部触诊，脐上1寸处压痛明显，且觉指下腹主动脉搏动有力。

桃仁10克，牡丹皮10克，赤芍10克，乌药10克，延胡索10克，当归10克，川芎10克，五灵脂10克，红花10克，枳壳10克，香附10克，炙甘草6克，全蝎10克，蜈蚣3条，地龙10克，僵蚕10克，蝉蜕10克，茺蔚子10克，7剂，水煎服，每日1剂。

2008年8月31日复诊：右侧头痛减7成，余症均减，续服原方14剂。

2008年9月14日三诊：药后右侧头痛仅偶尔发作，且痛势轻，再予原方7剂。[彭智平，王兵，刘少灿.刘保和应用膈下逐瘀汤验案举隅.辽宁中医杂志，2012，39（1）：148.]

按语： 头为诸阳之会，清阳所居之位。其右侧头痛且有针扎样感，局部瘀血阻滞可知，然未用通窍活血汤之类，原其瘀血的本位在于脐上留于此处所致。脐上瘀血阻滞清阳上升之道，头失荣亦见头痛。其记忆力减退、耳鸣、头晕正乃头窍失荣为病。患者月经错后，为瘀血阻滞，血下艰涩。食后胃胀，为瘀阻致气滞中脘，凉则涩而不流，瘀滞加重，故食凉出现泛酸。故用膈下逐瘀汤为主祛其瘀滞，达其气机。然患者病程已长，久病入络，故加全蝎、蜈蚣、地龙、僵蚕、蝉蜕、茺蔚子以祛瘀通络，解痉定痛，平肝息风，且茺蔚子又能养血调经。

❁ 脏躁

马某，女，29岁。

患者周期性精神障碍2年，西医诊断为神经官能症，服中西药治疗乏效来诊。症见：每逢经前烦躁，自言自语，易怒，情绪忧郁，时而哭泣，时而恐惧，经行后自行缓解，失眠多梦，舌质暗红，苔白，脉弦细。证系瘀血阻络扰及神明。据《医学入门》曰："人知百病生于气，而不知血为百病之胎也，凡寒热、蜷挛、痹痛、癥疹、瘙痒、好忘、好狂、惊惕、迷闷、痞块、疼痛、癃闭、遗溺等症及妇人经闭、崩中、带下，皆血病也。"因而治以活血化瘀法，方拟膈下逐瘀汤加减。

五灵脂、当归、川芎、牡丹皮各10克，赤芍、郁金、石菖蒲、桃仁各12克，红花、延胡索、乌药各9克。

每适经前5天服药至经行2天共7剂，如此21剂，症状消失，经前未再发生如此症状，告愈，追访3年未复发。[郑春雷.膈下逐瘀汤临床应用.陕西中医，2001（7）：428.]

按语：血瘀证可导致神志异常，该患者每逢经前烦躁易怒，情绪忧郁，神志异常，经行后自行缓解，且失眠多梦，舌质暗红，证系瘀血阻络扰及神明。瘀血祛，则神自明。

❁ 痛经

李某，女，26岁。

患者1天前月经来潮，外出被雨淋后，小腹痛拒按，伴双侧乳房胀痛，畏寒肢冷。月经量少，经色紫暗有血块，血块排出后或热敷小腹部疼痛可减轻。舌紫暗有瘀点，脉弦。诊为痛经，证属寒凝血瘀，治以行气活血，佐以温经散寒。

赤芍、枳壳、延胡索、牡丹皮各 15 克，桃仁、乌药、小茴香各 12 克，当归、川芎、香附、干姜各 10 克，红花、五灵脂、甘草各 6 克。

水煎服，每日 1 剂。服药 3 剂后疼痛消失，再以八珍汤加味调理善后，痛经未再发。随访半年无恙。[杨伍凤 . 膈下逐瘀汤新用 . 新中医，1998（7）：3.]

按语： 本例因 2 月份月经期冒雨，遭受寒邪，血为寒凝，瘀滞冲任，气血运行不畅，胞脉气血壅滞，不通则痛，得热则痛减；寒邪客于冲任，血为寒凝，故经血量少，色黑有块。用膈下逐瘀汤加小茴香、干姜温经散寒，活血祛瘀，瘀滞得去，气血复畅，诸症自除。

❀ 月经过少

患者，女，29 岁。

产后 3 年，月经量少 3 个月，色紫暗有块，瘀块排出后腹痛减轻，舌质紫暗或有瘀点、瘀斑，舌苔薄，脉沉弦，B 超检查示子宫附件未见明显异常，中医辨证为瘀血内停，冲任阻滞，治宜活血祛瘀调经，方用膈下逐瘀汤加减。

当归 10 克，川芎 10 克，赤芍 15 克，桃仁 10 克，红花 6 克，枳壳 10 克，延胡索 15 克，五灵脂 10 克，台乌药 10 克，香附 10 克，牛膝 10 克，甘草 5 克。

水煎服，每日 1 剂，每次月经前 1 周开始服上药 7 剂，连服 3 个月后，月经恢复正常。[雷美华 . 膈下逐瘀汤治疗妇科疾病举隅 . 中国现代药物应用，2008（6）：47.]

按语： 患者月经量少，色紫暗有块，舌质紫暗有瘀点、瘀斑，均是血瘀的表现。月经后瘀块排出，故腹痛减轻。膈下逐瘀汤能够活血化瘀，瘀血祛，冲任气血恢复正常，故而愈疾。

子宫内膜异位症

李某，女，35岁。

自诉经期少腹胀痛拒按，伴乳房、胸胁胀痛，月经量少，色紫暗有块，块下痛减，腹中积块固定不移，如此反复发作3年余。妇科检查发现子宫后方有一肿块（2厘米×3厘米），经B超检查及子宫碘油造影诊断为子宫内膜异位症。中医辨证为气滞血瘀型，治宜疏肝理气活血化瘀，方用膈下逐瘀汤加减。

当归10克，川芎10克，赤芍15克，桃仁10克，红花6克，枳壳10克，延胡索15克，五灵脂10克，台乌药10克，香附10克，全蝎10克，土鳖虫10克，三棱15克，莪术15克，甘草5克。水煎服，每日1剂。

服5剂后腹痛明显减轻。嘱其于每次月经前1周开始服上药7剂，调理6个月后，以上诸症消失。[雷美华.膈下逐瘀汤治疗妇科疾病举隅.中国现代药物应用，2008（6）：47.]

按语：患者经期少腹胀痛拒按，乳房、胸胁胀痛，月经量少，色紫暗有块，块下痛减，腹中积块固定不移，乃气滞血瘀，膈下逐瘀汤逐腹中瘀血，玄胡、香附、三棱、莪术行气活血止痛，瘀祛血行，疼痛自愈。

闭经

患者，女，32岁。

患者于4个月前行人工流产后月经数月不行，伴精神抑郁，烦躁易怒，胸胁胀满，少腹胀痛拒按，舌质暗红边有瘀点，舌苔薄白，脉沉弦。中医辨证为气滞血瘀，不通则痛，治宜理气活血，祛瘀调经，方用膈下逐瘀汤加减。

当归10克，川芎10克，赤芍15克，桃仁10克，红花6克，枳壳10克，延胡索 15 克，五灵脂 10 克，台乌药 10 克，三棱 15 克，香附 10 克，牛膝 10 克，益母草 15 克，泽兰 10 克，鸡血藤 15 克，甘草 5 克。水煎服，每日 1 剂。

连服 2 个月后，腹痛渐减轻，月经来潮并恢复正常。[雷美华.膈下逐瘀汤治疗妇科疾病举隅.中国现代药物应用，2008（6）：47.]

按语：患者有人工流产史，月经不行，舌质暗红，边有瘀点，乃瘀血阻滞；精神抑郁，烦躁易怒，胸胁胀满，少腹胀痛，脉沉弦，乃肝气不舒，气机郁滞。方药膈下逐瘀加味汤行气活血，化瘀止痛，气血恢复正常运行，则诸症悉除。

❀ 慢性盆腔炎

陈某，女，35 岁。

3 年前曾患急性盆腔炎，未彻底治疗。近因腹痛，月经失调，恐有恶变，故来我院妇科检查：外阴已产式，子宫体后位，双侧附件增厚，后穹窿触痛明显，脱落细胞检查正常。诊为慢性盆腔炎。诊见：少腹隐痛，按之益甚，经行量少，淋漓不畅，白带增多，质稠秽臭，口干心烦，小便短赤，苔薄质绛，脉象弦滑。

证属瘀阻胞中，兼夹热毒。拟活血化瘀，清热解毒。用基本方（即膈下逐瘀汤：当归、桃仁、红花、延胡索、甘草、香附、牡丹皮、赤芍各 10 克，川芎 5 克，丹参、大枣各 30 克）加金银花、连翘、黄芩。5 剂，腹痛减轻，余症依然。

继进 10 剂，月经畅行，白带量少。药证相投，毋庸更方，续服 20 剂，诸症悉平。妇科复查，未见异常。[刘浩江.膈下逐瘀汤治疗慢性盆腔炎 64 例.江西中医药，1988（2）：28.]

按语：本病病程较长，气滞血瘀，经络闭阻，导致冲任失调是其基本病机。故活血化瘀乃属基本治法。膈下逐瘀汤加减能改善血液循环，促进病灶的消退及增生性病变的软化和吸收，故治疗慢性盆腔炎可获得较为理想的疗效。

◎ 产后恶露不绝

夏某，女，25岁，1997年11月1日初诊。

药物流产后15天仍阴道出血。患者曾孕6产0，人工流产3次，药物流产3次。10月15日口服米非司酮行药物流产，胚胎排出后15天仍见阴道流血，量少，呈暗黑色，伴血块，小腹阵痛，痛引腰骶，乏力，舌淡，舌边有瘀点，脉弦滑。妇检：外阴正常，阴道血污，宫颈光滑，宫体前位比正常胀软，压痛，左侧附件扪及4.5厘米×4.0厘米包块，压痛，右侧附件正常。B超示：子宫大小正常，左侧附件见约4.5厘米×4.0厘米包块。尿常规：HCG＜312单位/升。中医诊为产后恶露不绝、癥瘕。证属气虚血瘀，经脉阻滞。治以益气活血，破瘀消癥。

党参30克，益母草20克，赤芍、枳壳、延胡索、牡丹皮各15克，桃仁、乌药各12克，当归、川芎、香附、炒蒲黄各10克，红花、五灵脂、甘草各6克。每日1剂，水煎服。

连服5剂后再诊，出血已止，下腹痛减，妇检左侧附件包块仍存在。原方加三棱、莪术各10克。又服10剂后，诸症俱除，B超示：子宫大小及双侧附件正常。[杨伍凤．膈下逐瘀汤新用．新中医，1998（7）：3.]

按语：本例因多次堕胎，直接损伤胞宫、胞络，冲任受损，气血失调，导致气血瘀阻于胞宫成疾。诸症合参，属瘀血内停，癥瘕已成而气血亦亏，故行攻补兼施之法，治以益气活血，破瘀消癥，以膈下逐瘀汤加党参、益母草、炒蒲黄使瘀血得祛，新血得以归经而阴道出血得止，再入三棱、莪术破瘀消癥而奏效。

◎ 手指关节痛

李某，女，43岁。

患者手指关节痛已1个月余,且手胀以致握拳感觉不舒,醒后加重,下床活动后减轻。末次月经2008年7月5日,腰怕凉,夜晚睡觉时咳嗽已10多天,自觉颈椎、腰椎不舒,饥时心中难受,吃多亦难受。近日咽痛、咽干。舌红苔薄白,脉沉弦,右关沉涩。腹部触诊脐上1寸处有压痛,且觉指下腹主动脉搏动有力。

桃仁10克,牡丹皮10克,赤芍10克,乌药10克,延胡索10克,当归10克,川芎10克,五灵脂10克,红花10克,枳壳10克,香附10克,炙甘草6克,金银花15克,锦灯笼10克,麦冬15克,玄参15克。7剂,水煎服,每日1剂。

复诊:手指关节仍痛,但痛势减轻,手胀感减一半以上,余无不适,上方去金银花、锦灯笼、玄参、麦冬,7剂。

三诊:来即曰手指关节已不痛,原方7剂,以资巩固。[彭智平,王兵,刘少灿.刘保和应用膈下逐瘀汤验案举隅.辽宁中医杂志,2012,39(1):148.]

按语:《素问》云,"诸筋者,皆属于节。"肝的气血濡养诸筋。由于瘀血阻滞,肝之精气不能布散至筋,筋膜失养,则出现手指关节痛。瘀血致气血运行不畅则见手胀,颈椎、腰椎不舒,活动有助气血流通,故活动减轻。夜晚瘀甚,肺气不降反上逆则咳嗽,胃降不畅致食多难受。诸症本于脐上瘀血,故应活血化瘀,方用膈下逐瘀汤。咽痛为瘀阻阳降不能,郁久化火上炎,故加用金银花、锦灯笼治实火,而咽干乃津伤,故以麦冬、玄参以滋阴。

❀ 臁疮

张某,男,52岁。

左下肢小腿部患臁疮已十余年,多方治疗无效。诊见臁疮皮肉翻开,脓血淋漓,臭秽不堪(未溃时小腿部皮色青紫,肌肉凹凸不平,青筋暴露,胀痛难忍,并常有抽筋现象)。舌质红,边有紫痕,脉弦细。辨为瘀血凝聚，气血不足。治以活血化瘀，益气托毒，用膈下逐瘀汤加减。

当归 12 克，赤芍 15 克，桃仁 12 克，川芎 10 克，红花 6 克，五灵脂 20 克，牡丹皮 15 克，牛膝 15 克，黄柏 15 克，薏苡仁 20 克，黄芪 15 克。每日 1 剂。同时每日用淡盐开水浇洗疮面，涤净脓血。

服上方 5 剂后，左下肢胀痛明显减轻，脓血大减。原方加鸡血藤、地龙各 15 克，蜈蚣 1 条，又服 5 剂，小腿部皮色转红，脓血已净，青筋隐退，抽筋停止，肌肉凹凸不平的现象渐平复。随访 3 个月，未见复发。[梁远立.膈下逐瘀汤化裁治愈臁疮.四川中医，1986（6）：42.]

按语：臁疮总由湿热下迫，瘀血凝滞经络所致。日久不愈必耗伤气血，故治宜活血化瘀，益气托毒，用膈下逐瘀汤活血行瘀，加黄柏、薏苡仁清热除湿，黄芪托毒生肌。后方加用蜈蚣解毒，鸡血藤、地龙活血通络，改善静脉回流障碍，以加速疮口愈合。

❀ 手术后肠粘连

患者，女，32 岁。

腹痛 1 年半，于 1986 年 9 月因腹部手术后出现粘连性肠梗阻，在某医院行肠道分离术，术后仍经常出现不全梗阻，一直应用抗生素及对症处理，住院半年余，因不宜再行手术治疗而出院。痛苦面容，消瘦，腹痛不能直立，时有恶心欲吐，便秘。舌质暗有瘀斑，脉弦细，证属血瘀腹痛，治宜活血逐瘀，行气散结止痛，方用膈下逐瘀汤加味。

桃仁 12 克，牡丹皮 10 克，太子参 15 克，赤芍 10 克，乌药 12 克，延胡索 12 克，川芎 10 克，当归 15 克，五灵脂 10 克，红花 10 克，枳壳 10 克，莱菔子 15 克，香附 12 克，甘草 10 克。

首服 2 剂，腹痛大减，又予原方 4 剂，腹部时有微痛，已能直立，又予原方 5 剂，诸症悉除，于上方减莱菔子、枳壳，加白术 10 克，服 10 剂善后，随访至今未再出现腹痛及梗阻现象。[汤文义.膈下逐瘀汤治疗危重病举隅.中国危重病急救医学，1994（3）：176.]

按语：本例以持续腹痛，舌紫暗有瘀斑，脉弦细，乃瘀血阻于肠道，腑气不利，传导失常，用膈下逐瘀汤，活血逐瘀，行气散结止痛。因2次手术气阴大伤，加太子参以补气阴，药症相符，方愈危重之疾。

❀ 奇痒

龚某，女，41岁。

患者全身瘙痒半载，每天发作2～3次，省级医院多次检查未发现异常，曾中西医屡治罔效。近日加重来诊，症见：全身瘙痒，每天发作5～6次，每次发作20～30分钟，自行缓解，发作时全身乱抓，甚者抓破皮肤，发作时瘙痒难忍，痛苦异常，皮肤不红不肿，心烦，失眠多梦，舌质暗红苔白，脉细涩。证属瘀血阻络，血不荣养于肌肤而致，治以活血化瘀，养血除风，方拟膈下逐瘀汤加减。

五灵脂、川芎、赤芍、桃仁、红花各10克，当归、枳壳、防风、生地黄各12克，地肤子、甘草各9克。水煎服，每日1剂。

服药3剂，全身瘙痒减轻，每天发作1～2次，每次发作10分钟左右。上方继服10剂，全身瘙痒消失，余症均除，追访2年未复发。[郑春雷.膈下逐瘀汤临床应用.陕西中医，2001（7）：428.]

按语：患者瘙痒难忍，兼心烦、失眠多梦、舌质暗红、苔白、脉细涩，证属瘀血阻络。"治风先治血，血行风自灭"，瘀血祛，则风止而神安。

补阳还五汤

补阳还五汤方

此方治半身不遂，口眼歪斜，语言謇涩，口角流涎，大便干燥，小便频数，遗尿不禁。

黄芪四两，生归尾二钱，赤芍一钱半，地龙一钱，去土，川芎一钱，桃仁一钱，红花一钱。水煎服。

初得半身不遂，依本方加防风一钱，服四五剂后去之。

如患者先有入耳之言，畏惧黄芪，只得迁就人情，用一二两，以后渐加至四两，至微效时，日服两剂，岂不是八两？两剂服五六日，每日仍服一剂。

如已病三两个月，前医遵古方用寒凉药过多，加附子四五钱。

如用散风药过多，加党参四五钱，若未服，则不必加。

此法虽良善之方，然病久气太亏，肩膀脱落二三指缝，胳膊曲而搬不直，脚孤拐骨向外倒，哑不能言一字，皆不能愈之症。虽不能愈，常服可保病不加重。若服此方愈后，药不可断，或隔三五日吃一剂，或七八日吃一剂，不吃恐将来得气厥之症。

方内黄芪，不论何处所产，药力总是一样，皆可用。

【方歌】

> 补阳还五赤芍芎，归尾通经佐地龙，
>
> 四两黄芪为主药，血中瘀滞用桃红。

补阳还五汤医案

❀ 寒热交替

秦某,女,60岁。

因晨起全身发凉,至中午后灼热5年。患者舌质淡,苔薄白,脉沉细。深感痛苦,多方求治无效而来诊。方用补阳还五汤加减。

黄芪60克,防风3克,归尾15克,丹参15克,赤芍3克,生乳香、生没药各15克,怀牛膝15克。水煎服,每日1剂,煎2次,早晚分服,2剂。

复诊:上症已减轻。原方继进3剂。

三诊:上症大减。原方增黄芪为100克,加强补气之功,3剂。

四诊:寒热交替感已除。以前方3剂共研细末,每次9克,早晚温开水送服,巩固疗效。后随访半年,未复发。[吴宗山.补阳还五汤临床新用举隅.江西中医药,2009,40(8):53.]

按语:唐容川《血证论》云,"一切不治之症,总有不善去瘀之故。"该患者有寒热交替,病程日久,必有瘀,故以补气活血法以瘀血治疗,使气旺血行,瘀祛络通,则效。

❀ 盗汗

王某,男,55岁。

自2年前开始出现夜寐差,而后出现盗汗。经多方求医,中药给予益气养阴、安神固表之品,西药给予调节神经、镇静之剂,如地西泮、谷维素等,均未能彻底控制。现已停药半个月,盗汗近期加重,每寐必出,有时浸湿被子,白天神疲乏力,纳差,口渴便干,舌质红,有瘀点,苔白,脉细涩无力。体温36.5℃,心率83次/分,呼吸频率19次/分,血压138/85毫米汞柱，血常规正常，血流变未见明显异常。脉症合参，证属气虚血瘀兼阴亏之盗汗，治宜益气养阴，活血通络，拟补阳还五汤加减治之。

黄芪30克，当归20克，赤芍10克，地龙10克，川芎10克，红花6克，桃仁10克，生地黄15克，麦冬10克，黄芩6克。水煎分服，每日1剂，5剂。

二诊：盗汗明显减轻，神疲乏力，纳差，口渴，便干均好转，效不更方，上方再进5剂。

三诊：诸症皆除，为巩固疗效，嘱其上方取2剂为末，每次6克，每日2次，服完为止。随访至今未再复发，患者情况良好。[李佰纲.补阳还五汤临床运用举隅.云南中医中药杂志，2006（2）：18.]

按： 盗汗多因阴精亏虚，虚火内生，热逼津液外泄所致，但本患者临床脉症表现为气虚阴亏，瘀血阻络更为明显，故投以益气养阴，活血通络之剂，方药对证，疗效满意。

嗜睡

李某，男，36岁。

述3年来身体乏力，动则心慌气短。近1年来时感头晕眼黑，昏矇欲睡，睡后不易醒，曾到多家医院检查，未能确诊，察其体微胖，面色苍白，唇色暗，舌淡紫，苔薄白，脉细弱。查其脉证，诊为气虚血滞，神失所养。治当补气活血通络，方用补阳还五汤为主。

黄芪45克，当归、川芎、地龙、茯苓、赤芍各9克，桃仁、红花各6克，水煎服，日1剂。

6剂后复诊：诸症稍减，微觉脘闷，纳呆。遂予原方加枳壳6克，焦三仙各12克，以健脾消食理气。更服6剂，诸症大减，精神转佳。守方30余剂，诸症消失。嘱其服补中益气丸善后，3个月后随访已如常人。[张艳东.补阳还五汤临证举隅.陕西中医，2001（9）：568.]

按语： 患者嗜睡，兼动则心慌气短，体微胖，面色苍白，唇色暗，舌淡紫，脉细弱，证属气虚血滞，清窍失养，故用补阳还五汤益气活血，脑府得气血所养，自然神清气爽，精神抖擞。

🌼 头痛

蔡某，男，12 岁。

发作性头痛半年。患儿 1 年前有头部外伤史，脑电图轻度异常，头颅 CT 正常。刻诊：昼轻夜重，头痛如刺，舌质淡紫，脉细弦。以补阳还五汤益气化瘀开窍。

黄芪 15 克，桃仁 9 克，当归 9 克，丹参 9 克，石菖蒲 9 克，地龙 9 克，红花 5 克，川芎 6 克，赤芍 6 克，甘草 3 克。日 1 剂，水煎服。

3 剂后痛减，再投 4 剂头痛缓解。[蔡抗援.补阳还五汤儿科应用举隅.河南中医，2006（2）：64.]

按语： 慢性头痛病因多为内伤，以瘀血、痰阻、气虚为主，而补阳还五汤具补气活血通络之功。该病例若无气虚表现，则通窍活血汤亦可使用。

🌼 低血压

患者，女，40 岁。

患者自诉时常胸闷，胸前区有重压感，体倦乏力，精神不振，时常头晕，健忘失眠，症状时轻时重，测血压 75/55 毫米汞柱，面色萎黄，舌质淡，苔薄白，脉细弱无力。心电图正常，连续 5 天测血压均低，诊断为低血压。

黄芪 90 克，黄精 20 克，太子参 10 克，当归 12 克，红花 10 克，桃仁 10 克，川芎 10 克，升麻 6 克，桂枝 6 克，炙甘草 10 克。水煎服，每日 1 剂。

7剂后症状改善，14剂后血压恢复正常，测血压100/70毫米汞柱。30剂后临床症状消失。[鲍新民，赵立欣.加味补阳还五汤临床治验举隅.中国民间疗法，2011，19（8）：43.]

按语：该病与患者自主神经功能不全、内分泌功能紊乱有密切关系。选用补阳还五汤加减，从益气养血、活血充脉立意。黄芪、太子参、黄精、炙甘草补心脾气虚；当归补血充脉；红花、桃仁、川芎活血充脉；桂枝温通血脉；升麻升发脾阳，强化统摄。诸药共奏补益心脾、活血充脉、养血升压的作用。

❀ 椎基底动脉供血不足

刘某，女，56岁。

诉反复性头晕，视物昏花近1年，加重1周。1年来每因劳累头晕目眩，闭目静息可止，西医给予输液加能量合剂等只能暂时取效。1周前病情加重，头晕目眩，动则尤甚，神疲懒言，气短乏力，呕恶不舒，察其舌质暗淡，脉细涩。经颅多普勒诊断为椎基底动脉供血不足。中医诊断：眩晕，证属气虚血瘀，脑失所养。治宜益气活血，化瘀通络，补阳还五汤加味。

黄芪60克，党参、当归、黄精、地龙各15克，川芎、桂枝、桃仁、红花、赤芍各10克。每日1剂，分2次口服。

10剂后，头晕目眩、气短乏力症状明显好转。守上方加鸡血藤20克，再服20剂，诸症悉除，复查经颅多普勒示椎基底动脉供血正常，随访1年未复发。[马岁录.补阳还五汤临床运用举隅.陕西中医，2010，31（8）：1066.]

按语：老年气血渐衰，气虚可致血瘀，血瘀则脑失所养。故方用黄芪、党参、黄精益气健脾，当归、川芎、桃仁、红花、赤芍、鸡血藤补血活血，舒筋活络，再加地龙、桂枝温经通络，诸药合用，具有补气活血、化瘀通络之功，用药恰当，眩晕得止。

✿ 梅尼埃病

张某，男，56岁。

发作性眩晕1年，曾经某医院诊断为梅尼埃病。劳累常为诱发因素，发作时头晕目眩、视物旋转，只能卧床，伴右侧耳鸣、听力下降。诊见：神疲懒言，动则眩晕加重，恶心呕吐，纳呆，大便溏，舌质暗淡，边有瘀斑，苔白腻，脉细缓。辨证为气虚血瘀、脉络瘀阻之眩晕证，拟方补阳还五汤加味。

黄芪60克，当归、赤芍、川芎、桃仁、红花各9克，地龙6克，茯苓、白术、天麻各15克，半夏12克。

3剂后眩晕大减，继服原方5剂，诸症消失。[陈燕清.补阳还五汤临床应用举隅.山西中医学院学报，2010，11（6）：28.]

按语：本例患者气虚为本，瘀滞为标，故用补阳还五汤益气活血通脉，加用茯苓、白术、半夏健脾化湿除痰，天麻祛风定眩。

✿ 排尿性眩晕

刘某，男，56岁。

排尿时眩晕、胸闷、心悸、汗出乏力1个月。2天前午睡后排尿时晕倒，不省人事，数分钟后醒来，无抽搐及外伤，伴面色萎黄，记忆力差，舌暗苔薄，脉细。证属肾虚气弱，脉络瘀阻，治宜益气化瘀，通络补肾。

黄芪30克，当归、桃仁、川芎、赤芍、红花、山萸肉、石菖蒲、益智仁各10克，甘草6克，枸杞15克。水煎服，每日1剂。

4剂后排尿仍有眩晕感，再5剂痊愈。[王芙蓉.补阳还五汤临床应用举隅.实用中医药杂志，2002（6）：39.]

按语：该病的病机为大气下陷，脉络瘀阻。排尿时肾虚气化不利，大气下陷，气随津泄，气机逆乱，清阳不升，加之气虚脉络瘀阻，升降失畅，气化不利，故发眩晕。治宜补肾益气化瘀通络，用补阳还五汤化裁，药中病机，故获痊愈。

❀ 帕金森病

任某，男，55 岁。

患者诉 1 年前开始有双手抖动，逐渐延及前臂和下肢震颤。在外院诊断为"帕金森病"。一直口服左旋多巴治疗，但震颤不见缓解。经人介绍前来求诊。就诊时症见：手足不时颤抖，以左边为甚，伴有四肢肌肉僵硬，手足欠温，时发麻木，肘膝关节屈伸转侧不利，但尚能站立行走，口唇发紫，大便干，2～3 日一行。舌质边紫，苔薄白，脉细。辨证：气虚瘀阻，兼肝肾亏虚，风阳内扰。治法：补气活血通络，滋肾平肝息风。主方：补阳还五汤合加味金刚丸。

黄芪 40 克，桃仁 10 克，红花 5 克，地龙 10 克，赤芍 10 克，川芎 10 克，当归 10 克，萆薢 10 克，木瓜 20 克，牛膝 15 克，菟丝子 20 克，杜仲 15 克，肉苁蓉 20 克，熟地黄 15 克，野天麻 15 克，全蝎 6 克，僵蚕 15 克，炒鹿筋 15 克，巴戟 15 克，小海龙 10 克。20 剂，水煎服。

二诊：四肢肌肉僵硬缓解，手足仍颤抖，双手时发麻木，大便干结难行，口唇紫，四肢皮肤略紫，舌质红紫，苔薄白，脉细。续以补阳还五汤加减治疗。

黄芪 50 克，桃仁 10 克，红花 4 克，地龙 10 克，赤芍 10 克，川芎 10 克，当归 10 克，僵蚕 10 克，全蝎 5 克，蜈蚣（去头足）1 条，鸡血藤 20 克，海风藤 15 克，木瓜 15 克，甘草 6 克，肉苁蓉 10 克，小海龙 15 克。20 剂，水煎服。

三诊：手足颤抖明显缓解，四肢活动较前灵活，但觉双下肢乏力，手麻，舌边紫，苔薄白，脉细。仍以补阳还五汤加减，前后服用 30 余剂，诸症平息。[周兴，李点.熊继柏教授运用补阳还五汤治疗疑难病证举隅.湖南中医药大学学报，2010，30（9）：132.]

按语：患者手足颤抖，唇舌及皮肤发紫，其瘀阻之象明显，故予补阳还五汤补气活血化瘀，再以加味金刚丸补益肝肾，强筋壮骨生髓，如此则瘀祛络通，肝风平息，髓海充盈，诸症缓解。

❀ 面神经麻痹

胡某，男，63岁。

患者 2 个月前因贪凉露宿户外，次日出现口眼歪斜，先后中西药物及针灸治疗半个月余，收效不显。刻诊：右侧额纹消失，眼睑闭合不全，右侧鼻唇沟变浅，口角及人中沟左歪，不能鼓腮吹气，进食时食物残渣常滞留于右侧龈颊间，自感神倦乏力，饮食无味，舌质淡胖，苔薄白，脉细涩，证属正气虚亏，脉络瘀阻。治宜扶正补虚，活血通络，方选补阳还五汤加味。

生黄芪 30 克，赤芍、归尾、桃仁、白术各 10 克，川芎、地龙各 6 克，藏红花 3 克。每日 1 剂，水煎分 2 次服。

令以蜈蚣文火烤黄，研末冲服，每次 3 克，连服 10 剂，眼睑已能闭合，口歪明显改善，右龈颊已无食物滞留。守原方继服 15 剂，诸症悉平，随访年余无复发。[李龙骧.补阳还五汤临床运用举隅.陕西中医，2007（2）：228.]

按语：年老体虚，虚则邪恋，病久入络，终致虚瘀为患，选用补阳还五汤补气活血为大法，加白术补脾扶正，蜈蚣走串经络，善解气血之凝结，诸药合用，使气旺血行，瘀祛络通，故能渐愈。

❀ 周围性面瘫

唐某，男，58岁。

因夜间乘凉吹风后出现右侧面部麻木，晨起发现口角向左歪斜，右眼不能闭合，微恶风寒。舌淡苔白，脉浮缓。右侧额纹消失，右眼睑不能闭合，右鼻唇沟变浅，鼓腮漏气。诊为周围性面神经麻痹。证属经脉空虚，风寒袭络，气血瘀滞。治以补气活血，搜风通络。拟补阳还五汤加味。

黄芪60克，赤芍、地龙各15克，防风、白附子、桃仁、红花、川芎各10克，全蝎5克，蜈蚣2条。水煎服，每日1剂。

经治2周，面肌功能完全恢复，口眼歪斜症状消失。随访1年未见复发。[戈言平.补阳还五汤耳鼻喉科运用举隅.浙江中医杂志，2002（3）：31.]

按语： 本例为老年患者，脉络空虚，卫外不固，风寒侵袭面部筋脉，以致气血瘀滞，肌肉纵缓不收。故治以补气活血，搜风通络。重用黄芪补气，气旺则血行，辅以桃仁、红花、赤芍、地龙、川芎活血祛瘀，佐全蝎、蜈蚣、白附子、防风祛风通络。风邪祛，气血行，经络通，则病自愈。

❀ 麻痹性震颤

何某，男，70岁。有高血压病史。

诊时四肢麻木，震颤不止，虽能站立，但不能迈步，上肢抖动，不能持物。伴眩晕神倦，气短懒言，心烦，夜卧不安。舌边紫红少苔，脉弦细。证属气虚血瘀，风动络阻，治当益气活血化瘀，拟补阳还五汤加育阴祛风之品。

黄芪50克，赤芍10克，当归6克，红花6克，桃仁6克，川芎6克，地龙10克，蜈蚣2条，枣仁10克，石斛15克，钩藤20克，僵蚕10克。每日1剂，水煎服。

上药服15剂后，震颤大减，已能步行，上肢持物也渐正常。[张泽扬.补阳还五汤的临床运用.内蒙古中医药，2002（5）：44.]

按语： 麻痹性震颤属"中风"范围，《证治准绳》谓"筋脉约束不住，而莫能任持，风之象也"。本病其本为气虚血瘀，其标在肝。气虚血阻，肝阴失养，脑海失养，颤震作矣。故用益气活血、平肝息风而获效。

脑出血后遗症

李某，女，62岁。

患者左侧偏瘫1个月。1个月前出现头痛、呕吐、昏迷、左侧上下肢活动障碍，CT检查提示右侧基底节出血，住院抢救治疗。经治疗后，神智清楚，但遗留左侧上下肢偏瘫，口眼歪斜，神疲乏力，不能站立，语言謇涩。中医症见面色㿠白，神疲乏力，少气懒言，口眼歪斜，语言謇涩，左侧上下肢偏瘫，二便调，舌淡白边有瘀点，苔薄白，脉细无力。证属气虚血瘀，治以益气活血，方用补阳还五汤加酒制大黄3克。

服上方3剂后感精神较好，续以上方治疗10天，神疲乏力，少气懒言明显改善，语言謇涩减轻。续以上方加减治疗1个月，面色红润，精神较好，语言流畅，左侧上下肢活动改善，能在室外运动。[陶勇军，陈云志.《医林改错》方药临床运用.实用中医内科杂志，2011，25（6）：33.]

按语：本例患者年老体弱，气血不足，气虚导致血瘀，瘀血阻滞经络，故致半身瘫痪，当属"中风"。运用补阳还五汤益气活血，使气充血旺，元气足则有力，短期恢复健康。

脑萎缩

梁某，男，65岁。

因"反复头晕，伴双下肢无力4年"，分别于1989年7—9月间在湛江市中心人民医院、湛江市第一中医院住院治疗。诊断为"脑萎缩，脑动脉硬化症"，治疗效果欠佳而住入我科。入院后根据四诊所得，辨证为气虚血瘀，给予补阳还五汤加味治疗。

黄芪50克，归身10克，川芎7克，白芍15克，地龙10克，红花5克，桃仁、丹参各10克，淮山药20克，威灵仙10克，鸡血藤30克，山楂20克，高丽参（焗服）4克。

上方连续治疗47天，结果头晕基本消失，能下地行走，血红蛋白从

每升65克提高到每升95克，日常生活基本自理而出院。[庄日喜.补阳还五汤活用举隅.江苏中医，1994（3）：29.]

按语：该医案为详细叙述患者的具体症状。考虑患者年事已高，头晕、下肢无力辨为气虚；"脑萎缩，脑动脉硬化"，一方面可使脑组织缺血或供血不足，另一方面由于缺血或供血不足，使血流停滞，因此辨为血瘀。可供参考。

❀ 哮喘

陈某，8岁。

气喘反复发作2个月。曾使用抗炎平喘治疗，病情反复，刻诊：胸闷气短，语音低微，口唇鼻周微发绀，舌淡紫，脉细涩。应用补阳还五汤合小青龙汤益气化瘀，宣肺化痰。

黄芪15克，桃仁6克，当归9克，丹参9克，地龙9克，红花5克，川芎6克，赤芍6克，甘草3克，炙麻黄3克，细辛3克，桂枝3克，制半夏9克。每日1剂，水煎服。

服药1周气喘明显减轻，巩固1周诸症皆平。[蔡抗援.补阳还五汤儿科应用举隅.河南中医，2006（2）：64.]

按语：哮喘日久，肺气虚衰，无力推动血行，加之痰伏于肺，气滞痰阻，血行不畅，气虚、痰瘀为其主因，治疗时不可过度宣发肺气使肺气耗损，而使用益气化瘀，化痰平喘，则肺气得宣，咳喘自止。

❀ 肺痈

刘某，男，30岁。

1个月前因冒雨受凉出现恶寒发热，体温达39℃，经服感冒药缓解，1周后复发热，咳嗽，初为干咳，几日后咳吐腥臭痰夹脓血，X线片示：右上肺中后段见5厘米×6.5厘米大小脓腔有液平。诊为肺脓肿。曾用青霉素静脉滴注治疗效不显。现仍发热，咳嗽吐脓血腥臭痰，面色晦暗，神疲纳差，舌紫苔黄厚腻，脉滑。诊为肺痈（气虚血瘀，脓毒壅肺）。治以益气化瘀，解毒排脓，方用补阳还五汤化裁。

黄芪 50 克，赤芍、当归各 15 克，桃仁、地龙各 10 克，冬瓜仁、蒲公英各 20 克，鱼腥草 30 克，桔梗 10 克。

服药 6 剂，发热除，脓血腥臭痰较前明显减少。上方加党参 20 克，继服 30 余剂，诸症除，神色舌脉均恢复正常。X 线片示炎症完全吸收，脓腔消失。病灶部位残留少量纤维条索阴影。[杨秀珍 . 补阳还五汤临床新用举隅 . 辽宁中医杂志，1998（1）：3.]

按语： 本案由外邪侵袭发病已月余，邪气蕴而化热。郁久成瘀腐败化脓，痰瘀脓毒久居于内，伤及正气，无力托痰瘀脓汁外出。以补阳还五汤重用黄芪加党参，以顾护正气，助桃仁、赤芍等化瘀药之力，加冬瓜仁、鱼腥草、蒲公英等，以清热解毒排脓，如此则正气旺可托瘀痰脓毒外出而获愈。

❀ 间质性肺疾病

姜某，女，58 岁。

患者 2 个月前出现喘气，活动后明显，进行性加重，干咳，易疲劳。在外院住院 1 个月余，诊断为"间质性肺疾病合并感染"。用抗生素及泼尼松治疗后，喘气、干咳症状缓解，现服用泼尼松 10 毫克，每日 1 次。但仍喘气，活动后明显，干咳，易疲劳，口干。既往体健，查体一般可，双下肺可闻及湿啰音，心率 86 次 / 分，律齐，无杂音，双下肢不肿，舌红苔白干，脉沉。外院肺部 CT 示：双下肺呈磨砂玻璃影。西医诊断：间质性肺疾病。中医诊断：肺痿（气阴两虚，瘀血阻肺），治宜益气活血，润肺止咳平喘。方用补阳还五汤合一贯煎加减。

炙黄芪 30 克，当归 12 克，地龙 12 克，桃仁 12 克，红花 12 克，赤芍 12 克，生地黄 12 克，北沙参 15 克，枸杞 10 克，麦冬 12 克，川楝子

10克，桔梗15克，杏仁12克，五味子15克。水煎服，每日1剂，连服10剂。

患者干咳好转，喘气减轻，嘱患者再服10剂，并制成水泛丸，长期服用。随访患者症状明显好转。[罗丹．补阳还五汤合一贯煎治疗间质性肺病并举隅．湖北中医杂志，2015，37（6）：51.]

按语：补阳还五汤虽为中风后遗症所立方，一贯煎虽是肝肾阴亏胁痛和治"一切肝病"的常用方剂。但两方合用，可益气养阴，活血化瘀，能够有效改善间质性肺疾病患者的症状，延缓疾病的自然进程，提高患者的生活质量。

❀ 老年慢性支气管炎

邓某，男，65岁，面粉厂退休工人。

有慢性咳喘病史12年，每年冬春季发病，平素易感冒。平时常服复方甘草片、复方茶碱片等药物，严重时需输注抗生素、氨茶碱等药物治疗。1周前因受寒导致咳喘症状加重，伴全身乏力，头晕目眩，纳差。诊见：精神不振，面色淡白，咳嗽，咯白痰，动则气喘，舌体胖大，边有齿痕，舌质紫暗，苔白腻，脉细涩。辨证为气虚血瘀痰阻之喘证，拟方补阳还五汤合二陈汤加减。

黄芪60克，当归15克，陈皮、桔梗各12克，赤芍、桃仁、红花、川芎、半夏、地龙各9克，茯苓15克，麻黄9克，细辛3克，砂仁（后下）6克，甘草6克。

服上方7剂后，患者自觉咳喘、乏力、头晕症状减轻。效不更方，黄芪加至90克，余药不变，再进10剂，咳喘不再发作，患者面色转红润，食欲转佳，乏力头晕症状消失。上药去细辛改为丸剂，继续服用2个月以巩固疗效。[陈燕清．补阳还五汤临床应用举隅．山西中医学院学报，2010，11（6）：28.]

按语：本患者因职业原因粉尘伤肺，引发咳嗽，病程冗长，久咳伤肺，气虚为本；气虚运化津液不利，痰浊内生，阻塞肺络，久则血滞成瘀，痰瘀互结。治疗当以补气活血化痰为主。黄芪补气，使气旺血行，生痰无源；伍以赤芍、桃仁、红花、川芎、地龙活血化瘀通络，陈皮、茯苓、砂仁、半夏、桔梗健脾消痰，麻黄止咳平喘，细辛温肺化痰。气旺痰化瘀消，故咳喘消失，一般情况好转。

❀ 病毒性心肌炎

李某，女，20岁。2015年6月22日诊。

患者述2015年6月中旬感冒后出现心悸气短，心前区有不适感。化验心肌酶谱指标均高于正常值，心电图提示：T波低平，窦性心动过速。诊断：病毒性心肌炎。服用西药月余，症状未减轻。诊其脉数而代，舌质紫暗，苔微黄。辨证为气虚血瘀，心失所养，余毒未尽。治以益气祛瘀，清热解毒。拟补阳还五汤加味治之。

黄芪50克，当归15克，赤小豆12克，地龙6克，川芎12克，苦参15克，太子参30克，丹参15克，桃仁6克，全瓜蒌30克，连翘12克。每日1剂，水煎分早晚温服。

7月25日复诊：述已服上方30剂。现查脉无结数，苔暗白，诸症全消。化验及心电图均正常，临床告痊愈。[董森，胡永琴.补阳还五汤临床应用举隅.江西中医药，2018，49（4）：48.]

按语：患者心悸气短，脉数而代，舌质紫暗，乃气虚血瘀，心失所养，余毒未尽所致。黄芪、太子参补心气，当归温通心阳，赤芍、地龙、川芎等活血通脉，丹参凉血活血，连翘清热排毒。诸药合用，使气旺血行，瘀祛毒清，诸症消，病乃愈。

❀ 风湿性心脏病

张某，女，53岁。

胸闷心悸 5 年加重 3 天。既往风湿性心脏病（二尖瓣狭窄伴关闭不全）病史 20 年，5 年前因劳累出现胸闷心悸，周身乏力，体力活动受限，经利尿、扩血管、强心药物治疗好转，3 天前因锄草上述症状加重，心悸，胸闷痛，周身乏力，起床困难，下床小便即气促，面色苍白，无咳嗽、咯血、喘息，无周身水肿，纳差，寐欠安，二便调，舌质淡红，苔白，脉细弱。查：血压 110/70 毫米汞柱，呼吸频率 20 次 / 分，脉搏 56 次 / 分，神清，精神差，颈静脉无怒张，双肺呼吸音略粗，未闻及干湿啰音，心率56 次 / 分，律齐，第一心音低钝，二尖瓣听诊区可闻及收缩期吹风样杂音 3/6+ 级，腹平软，肝脾未及，双下肢无水肿。心电图示：窦缓，ST-T段改变；心脏多普勒彩色超声示：左房左室大，二尖瓣狭窄伴关闭不全，射血分数下降。电解质血钾正常。中医诊断：心悸（气虚血瘀）；西医诊断：风湿性心脏病二尖瓣狭窄伴关闭不全，慢性心功能不全。予阿司匹林300 毫克、氢氯噻嗪 12.5 毫克，每日 1 次口服；卡托普利 6.25 毫克，每日3 次口服；单硝酸异山梨酯 25 毫克，静脉滴注每日 1 次。治疗 3 天，病情无改善。

二诊：停单硝酸异山梨酯改用多巴胺 20 毫克静脉滴注，益气活血化瘀中药口服，补阳还五汤加减。

黄芪 30 克，当归 10 克，桃仁 10 克，红花 10 克，川芎 10 克，赤芍15 克，酸枣仁 15 克，首乌藤 15 克，远志 15 克。余药同前。

3 天后症状明显好转，时有心悸，周身乏力明显减轻，生活能自理，停多巴胺，继予上方 7 剂口服，未诉不适，嘱其劳逸结合，生活有节，避免复发。[刘桂贤，关利响. 补阳还五汤临床验案 2 则. 中国中医药现代远程教育，2011，9（23）：82.]

按语：本例以风湿性心脏病心功能不全导致全身器官供血不足为表现，经心功能不全常规治疗效差。据临床特点以心悸为主症，故诊断为心悸，兼见周身乏力，动则气促，面色苍白，舌脉之象乃气虚之证结合心功能不全的致病特点，属气虚血瘀，故选补阳还五汤为主方效验。

❀ 冠心病心绞痛

患者，男，66 岁。

患冠心病心绞痛病史 8 年，长期服用硝酸异山梨醇酯、冠心苏合丸等药物，近日因劳累病情加重，服上述药物不能缓解。心前区闷痛，伴心慌气短，神疲乏力，舌质胖，苔薄腻，脉沉涩。血压 14.6/9.3 千帕，心率 56 次 / 分，律不规整，可闻及期前收缩，1~2 次 / 分，心音低钝。心电图示：多导联 S-T 段下移 ≥ 0.05mV，Ⅱ、aVF、V₄~V₆ T 波低平；偶发房室交界性期前收缩。中医诊断：胸痹、心痛，证属心气不足，胸阳不振，瘀阻脉道。方选补阳还五汤加桂枝 6 克，瓜蒌 15 克，人参 6 克，炙甘草 10 克。每日 1 剂，水煎服。

服药 3 剂症状减轻，6 剂心绞痛基本消失。原方加减续服 20 剂，复查心电图大致正常。[张敬苹，高广林 . 补阳还五汤应用举隅 . 山东中医杂志，2004（2）：118.]

按语：此患者心气不足，鼓动血液无力，心脉失养。气属阳，心气虚久之心阳亦虚，胸阳不运则气机痹阻，血行瘀滞，不通则痛。补阳还五汤补气活血，祛瘀通络；加人参、炙甘草加强补心气作用；桂枝辛温通阳；瓜蒌宽胸散结。诸药合用，使患者心气足、心血行、胸阳振、心脉通，诸症皆除。

❀ 呃逆

许某，男，62 岁。

呃逆 2 个月余。患者中风 1 年余，左侧肢体活动不利，但尚能生活自理，经常服一些治疗中风药物，多以活血化瘀通络为主，今又出现呃逆，听其呃声低弱无力，气不得续，观其舌质暗淡，散在瘀点，查脉细涩无力。头颅 CT：右侧大脑腔隙性脑梗死（基底节区）。曾服降气温阳之剂，未能控制，根据目前脉症，辨证为气虚血瘀型呃逆，治宜活血化瘀降逆，方取补阳还五汤加减。

黄芪50克，当归10克，赤芍6克，地龙10克，川芎6克，红花6克，厚朴6克，沉香10克。水煎分服，每日1剂，3剂。并嘱其每天压双侧翳风穴，每日3次，每次10分钟。

二诊：患者来述，经上方治疗后，呃逆明显减轻，神疲乏力好转，饮食增加，上方再进3剂，用法同上。患者呃逆愈，随访至今未再发作。[李佰纲.补阳还五汤临床运用举隅.云南中医中药杂志，2006（2）：18.]

按语：呃逆有虚实之分、寒热之别，治疗以和胃、降气、平逆为主。患者有中风史，常用活血之剂，必致气虚，根据本患者脉症，辨证为气虚血瘀型呃逆。治宜益气、活血、降逆，药证相符，故而疗效好。

❀ 老年性便秘

赵某，女，68岁。

患者便秘20年余，在省级各大医院检查均未发现器质性病变。症见大便干如羊屎，七八日一行，纳呆，腹胀痛，气短懒言，乏力自汗，舌质暗，边见瘀斑，苔白，脉沉细而涩。辨为气虚瘀血便秘，根据"气为血帅，血随气行"，治宜益气活血通便。

黄芪60克，当归15克，桃仁6克，红花6克，地龙15克，川芎6克，赤芍15克，枳壳15克，白术30克，党参30克，大黄（后下）3克，牛膝15克，肉苁蓉30克，甘草6克。

服3剂后大便每日一行，继服巩固。[李文艳.补阳还五汤在消化疾病中的应用举隅.河南中医，2002（3）：18.]

按语：患者便秘年久，伴有纳呆、腹胀痛、气短懒言、乏力自汗等，是气虚；舌质暗、见瘀斑、脉涩是血瘀。气虚无力推动，血瘀有碍濡润，故而便秘，法当益气活血通便。

遗尿

余某，女，26岁。

患者自幼遗尿，每夜1~2次，天冷及劳累后遗尿增多，经中西医治疗无效。精神抑郁，食少神疲，月经量少，有时点滴即净。常诉头昏腰酸，诊其脉沉细而迟，面色无华，舌苔白，舌质稍紫。辨证当为肾气虚弱，膀胱失约，瘀血内阻，冲任不通。治以益气活血，补肾通经。拟补阳还五汤加减。

生黄芪45克，归尾15克，川芎8克，赤芍10克，红花10克，太子参15克，桑螵蛸15克，制香附10克，怀牛膝10克，杜仲10克，覆盆子10克，陈皮5克。4剂，水煎服。

服药后，偶有遗尿，但尿量减少。原方继服5剂，遗尿全止。又进5剂以巩固疗效，共服药14剂遗尿痊愈，月经来潮，量中等，色较暗，后随访14个月，遗尿未发，月事正常。[孙贵洲.补阳还五汤临床运用举隅.湖北中医杂志，1985（5）：34.]

按语：患者遗尿在天冷及劳累后增多，面色无华，头昏腰酸，食少神疲，月经量少，脉沉细而迟，舌质稍紫，乃气虚血瘀、冲任不通所致，用补阳还五汤益气化瘀，加太子参以重益气之力，桑螵蛸、杜仲、怀牛膝、覆盆子温肾缩尿，制香附以调理冲任。

间质性膀胱炎

王某，女，61岁。

患者因"尿频、尿急、尿痛反复发作10年"就诊，既往多次盆腔手术史，每在尿路刺激症状加重时行抗感染治疗，尿检正常时仍有明显排尿不适及尿频。膀胱镜检查示膀胱容积减少，局部瘢痕形成，可见小片瘀斑，诊断为间质性膀胱炎，未行膀胱水扩张、膀胱药物灌注等治疗。现膀胱充盈时有明显耻骨上区疼痛，排尿后仍持续数分钟才缓解，时有尿道及会阴部疼痛，神疲乏力，食后腹胀，情绪急躁，易激动，舌暗红，苔白腻，脉沉弦。尿液分析显示正常，尿细菌培养无细菌生长。辨证属气虚血瘀，肝气郁滞，膀胱气化不利。治拟活血化瘀，疏肝理气，兼清湿热。以补阳还五汤合四逆散加减。

黄芪30克，桃仁15克，红花15克，乳香10克，没药10克，柴胡15克，白芍20克，枳实15克，陈皮15克，赤芍15克，延胡索15克，琥珀粉（冲服）5克，泽泻15克，炙甘草15克，车前子30克，灯心草10克。14剂，水煎服。

二诊：患者尿频、尿急稍缓，仍有排尿前后疼痛，继以上方加五灵脂（包煎）、蒲黄（包煎）各10克，以增散结止痛之力；杜仲、续断各15克，补益肝肾。继服14剂。

三诊：患者尿频、尿急减轻，排尿后下腹部疼痛，情绪好转，睡眠欠佳，自觉乏力，舌暗红，苔薄白，脉沉。正气未复，继以上方去泽泻、陈皮，加合欢皮、首乌藤各20克，养血解郁安神；川芎20克活血行气止痛，加减调治2个月，患者尿频缓解，膀胱充盈时及排尿后耻骨上稍感疼痛，程度较前明显减轻，情绪好转，病情得到缓解。因患者病史较长，既往有多次盆腔手术史，气虚血瘀日久，疾病难以根除。嘱患者适度锻炼，保持心态平和，避免忧思愤怒，并以上方制成丸药缓图。[于思明，张德欣，刘艺涵，等.活血化瘀、温肾散寒治疗间质性膀胱炎验案2则.江苏中医药，2018，50（10）：44.]

按语： 患者久病耗气，肾虚膀胱气化失司，故见尿频、尿痛、神疲乏力；气机升降不畅，肝气郁滞，故见食后腹胀，急躁易怒；病邪入络，血脉瘀阻，故见膀胱充盈时有明显耻骨上区疼痛，舌质暗红；久则水停瘀阻，酿生湿热，本虚标实，治当兼顾，故在补虚的基础上，应注意行气活血，通瘀利水。故用补阳还五汤合四逆散加减，补气活血，化瘀止痛。

❀ 水肿

张某，女，40岁。

双眼睑及双下肢浮肿1年余，时轻时重，服西药利尿药可暂消，停药旋即如初。伴月经愆期，量少色暗夹瘀块。近1个月来浮肿加重，神疲乏力，气短懒言，舌暗淡体胖，苔白脉沉细。查尿常规，双肾B超、肝功能及心电图均无异常。诊为水肿（气虚血瘀），治以益气活血利尿。用补阳还五汤加益母草30克，泽泻、车前子各20克，陈皮10克。服6剂，水肿渐消，共服20余剂，水肿消失，半年后随访未复发，且月经周期、量、色、质亦恢复正常。[杨秀珍.补阳还五汤临床新用举隅.辽宁中医杂志，1998（1）：3.]

按语： 患者神疲乏力、气短懒言为气虚，气虚则气化无权，水液潴留体内，泛滥肌肤而为肿，又兼月经愆期，量少色暗等血瘀之象，气虚血行不畅而致瘀，经血由水谷所化，因瘀阻胞络，经血不畅复化为水，故水肿难消。以补阳还五汤活气活血化瘀，加泽泻、车前子、益母草，以利尿消肿，加陈皮以行气，气行则水行。如此标本同治则肿消而愈。

❀ 慢性肾炎

施某，男，15岁。

2年前因面目浮肿在某医院诊断为肾炎，治疗后镜下血尿、蛋白尿反复发作。刻诊：面色少华，双睑微浮，舌淡脉细涩。乃脾肾两虚、气血不足、脉络瘀阻之证，予补阳还五汤加减。

生黄芪30克，桃仁9克，当归9克，丹参9克，地龙9克，红花5克，川芎6克，赤芍6克，甘草5克，白茅根30克。每日1剂，水煎服。

服药半个月查尿常规：红细胞每高倍镜下3~5个，尿蛋白±。继以原方调治半个月，复查尿常规正常。随诊1年未反复。[蔡抗援.补阳还五汤儿科应用举隅.河南中医，2006（2）：64.]

按语：慢性肾炎，往往由于病久脾肾气虚，必致血瘀，故补阳还五汤益气活血可奏效。黄芪可抑制纤维素的沉积，减少尿蛋白排出，当归、赤芍、地龙、川芎、红花、桃仁活血化瘀，使毛细血管沉积减少，增加肾血流量；地龙利尿通络。因此，本方治疗慢性肾炎取得较好疗效。

❀ 慢性肾功能不全

患者，男，79岁。

有高血压病史30年，发现肾功能不全2年。查血肌酐286.4微摩尔/升，血尿素氮12.5毫摩尔/升，尿常规示尿蛋白++，红细胞+。西医诊断为肾动脉硬化、肾功能不全。症见腰酸乏力，气短神疲，活动后加重，小便频数，夜尿增多，舌暗红夹瘀斑，苔薄白，脉沉细结代。中医辨证为气虚夹瘀浊型，治宜补气活血泄浊。予补阳还五汤加味。

黄芪40克，当归10克，赤芍12克，地龙10克，川芎10克，红花10克，桃仁12克，牛膝12克，制大黄6克，六月雪30克。

同时予优质低蛋白饮食，控制血压等西药治疗。服药1个月后，乏力气短消失，腰酸减轻，夜尿减少。再予原方出入加以巩固治疗6个月，复查肾功能血肌酐176微摩尔/升，血尿素氮8.2毫摩尔/升，尿常规示尿蛋白±，红细胞-。随访4年，肾功能稳定。[何灵芝，李学铭.补阳还五汤治疗肾病举隅.广西中医药，2005（6）：34.]

按语：患者年老久病，正气亏虚，不能行血，久病入络，同时夹有瘀血，以致气虚血瘀。正虚邪实为此病的主要病机，故治宜标本兼顾，给予补阳还五汤加味，方中重用黄芪以补气虚，加用川牛膝、制大黄、六月雪增强活血泄浊之功，效果颇佳。

❀ 糖尿病肾病

郑某，男，79岁。

颜面浮肿，伴双下肢水肿 3 年余，加重 1 个月。患者有糖尿病史 20 余年，服药治疗，病情稳定。3 年前因颜面浮肿查尿常规示尿蛋白 ++，尿潜血 +++，红细胞每高倍镜视野 16～20 个，诊断为"糖尿病肾病"，遂将口服药改为注射胰岛素，并加服肾炎消肿片、保肾康片及利尿药等。药后肿势渐退，但尿蛋白始终未消失。近 1 个月因双下肢水肿明显加重，不思饮食，腰酸乏力，遂求治于中医。刻诊：面浮跗肿，按之如泥，头昏耳鸣，心悸胸闷，寐差，大便干结，夜尿增多，舌胖暗苔少，脉沉细。血压 150/95 毫米汞柱，血浆总蛋白 58 克 / 升，白蛋白 32 克 / 升，总胆固醇 6.96 毫摩尔 / 升，三酰甘油 3.58 毫摩尔 / 升；谷氨酰转移酶 118 单位 / 升；尿素氮 16.30 毫摩尔 / 升，肌酐 275 微摩尔 / 升，尿酸 526 微摩尔 / 升；血糖 12.4 毫摩尔 / 升，糖化血红蛋白 11.9 毫摩尔 / 升，餐后血糖 14.56 毫摩尔 / 升；尿蛋白 ++，尿潜血 ++；尿 α_1 微球蛋白 42.80 毫克 / 升，尿微量白蛋白 132 毫克 / 升，尿转铁蛋白 10.80 毫克 / 升，尿免疫球蛋白 G 32.60 毫克 / 升。辨证为脾肾亏损，气虚血瘀，肾脉阻滞。治法宜健脾补肾，益气化瘀通络，方用补阳还五汤加味。

生黄芪 30 克，茯苓皮 30 克，当归 15 克，桃仁 10 克，玉米须 15 克，地龙 15 克，川芎 10 克，赤芍药 15 克，车前子 30 克，丹参 30 克，红花 6 克，泽泻 30 克，杜仲 15 克，生山楂 30 克，生大黄（后下）6 克，党参 30 克，山萸肉 10 克，生地黄 20 克。每日 1 剂，水煎，分 2 次温服。

二诊：浮肿消退，食欲增加，精神好转，每日大便 2 次。复查尿蛋白 +，尿潜血 +，总胆固醇 5.66 毫摩尔 / 升，三酰甘油 2.25 毫摩尔 / 升；尿素氮 10.20 毫摩尔 / 升，肌酐 158 微摩尔 / 升，尿酸 461 微摩尔 / 升；血糖 9.04 毫摩尔 / 升，糖化血红蛋白 7.5 毫摩尔 / 升，餐后血糖 10.62 毫摩尔 / 升。前方去茯苓皮、山楂，加生白术 15 克，鹿衔草 40 克。

三诊：诸症显减。血、尿检查多项指标基本正常，唯尿素氮 9.05 毫摩尔 / 升，尿酸 495 微摩尔 / 升，尿潜血 +。前方去玉米须、鹿衔草、杜仲，加川牛膝 15 克，生薏苡仁 30 克。

四诊：浮肿消退，大便通畅，头昏、耳鸣、心悸诸症消失，复查血糖、尿常规及肾功能等各项指标均在正常范围。以原方加减，巩固治疗8个月后，身体恢复正常。[胡耀琪，储水鑫.补阳还五汤加减治疗肾脏病验案3则.上海中医药杂志，2011，45（5）：27.]

按语：糖尿病肾病的病理基础是气阴两虚，而脉络瘀阻是其并发症，所以治疗应从气虚血瘀论治。方中生黄芪双向调节血糖，配党参益气健脾；当归、丹参、红花、川芎、地龙、赤芍药活血化瘀，通利血脉；生地黄、山萸肉、杜仲益精养血，调补肝肾；泽泻、茯苓皮、玉米须健脾利水；生大黄通便排毒以降血肌酐。诸药合用，益气养阴，活血化瘀，培补脾肾，使气阴得复，瘀血得化，肾脉通畅，从而改善肾脏功能，减少尿蛋白的排泄，使糖尿病肾病得以康复。

❁ 肾性高血压

杨某，男，36岁。初诊日期：2007年3月13日。

尿检异常2年余，加重1个月，伴头晕目糊。患者2年前患慢性肾炎，用激素治疗半年后病情稳定，尿蛋白控制后撤减激素。2个月后尿蛋白反跳+++，颜面浮肿，入暮跗肿，伴头胀头晕，血压明显升高（160/110毫米汞柱），诊断为"肾性高血压"。服用西药后血压下降而且稳定，但尿蛋白+++不易消退，遂求治于中医。刻诊：颜面浮肿，腰酸乏力，纳差，大便稍烂，舌胖紫暗，苔薄黄，脉弦细。查尿蛋白+++，尿潜血+++，红细胞+；尿α_1微球蛋白45.60毫克/升，尿微量白蛋白536毫克/升，尿转铁蛋白18.80毫克/升，尿免疫球蛋白G 43.60毫克/升，24小时尿蛋白1.03。肾功能指标均属正常范围，血压140/95毫米汞柱。辨证：脾肾气虚，瘀阻肾络。治法：补益脾肾，活血通络。方用补阳还五汤加减。

生黄芪30克，红花3克，生白术15克，仙灵脾15克，山萸肉12克，鹿衔草40克，芡实15克，广地龙10克，紫丹参15克，杜仲15克，当归15克，赤芍药15克，川芎10克，车前子20克，玉米须15克。每日1剂，水煎，分2次温服。

6月15日复诊：小溲增多，浮肿好转，头胀、头痛减轻，舌紫边有齿痕，苔薄腻微黄，脉弦细。血压下降（130/86毫米汞柱），尿蛋白+，尿潜血++，尿 α_1 微球蛋白25.60毫克/升，尿微量白蛋白336毫克/升，尿转铁蛋白15.60毫克/升，尿免疫球蛋白G 23.30毫克/升，24小时尿蛋白0.63克。前方去红花，加生地黄15克。

9月20日复诊：复查尿潜血+，24小时尿蛋白0.3克；血压130/80毫米汞柱，其余指标恢复正常。前症已除，再以上方加减巩固治疗3个月。

12月19日随诊：随访复查尿常规、尿4项、24小时尿蛋白等项均属正常，血压已控制正常，故停服中药。[胡耀琪，储水鑫 . 补阳还五汤加减治疗肾脏病验案3则 . 上海中医药杂志，2011，45（5）：27.]

按语：本病以舒张压升高为主，多见于年轻人，临床可出现头晕胀痛、四肢震颤等症状，但若从肝风论治则难以收效。因肾性高血压以肾脏实质性病变或血管性病变为基础，宜益气活血、补肾健脾、通腑化湿诸法合用，使肾气得复，瘀血得化，肾脉通畅，改善肾脏功能，从而使血压下降、尿蛋白得以控制。

✿ 前列腺增生

韩某，男，76岁。

患者有前列腺增生症病史10余年，服用中西药治疗，疗效一般。近来病情加重，症见：尿频尿急，排尿不畅，小腹坠胀拘急不舒，伴腰膝酸软，面色㿠白，口苦。B超示：前列腺Ⅱ度增生伴尿潴留100毫升。因年事已高，不愿接受手术治疗，而就诊中医科。查舌质淡，边有瘀点，舌根厚腻，脉沉细。中医诊断：癃闭。证属元气亏损，湿浊留滞，瘀阻膀胱。治宜益气活血，通络利湿。予补阳还五汤加味。

黄芪45克，当归15克，赤芍药12克，川芎9克，桃仁10克，红花10克，地龙9克，川牛膝15克，穿山甲10克，王不留行15克，车前子（包煎）20克，琥珀（包煎）10克。水煎服，每日1剂。

5日后二诊：小腹胀痛、小便难解明显减轻，苔薄。上方去车前子、琥珀，加肉桂3克、淫羊藿15克，继服10剂后，诸症基本缓解。继服15日以巩固治疗。[胡泓.补阳还五汤临床应用举隅.北京中医，2003（1）：32.]

按语： 本例患者年老正气衰弱，膀胱气化不利，开阖失司，久而成痰浊、瘀血，阻塞窍道。用补阳还五汤补元气，活血化瘀，加穿山甲、王不留行、川牛膝化瘀散结，引药下行；肉桂、淫羊藿温肾化气；琥珀入血分，能祛瘀而利水；车前子通利小便。共奏益气助阳、祛瘀消结、化气利尿之功，使清升浊降，开阖有度，而获佳效。

❀ 精液不化症

张某，男，28岁。

结婚4年，同居未育，性生活正常，女方曾做妇科检查正常。多家医院精液检查，24小时不能液化。服用补阳、滋阴、利湿、化瘀中药及抗菌西药无效。诊见面色晦暗，眼睑微肿，乏力自汗，小腹及会阴部拘急隐痛，舌紫暗，脉沉细。精液检查：总量2毫升，色灰白，24小时仍如胶冻。证属气虚血瘀，精室瘀阻。以补阳还五汤为主加味。

黄芪50克，归尾12克，赤芍10克，川芎10克，地龙15克，桃仁10克，红花10克，橘核10克，肉桂10克。10剂，每日1剂，水煎分2次口服。

二诊：乏力自汗，小腹、会阴部拘急隐痛明显好转，守方20剂。病情好转后改汤剂为粉末冲服，缓图奇功。

三诊：诸症消失，精液检查：总量4毫升，色灰白，20分钟完全液化，活动率85%，活动良好，精子计数5500万/毫升。半年后其妻来院检查，已孕2个月。[吴宗山.补阳还五汤临床新用举隅.江西中医药，2009，40（8）：53.]

按语： 精液不液化症为男科常见病，亦为男性不育的原因之一。本例辨证为气虚血瘀，气虚无力行血而致血瘀，血瘀气机不畅而致精室瘀阻，气虚阳也虚，加之精室瘀阻，阳气不能通达，肾精失于温煦，致使精液不化。故以补阳还五汤益气助阳，活血化瘀，加橘核引药直达病所，并行气散结止痛，肉桂温通阳气。气旺血行，阳气通达，肾精得阳气温煦则化矣。

❀ 男性更年期综合征

唐某，男，73岁。

近四五年来头晕耳鸣，夜寐梦多，有时彻夜难眠，胸闷胁胀，喜叹息，情绪悲观，忧郁紧张，有时烘热汗出，胃脘有灼热感，吞酸口苦，疲惫乏力，脉细弦，舌暗红，苔薄少津。证属气虚血瘀，肾虚肝郁，治拟益气活血，养阴疏肝。

生黄芪30克，桃仁10克，当归12克，川芎10克，地龙10克，赤芍10克，木香10克，知柏各10克，生地黄20克，桑椹子30克，川楝子10克，北沙参15克，炒鸡内金10克，炒酸枣仁15克，首乌藤30克，生龙齿15克。

7剂后夜寐渐安，情绪稍见稳定，再守上方加地骨皮15克、牡丹皮10克、川连3克、淫羊藿15克。复诊4次，诸症均瘥，焦虑之症消失，情绪乐观，烘热汗出除，胃中灼热感消失，夜寐转安。[吴宗山.补阳还五汤临床新用举隅.江西中医药，2009，40（8）：53.]

按语：患者年事已高，脏气不固，思虑忧伤，失眠梦扰。舌暗、头晕耳鸣、胸闷心悸、疲乏烘热、情绪不宁等，属肾阴不足，气虚血瘀，气机郁滞，治从益气活血着手，方用补阳还五汤加木香，益其气，活其血，使气机通畅；加知柏泻其火，清其热；加生地黄、桑椹子、川楝子以滋肾阴，疏肝理气；加酸枣仁、首乌藤、生龙齿养心安神，敛汗。同时疏导患者稳定情绪以助治疗。

倒经

毕某，女，25岁。

经行鼻衄2年，经期延后7～10天，血多色黑有块，伴有腰酸乏力。舌淡暗，边有瘀点，苔薄白，脉弱。证属禀赋不足，气血虚弱，久病入络，气虚血瘀，血不循常道，上逆鼻口。治以补脾益肾，资生气血，活血化瘀，引血下行。方用补阳还五汤加味。

黄芪、熟地黄各30克，当归、桃仁、红花、赤芍、白术各12克，川芎、地龙、黑荆芥、王不留行各10克，党参、牛膝各15克。头煎300毫升，分2次口服，再煎200毫升灌肠，每日1剂。

连用4剂，6月30日诊：3天前经至，经行正常，未出现鼻口出血。随访至今，未复发。[李福田.补阳还五汤妇科应用举隅.四川中医，1993（4）：41.]

按语：患者月经色黑有块、舌暗有瘀点，为瘀血内阻；腰酸乏力、舌淡苔薄白、脉弱为气血虚弱。气虚无力行血统血，血不循常道，上逆鼻口。故补气血，化瘀血，引血下行，血循正常则经行正常、鼻衄得愈。

 崩漏

张某，女，37岁。

患者阴道流血20余天，1年前丧夫后郁郁寡欢。于半年前出现月经紊乱，此次已阴道流血20余天未止，量多色黑，夹瘀血块，舌质淡，苔白，脉沉细。B超示子宫及附件正常。诊断为崩漏（气虚血瘀）。治以益气化瘀止血。用补阳还五汤加茜草、蒲黄各10克，白芍15克。1剂后，流血量反较前增多，伴较多瘀血块。3剂尽，流血量及血块明显减少，上方加阿胶10克，继服3剂，流血止，他症亦改善，后以人参归脾丸调理善后。[杨秀珍.补阳还五汤临床新用举隅.辽宁中医杂志，1998（1）：3.]

按语：患者丧夫后，长期忧郁伤及脾气，脾不统血而妄行，气虚无以行血而瘀阻胞络，且气随血脱又伤正气。若单纯止血，往往瘀血更多。当以补气化瘀为先，故以补阳还五汤补气活血化瘀，加茜草、蒲黄，以化瘀止血，加白芍兼顾养血，服后流血量增多，是瘀血排出所致。出血减少后加用阿胶养血止血。

❀ 子宫内膜异位症

余某，34岁，干部。

经行腹痛6年，加重半年，每次行经当天开始下腹剧痛，需服止痛药卧床休息，伴肛门坠痛，腰骶部酸痛，恶心欲呕，面色苍白，肢冷汗出，近半年疼痛持续2～3天。妇科检查示：子宫后位活动差，压痛明显，右侧附件增厚压痛。B超示：子宫内膜异位症。西医建议手术治疗，患者拒绝，请余诊治。察其舌质暗，舌体胖、边有齿痕，苔薄白，脉细略弦，四诊可参，证属气虚血瘀，治拟益气活血，消积止痛。方用补阳还五汤加减。

黄芪30克，桃仁、当归、延胡索、乌药、制香附各10克，红花6克，川牛膝、赤芍各15克，五灵脂、莪术各13克，丹参20克。14剂，每日1剂，水煎服。

2周后复诊：患者自感腰酸痛，肛门坠痛不适，原方加续断20克，杜仲10克，连服10剂，患者4月6日月经来潮，行经5天，痛经明显减轻。继续服上方治疗，月经期停服，次月行经疼痛明显缓解，无须服止痛药。后守方加减治疗3个月余，患者诸症消失，复查B超示：子宫活动好，附件（－）。[罗远萍，陈罗庚.补阳还五汤妇科治验举隅.陕西中医，2006（6）：744.]

按语：本例患者以痛经为主，呈进行性加剧，结合舌脉，辨证为气虚血瘀，故当以益气活血、祛瘀止痛之法。补阳还五汤补气行血，经脉通畅，气足而血行，配以莪术、丹参、五灵脂增强活血祛瘀之功，续断壮腰补肾，从而获气血通畅、通则不痛之效。

🌸 盆腔炎症包块

龙某，女，37岁。

下腹两侧疼痛半年，呈持续性隐痛及胀痛，每遇经期或房事后加重，月经量偏多，伴有血块，带下量多，黄白相间，无臭味，经妇科检查诊断为慢性盆腔炎。B超示：盆腔炎症包块，大小约34毫米×46毫米，经西医抗炎治疗无效，要求中医诊治。诊见：面色萎黄，身倦乏力，形体稍胖，舌质偏暗，苔薄白微腻，脉弦细。追问病史，近3年内连续流产2次，诊为癥瘕，证属气虚血瘀、湿热下注型。治拟益气活血，清热利湿，补阳还五汤加减。

黄芪30克，桃仁、三棱、莪术、地龙各10克，红花6克，赤芍、土茯苓各20克，川牛膝、蒲公英各15克。7剂，每日1剂。

复诊：药后疼痛减轻，效不更方，上方加太子参15克，继服10剂。

三诊：药后疼痛大减，白带量少。复查B超示：炎性包块约为16毫米×24毫米大小。守上方加鸡血藤、薏苡仁各20克，再服10剂，巩固治疗，药后疼痛消失，B超复查示：炎性包块消失，后用补中益气汤加减善后，随访1年无复发。[罗远萍，陈罗庚.补阳还五汤妇科治验举隅.陕西中医，2006（6）：744.]

按语：本例患者由于频繁人工流产，导致气血虚弱，血运无力，湿热毒气趁虚而入，痹阻于经络，形成癥瘕，正切补阳还五汤因虚致瘀的病机，以补阳还五汤益气活血，酌加三棱、莪术、蒲公英、土茯苓化瘀解毒而获效。

🌸 宫外孕

蒋某，女，27岁。

患者停经50余天，近来自感左下腹隐痛，阴道渗血，量不多，色暗，神疲乏力，左下腹压痛及反跳痛明显，尿妊娠试验（＋），B超检查示：子宫形态正常，宫内未见明显孕卵，左侧附件可见 41 毫米 ×27 毫米、大小不规则低回声团。诊断：宫外孕，收住妇产科。患者拒绝手术，要求保守治疗。口服米非司酮片终止妊娠。同时邀笔者诊治。察其面色萎黄，舌淡稍暗，苔白偏厚，脉弦细数，四诊合参，证属瘀血阻滞，血不循经，气血两虚。治拟益气活血，化瘀止血。方用补阳还五汤加味。

黄芪 30 克，归尾、桃仁、地龙各 10 克，红花 6 克，赤芍 20 克，川牛膝、阿胶（烊化）、棕榈炭各 15 克。5 剂，每日 1 剂，水煎服。

二诊：阴道渗血止，腹痛减轻，精神好转，守上方去棕榈炭，加莪术 10 克、水蛭 6 克，继服 7 剂，诸症消失，复查 B 超：包块缩小至 14 毫米 ×11 毫米大小，一般情况好，上方加益母草 20 克，以巩固治疗，半个月后来院复查 B 超，包块消失。[罗远萍，陈罗庚.补阳还五汤妇科治验举隅.陕西中医，2006（6）：744.]

按语：本例患者先后两次人工流产，导致气虚血瘀之体。患者用西药终止妊娠，请求中医治疗，早期以益气活血、化瘀止血为主，继之益气活血，辅以软坚散结，使包块消失而治愈。但现在临床多建议采取手术治疗。

❀ 产后晕厥

李某，女，38 岁。

患者 8 天前足月顺产一女婴，产程顺利。近 2 天晕厥 3 次，每次历时 1～3 分钟，醒后如常人。动则心慌气短，恶露量少，小便短涩，舌淡暗，边有瘀点，苔薄白，脉涩无力。证属素体虚弱，气虚血瘀，脑髓失养。治以益气活血通络，佐以养血充脑。方用补阳还五汤加味。

黄芪 60 克，当归 15 克，赤芍 30 克，丹参、益母草各 20 克，川芎、桃仁、红花、地龙各 10 克，升麻 6 克。

3 剂后，未再晕厥。恶露量约 500 毫升，后改归脾丸口服善其后。随访 1 年，未复发。[李福田.补阳还五汤妇科应用举隅.四川中医，1993

（4）：41.]

按语： 产后多虚多瘀，患者动则心慌气短、脉象无力为气血亏虚；恶露量少、舌淡暗有瘀点、脉涩为瘀血内停，气虚血瘀，故选用补阳还五汤益气活血。

🏵 产后皮肤瘙痒

岳某，女，28 岁。

全身皮肤出现红色斑疹，奇痒 2 天。患者素体阳盛，嗜食辛辣，产后 2 个月出现全身皮肤红斑疹，奇痒难忍，头痛怕风，少腹痛拒按，舌暗红，苔薄微黄，脉沉细稍数。证属气血亏虚兼瘀，复感外邪。治以益气补血活血，凉血祛风止痒。

黄芪 20 克，归尾 10 克，赤芍 10 克，川芎 10 克，地龙 10 克，桃仁、红花各 10 克，荆芥 10 克，防风 10 克，地肤子 30 克，鸡血藤 15 克，牡丹皮 10 克。每日 1 剂，水煎服。

3 剂症大减，效不更方，又进 4 剂，病告痊愈。[王柏根，王凤杰.补阳还五汤临床运用举隅.河南中医，2006（3）：64.]

按语： 患者系产后耗气伤血且瘀血内停，虚邪贼风趁势入侵，且素体阳盛，邪从热化，迫及营血发病。治疗不拘泥于产后，也不忘于产后，除益气养血外，加鸡血藤既补血又活血通经。荆芥、防风祛风止痒，地肤子清热止痒，牡丹皮清热凉血，切中病机，标本兼治。

🏵 血管肿型内痔

常某，男，62 岁。

患者 3 年来大便时肛门坠胀，痔核脱出肛门，滴血，面色萎黄，舌淡有紫斑，脉细无力。西医诊为血管肿型（Ⅱ期）内痔。辨证为气虚血瘀，摄纳失职。治宜益气升提，化瘀止血。

黄芪45克，归尾、地榆炭、仙鹤草各12克，地龙、川芎、赤芍、桃仁、红花各9克，升麻6克。水煎服，每日1剂。

7剂后便血止，肛门坠胀减轻，痔核未见脱出。原方去地榆炭，仙鹤草，再服15剂后，直肠镜检查痔核消失。[王芙蓉.补阳还五汤临床应用举隅.实用中医药杂志，2002（6）：39.]

按语： 患者年高体衰，气虚无力推动血行，继而产生血瘀，导致"筋脉横解"而产生痔核。其病机是气虚血瘀，治宜益气活血，本病病程较短，痔体尚未纤维化，故用补阳还五汤治疗，力宏效捷。重用黄芪补气，气旺则血行；桃仁、红花、赤芍、川芎、归尾、地龙活血祛瘀；升麻升举阳气；地榆炭、仙鹤草收敛止血。

❀ 腕管综合征

杨某，女，25岁，工人。

右手腕疼痛，掌指（1～4）麻木刺痛，拇指乏力，活动受限，反复发作4个月余，尤以夜间为甚。尚见面色姜黄，少气懒言，舌淡，脉细涩。追究病史，患者10个月前不慎摔伤右腕部，致桡骨远端骨折。查右手大鱼际肌轻度萎缩，拇指外展力减弱，正中神经区感觉迟钝，不能对掌。西医诊断为右腕管综合征。证属久病气虚，瘀血留滞。治宜益气活血，舒筋通络。方用补阳还五汤加味。

黄芪60克，桃仁9克，红花、赤芍各10克，川芎、地龙各6克，当归、姜黄各12克，党参、鸡血藤各15克。水煎服，每日1剂，药渣再煎熏洗。

服药10剂后疼痛消失，麻木、拇指乏力、活动受限等诸症均有明显好转，上方加丹参15克，续服20剂痊愈。后以复方丹参片巩固疗效。[房义辉.补阳还五汤在伤科临床应用举隅.新中医，1992（7）：46.]

按语： 患者素体虚弱，损伤后血滞日久，肌肤筋脉失荣为痛。故以补阳还五汤重用黄芪加丹参、党参、姜黄、鸡血藤以补虚活血化瘀，标本同治而收效。

✿ 骨折延迟愈合

杜某，男，40岁。

患者被拖拉机撞伤左小腿，当时出血、肿胀疼痛，不能行走，门诊给予清创缝合固定，以"左胫骨开放性骨折"收入住院。住院半年后骨折处仍肿胀压痛，纵轴叩痛，有异常活动，不能行走。X线片示：左胫骨下段骨折，正侧位对位线尚好，骨折处仅有少量骨痂形成，并有轻度脱钙象，髓腔未闭。再观所服中药纯属补肝肾壮筋骨之剂，而患者面色萎黄，神疲倦怠，舌淡，边有瘀斑，苔薄白，脉细涩。此属气虚运血无力，瘀血不祛则骨不连。治宜益气化瘀，接骨续筋。方选补阳还五汤加味。

黄芪60克，川芎、川牛膝、地龙各6克，桃仁9克，赤芍10克，当归、骨碎补各12克，红花、党参、自然铜各15克。水煎服。

10剂肿胀压痛明显减轻，原方续服30余剂，异常活动消失，局部无肿胀及压痛，下床扶拐活动。[房义辉.补阳还五汤在伤科临床应用举隅.新中医，1992（7）：46.]

按语：患者外伤后长期卧床，久卧伤气，气虚血瘀，故以益气化瘀为法。投补阳还五汤加丹参、川牛膝益气化瘀，调整机体内部平衡，配以骨碎补、自然铜加速骨折愈合，体现了中医学"治病求本"的原则。

✿ 颈椎病

顾某，女，47岁。

颈项及右后背疼痛10天。患者长期伏案作业致颈项强痛，活动受限，痛引右肩背，右手中指、无名指麻木，活动后麻木减轻，伴面色萎黄，出汗，舌暗，苔薄白，脉沉细。证属气虚血瘀，闭阻经脉。治以益气活血，行气通脉。

黄芪 20 克，川芎 10 克，赤芍 10 克，地龙 15 克，桃仁、红花各 10 克，归尾 10 克，葛根 30 克，木香 10 克，桂枝 5 克，桑枝 15 克。每日 1 剂，水煎服。

配合推拿按摩治疗，共服 10 剂，诸症皆除。9 个月后随访未复发。[王柏根，王凤杰. 补阳还五汤临床运用举隅. 河南中医，2006（3）：64.]

按语：气虚则麻，血瘀经脉阻滞不利则木。方中重用益气活血药外，加葛根舒筋活血通脉，经脉得以濡养；木香行气通经；桑枝、姜黄引经入上肢；桂枝小量温阳通经，经气通，一通百通。气旺血充，气行脉通，何疾而不除。

❀ 痹证

患者，女，62 岁。

自诉患腰腿痛近 10 年。疼痛以双侧腰部、膝关节最为明显，痛以酸困为主，时如针刺，时轻时重，膝关节明显肿大，屈伸不利，双腿行走不便，劳累后加重，在邻县人民医院诊为风湿性关节炎。刻诊：腰部疼痛，痛连腿足，膝部肿痛，稍作屈伸则疼痛难忍。身体瘦弱，头晕目眩，面色少华，体倦乏力，少气懒言，纳差，腰腹部可见墨水瓶盖大小环形红斑，舌质暗淡，苔薄白，脉细涩。西医诊断：风湿性关节炎。中医诊断：痹证，其病机为肝肾不足，气血双亏，脉络瘀阻。治以补益肝肾，益气活血，通络止痛，方用补阳还五汤加味。

生黄芪 30 克，当归 10 克，川芎 12 克，地龙 12 克，赤芍 10 克，桃仁 10 克，红花 10 克，党参 10 克，白术 30 克，牛膝 15 克，续断 15 克，鸡血藤 20 克，九香虫 10 克。每日 1 剂，水煎服，连服 10 剂。

二诊：患者腰腿痛减轻，膝部肿胀明显消退，能稍做屈伸活动，纳差腹胀，余症如前。原方去党参，加焦三仙各 10 克、鸡内金 10 克，枳壳 10 克、厚朴 15 克，再续 5 剂。

三诊：诸症愈合。随访 3 年，至今未复发。[陈智渊，田兆文. 补阳还

五汤异病同治举隅.中国社区医师（综合版），2006（18）：78.]

按语：患者年老体弱病久，肝肾不足，气血两亏，气虚血滞，筋脉失养，痹阻不通，不通则痛。故以补阳还五汤益气活血，通络止痛，加党参、白术助黄芪益气；加牛膝、续断补肝肾，强筋骨；加鸡血藤活血化瘀；加九香虫助地龙通络止痛。药证相符，诸症渐愈。

✿ 纤维肌痛综合征

王某，女，71岁。

患者2年前不慎外感发热，经发汗退热治疗后，即出现颈肩、腰背、四肢疼痛及压痛，酸胀难受，时轻时重，曾在多家医院检查未发现明显异常。诊断为纤维肌痛综合征。经西药、针灸、按摩、封闭、理疗等方法治疗，效果不显。刻诊：神情委顿，坐卧不安，夜不能眠，疲乏无力，畏寒肢冷，舌淡苔薄，脉细涩无力。证属年老体弱，阳气不足，肌腠失于温煦，寒凝经络，血脉瘀阻。治宜益气温阳，活血通络。

黄芪30克，鸡血藤、桂枝各15克，附子、赤芍、桃仁、红花、当归、川芎各10克。每日1剂，水煎温服。

服药3剂疼痛大减，无肢冷感。续服12剂而诸痛消失，夜能安卧，随访2年无复发。[蔺寿民.补阳还五汤新用.山西中医，2006（1）：40.]

按语：本例属年老体弱，气血亏虚，感受外邪，虽经治疗，汗后邪祛，但正气伤而未复，阳随汗泄，肢体血脉不得温煦而血行瘀涩。方中黄芪益气，附子、桂枝温阳，当归、赤芍、川芎、桃仁、红花、鸡血藤活血通络。诸药合用，使阳气回复，脉络畅通，诸症消失。

✿ 末梢神经炎

钟某，男，45岁。

因左大腿外侧皮肤麻木不仁3个月，来我院神经科门诊查治。神经科根据患者"十二指肠球部溃疡7年，近年内服过呋喃唑酮治疗"的病史，诊断为"药物性末梢神经炎"。给予肌内注射维生素 B_1、维生素 B_{12} 等1个月，症状无明显改善而来诊。望其面色微萎黄。舌淡白，边有瘀点，脉弦细涩。辨证为气虚血瘀，拟补阳还五汤加味治疗。

黄芪30克，川芎7克，当归10克，白芍15克，地龙10克，红花5克，桃仁、桂枝各10克，豨莶草12克，鸡血藤30克，春砂仁7克。

坚持服药一个半月，不但皮肤麻木消失，而且胃痛明显好转。[庄日喜.补阳还五汤活用举隅.江苏中医，1994（3）：29.]

按语： 本例相当于中医的"血痹证"，常由气血内虚、劳倦汗出，或当风睡卧，邪乘虚而入，使气血闭阻不通所致。结合患者身体不仁、面色萎黄、舌质淡边瘀点、脉细涩的证候表现，辨证为气虚血瘀。施以补阳还五汤加桂枝补气血，通血脉；加豨莶草、鸡血藤补血祛风通络；加春砂仁健脾理气止痛。

❁ 马尾综合征

刘某，男，35岁，司机。

患者40天前因双下肢酸胀疼痛麻木，进行性加重，伴活动障碍，大小便失禁，于上海第二军医大学第二附属医院住院治疗，腰椎 MRI 检查示：$L_4 \sim L_5$、$L_5 \sim S_1$ 椎间盘向椎管内突出，以 $L_4 \sim L_5$ 节段为著，相应节段硬膜囊、马尾及神经根受压明显，相应节段腰椎管继发性狭窄，于2015年11月10日在全麻下行腰后路减压、植骨融合内固定术，术后予抗炎、激素、脱水、营养神经等治疗，后转至上海开元骨科医院行康复治疗。现症能佩戴腰围下地小范围行走，活动后全身出汗明显，下肢痿软乏力，伴腰部酸胀，会阴部、鞍区、足底、足背麻木，小便频数，有残余尿，大便难解出，无便意，纳寐可。查体：腰部可见长约6厘米手术瘢痕，腰椎活动轻度受限，无压痛及叩击痛，会阴、鞍区、足底感觉减退，提睾、肛门反射消失，双下肢肌力5级，双足蹈趾背屈、跖屈肌力3级，余病理反射未引出。舌青紫苔薄，脉沉细涩。考虑痹病，证属气虚血瘀，治以补气活血通络，拟补阳还五汤配合补肾通络药。

黄芪 120 克，当归 10 克，川芎 10 克，桃仁 10 克，红花 10 克，赤芍 10 克，炒地龙 15 克，全蝎 3 克，蜈蚣 1 条，白术 15 克，杜仲 15 克，桑寄生 15 克，怀牛膝 15 克，鹿衔草 15 克。每日 1 剂。水煎 200 毫升，早晚饭后温服。

另配合针灸以扶正通络，具体取穴方法如下：双侧腰椎夹脊穴、肾俞、大肠俞、关元俞、八髎、肛周阿是穴、环跳、承扶、殷门、委中、承山、昆仑、足三里，常规取穴进针，得气后接电针治疗，频率 2~3，疏密波 30 分钟，以耐受为度，并配合红外线照射肾俞穴，以上治疗隔日 1 次。取关元、中极隔姜灸 30 分钟，以感觉温热不烫为度，隔日 1 次。

经约 3 个月治疗，患者足背、足底、会阴部及鞍区麻木好转，麻木范围缩小，下肢痿软乏力好转，行走距离增加，有扶手时可自行上下楼梯，小便频数改善，无尿残余，能自行排便，有排便感觉。[许旭.补阳还五汤联合针灸治疗马尾综合征 1 例.内蒙古中医药，2016，35（8）：127.]

按语：患者为公务车司机，过度劳累，长期久坐，加上外感风寒湿邪，流注经络，致使经络受阻，气虚血瘀，不通则痛；经络闭阻，血不养肌，故肌肤麻木不仁；术后患者精气血愈加亏虚，故下肢痿软无力，稍动则大汗淋漓；肾阳亏惫，膀胱气化不利，三焦决渎失职，故排泄乏力，小便频数。该病为本虚标实之证，予以补阳还五汤加味，配合针灸治疗，共奏补益肝肾、健脾生肌、活血化瘀、和血通痹之功效。

❀ 下肢深静脉炎

李某，女，41 岁。2006 年 9 月 16 日来诊。

右下肢静脉曲张 10 年，双膝以下至脚肿痛 3 年，于 2006 年 7 月 29 日在某医院检查下肢彩超示：双下肢隐股静脉瓣、深静脉瓣关闭功能不全并浅静脉曲张。确诊为双下肢深层静脉炎，建议手术治疗，患者拒绝。

刻诊双膝以下皮肤呈暗褐色，肿硬坠痛，入夜尤甚，按之硬肿，无明显凹陷。舌淡胖，脉细涩。辨证：气虚不运，瘀阻血脉。治则：益气通阳，活血通络。方用补阳还五汤合活络效灵丹加减。

黄芪 24 克，当归 9 克，赤芍 9 克，白芍 12 克，桂枝 9 克，川芎 9 克，地龙 12 克，生地黄 15 克，红花 6 克，丹参 12 克，乳香 9 克，没药 9 克，甘草 6 克，鸡血藤 24 克，炒山楂 18 克。隔日 1 剂，水煎服。

共服用 18 剂，双下肢肿痛若失，皮色亦恢复正常，告愈。随访 3 年，未复发。［张厚杰 . 补阳还五汤合活络效灵丹治疗下肢深静脉炎 2 例 . 中国中医药现代远程教育，2011，9（1）：106.］

按语：血栓性静脉炎属脉痹、血痹、恶脉、肿胀、筋痹、筋瘤、瘀血流注、臁疮等范畴。其发病机理多由久立、负重及劳伤气血等致使下肢经脉瘀滞不畅，肌肤失养，甚者热盛肉腐而成。《备急千金要方》云："气血瘀滞则痛，脉道阻则肿，久瘀而生热。"况肢体之末，肉薄近骨，气血难达，故虚为病之本，瘀乃病之变，热者病之标。

❀ 术后下肢凉、麻木

刘某，女，44 岁。

患者因外伤导致腰椎间盘压缩性骨折，同年 3 月施行手术。术后下肢冰凉、麻木，经多方理疗、药物治疗效果不佳。刻诊：患者面色无华，少气懒言，自诉腰酸脚软，下肢麻木，月经量少，色黑有血块，白带多而清稀。触摸患者下肢，明显偏凉，诊见双脚跌阳脉，微弱乏力。舌质暗淡，舌边有齿痕，苔薄白，脉沉细。证属气虚血瘀，肾虚骨弱。治以益气活血，补肾壮骨。方拟补阳还五汤加味。

生黄芪 50 克，归尾 10 克，川芎 10 克，赤芍 10 克，炙地龙 10 克，桃仁 10 克，红花 6 克，续断 10 克，补骨脂 10 克，怀牛膝 10 克，木瓜 10 克，艾叶 10 克。10 剂，另嘱用干红辣椒、花椒煎水泡脚。

二诊：双下肢有热感，在原方基础上加三七粉 1 克冲服，再进 10 剂。

三诊：双下肢冰凉、麻木，腰酸脚软明显改善，白带明显减少，月经量增多色红，血块明显减少，按二诊方调治2个月，痊愈。[杨梅香.补阳还五汤合药浴治下肢凉、麻验案三则.中国中医基础医学杂志，2007（2）：162.]

按语： 患者有外伤手术史，而面色无华、少气懒言、白带多而清稀、下肢偏凉、脉微弱乏力为气虚；月经量少色黑有血块、舌质暗淡是血瘀的表现。故治疗以益气活血为本，用补阳还五汤加减化裁。

❀ 痿证

唐某，男，46岁。

患者3年前酒后出现双下肢无力，口服氯化钾及益气活血的中药，症状好转。自此后患者间断双下肢无力，每次均服中药好转。近日发现双侧下肢粗细不等，特来就诊。双下肢无力致走路不稳，右下肢较左下肢略粗，且双下肢肌肉痿软，皮肤弹性差、干燥，饮食尚可，舌质淡，舌下脉络迂曲，苔薄白。西医诊断：肌肉萎缩。中医诊断：痿证。辨证为气虚血瘀，治以补气活血。

黄芪60克，当归、赤芍、狗脊、杜仲各10克，桃仁3克，川牛膝、地龙各15克，红花、穿山甲各6克，丹参30克，续断20克。每日1剂，水煎服，配合多种维生素以营养神经。

二诊：20剂后诸症明显减轻，下肢肌力稍有改善，走路平稳但较慢，效不更方，守方50剂，患者已能正常走路，嘱患者继续服药50剂后，将上药制成散剂每天服30克巩固疗效。1年未见复发。[陈素银.补阳还五汤临床应用举隅.山西中医，2014，30（5）：39.]

按语： 下肢肌肉萎缩是神经营养不良而致的肌肉萎缩，属中医学痿证范畴。大多病程较长，病情迁延难愈。故本病多属本虚标实、气虚血瘀之证。故治以补气活血，祛瘀通络，气行血行，血中的营养物质即可到达四末，神经营养充足，肌肉得到滋养，病情得以痊愈。

❀ 类风湿关节炎

董某，女，56岁。

患者关节肿胀疼痛伴晨僵半年。查红细胞沉降率25毫米/小时，类风湿因子35单位/毫升。西医诊断为类风湿关节炎，予甲氨蝶呤每周7.5毫克，治疗2个月后，症状未见明显改善，遂求治于陈师。刻诊：关节肿胀疼痛、晨僵，面色少华，心悸自汗，神疲乏力，舌质淡紫，苔薄白，脉细涩。证属气虚血瘀，治拟益气活血，祛风通络。补阳还五汤加减。

生黄芪30克，归尾、川芎、赤芍、地龙、桃仁各6克，红花3克，桂枝、白术、木瓜、羌活、独活各12克，鸡血藤30克。

服药7剂后，关节疼痛、晨僵减轻，面色稍红润，夜寐欠安，舌淡红苔薄白，脉细弱。上方去羌活、独活，黄芪加至45克，加首乌藤30克，续服10剂，药后诸症显减。遂继以补阳还五汤加减治疗3个月，复查红细胞沉降率10毫米/小时，类风湿因子15单位/毫升，临床痊愈。随访半年，未再复发。[谢玲玲.陈意巧用补阳还五汤验案举隅.浙江中医杂志，2011，46（10）：759.]

按语： 患者素体虚弱，正气不足，腠理不密，卫外不固，复感受风寒湿邪，导致邪滞血脉，血行不畅而为痹证。故予补阳还五汤益气活血，佐以桂枝温经散寒；白术健脾燥湿，又助黄芪益气固表；羌活、独活祛风除湿；木瓜、鸡血藤行血补血，舒筋活络。诸药同用，共奏佳效。

❀ 痛风

王某，男，70岁。

诉双足反复肿痛6年，畏寒发热腰痛伴血尿1天，因既往有上消化道大出血病史而拒绝西医治疗。症见左足肿痛，夜间尤甚，畏寒发热，左侧腰痛，并向左下腹放射，小便短赤，面色灰暗，神疲乏力，纳呆，舌紫苔薄白，脉细涩。体检：T37.8℃，血压25/13千帕，肥胖，左肾区叩痛（＋），左踝关节肿大，活动受限。实验室检查：血尿酸120毫克/升，尿常规：蛋白（+），红细胞（++++）；左足X线片提示踝关节有不整齐的穿凿样透亮缺损区，B超显示双肾多发性小结石，最大的约0.4厘米×0.3厘米。诊断：痛风、双肾结石。证属瘀血腰痛和寒湿痹证。治宜益气活血，温阳利水，通络止痛。处方：

炙黄芪60克，白术18克，制附子10克，白芍15克，归尾6克，地龙6克，车前子15克，石苇20克，王不留行10克，牛膝15克，杜仲15克，生姜6克。5剂，每日1剂，水煎服。

二诊：左足肿痛消失，热退，腰痛减轻，小便量多，淡黄色。上方去杜仲加橘核、荔枝核各10克，7剂。

三诊：在1次腰痛如刀割后，排出绿豆样大小的结石5粒，腰痛停。继服5剂，复查血尿酸、双肾B超均正常，血压稳定。随访2年，痛风偶有小发，服前方2～5剂即见效。[丘惠连.补阳还五汤临床应用举隅.广西中医学院学报，2000（4）：37.]

按语：患者年老肾气不足，肾阳不振，寒水结聚成石阻于尿路，或因气化无能寒湿下注于经脉，血脉壅滞，不通则痛。黄芪、白术益气以行血；附子温肾阳以助气化；车前子、石苇利水排石；白芍解痉止痛；归尾、地龙通络止痛；王不留行、牛膝活血祛瘀，引药下行；杜仲补肝肾，强筋骨，降血压；生姜辛温，逐阴行阳，散水气。二诊去杜仲加橘核、荔枝核加强了行气破滞、排石止痛之效。

❁ 淋巴瘤样肉芽肿

王某，40岁。

自诉右手肘部患结肿1年，经某医院检查后诊断为淋巴瘤样肉芽肿。近1个月来患处糜烂，经多方医治无效，前往刘老处诊治。症见右手肘部有一约3厘米×3厘米大小的类圆形斑块，皮损呈褐红色高起结节，表皮破溃，有渗液，伴发热，体重减轻，肌肉关节疼痛，腋下淋巴结肿大，舌淡红舌边有瘀点，脉细涩。诊断为淋巴肉芽肿（瘀血阻滞型）。治以补气活血，清热化瘀。

生黄芪45克，赤芍、生地黄、紫草各30克，川芎、桃仁、当归、荆芥、黄芩、牡丹皮、皂刺、重楼、野菊花各15克，红花10克，蜈蚣2条。水煎服，每2日1剂。

同时配合使用皮肤外洗方：白头翁、生大黄、仙鹤草、苦参等各等分，水煎外洗患处，每日数次，每2日1剂。

用上药各3剂后，皮损处已干燥无渗液，发热消退。继服3剂，皮损处已干燥结痂，嘱患者注意调理，定期复查。[胡克强.刘复兴补阳还五汤验案三则.四川中医，2001（2）：7.]

按语：本例患者诊断为邪毒蕴热，瘀血内阻。故用补阳还五汤补气活血通络；荆芥、黄芩、野菊花疏风清热解毒；生地黄、牡丹皮、紫草清热凉血；皂刺、重楼、蜈蚣清热解毒，消肿散结；皮肤外洗方具有清热解毒凉血、燥湿收敛止痒的作用。

❀ 过敏性紫癜

韩某，女，6岁。

1年前感冒发热后双下肢散在瘀点瘀斑，对称分布，反复发作1年。刻诊双下肢散在紫癜、色紫黑，面色少华，舌质淡紫少苔，脉细涩。证候符合气虚血瘀、脉络阻塞。治以凉血化瘀兼补气活血。方用补阳还五汤加减。

炙黄芪12克，当归6克，川芎5克，赤芍、白芍各12克，地龙5克，生地黄6克，紫草15克，甘草5克。每日1剂，水煎服。

服药2周，紫癜消失，随访1年未反复。[蔡抗援.补阳还五汤儿科应用举隅.河南中医，2006（2）：64.]

按语：此患儿久病气虚血瘀，血溢脉外，反复发作加重气虚，气虚既是紫癜的原因，又是紫癜的后果。补阳还五汤的活血化瘀之功可促进瘀血消散，气行则血行，补气药的推动作用有助血行脉络及瘀血的吸收。

✿ 网状青斑

杨某，男，26岁。

自诉身上起青斑半年。症见下腹部及双下肢大腿处皮损呈青紫色网状变化，余无不适。舌质淡红，舌边有瘀点，苔薄白，脉缓。诊断为网状青斑（瘀血内阻型）。治以活血化瘀，补气通络。

生黄芪45克，赤芍30克，川芎、桃仁、当归、海藻、水蛭各15克，红花、三棱、莪术各10克，生甘草9克。水煎服，每2日1剂。

同时加服大黄䗪虫丸，服上方10剂后，皮肤颜色已明显变浅、变淡，上方加减化裁继服10余剂，网状青斑基本消失。[胡克强.刘复兴补阳还五汤验案三则.四川中医，2001（2）：7.]

按语： 现代医学认为网状青斑是由多种原因引起的、皮肤呈青紫色网状变化的血管疾病。该患者辨证为瘀血内阻，故以补阳还五汤补气活血通络；红花、三棱、莪术、水蛭破血逐瘀；尤其用海藻配伍甘草以消痰软坚，取其相反相成的作用；大黄䗪虫丸祛瘀生新，配合应用，攻补兼施，切中病机，故收效甚佳。

✿ 顽固性荨麻疹

王某，女，40岁。

患者浑身起暗紫色疹块，以颈部及双上肢为重，瘙痒难忍，每食辛辣、鱼虾等物或劳累后病情加重，多次应用氯雷他定、氯苯那敏及泼尼松等屡治不愈。诊见疹色紫暗，周身无力，气短心悸，脉虚。思《金匮要略·中风历节》言："营缓则为亡血，卫缓则为中风。邪气中经，则身痒而瘾疹；心气不足，邪气入中，则胸满而短气。"此证乃营卫气血不足，血瘀脉络所致。治宜益气活血，温经通络。拟补阳还五汤治之。

黄芪60克，当归15克，赤芍12克，桃仁6克，红花6克，川芎10克，地龙6克，桂枝12克，防风12克，蝉蜕15克。共10剂，水煎服，每日1剂，分早晚服。

忌食辛辣燥热、海腥发物。患者疹块全消，未再复发。[董森，胡永琴．补阳还五汤临床应用举隅．江西中医药，2018，49（4）：48.]

按语：患者皮疹瘙痒与食辛辣、鱼虾等物有关，因此考虑为过敏，但屡治不愈。诊见疹色紫暗，乃是血瘀；劳累加重、周身无力、气短心悸、脉虚均是气虚。古人云："治风先治血，血行风自灭"，故当活血化瘀，益气行血，使血脉畅行，则风邪无以存留而自灭。另外，患者体质虚，腠理不密，故皮疹消退后，应嘱患者加强体育锻炼，以增强体质。

❀ 局限性硬皮病

刘某，女，16岁。

患者前额出现钱币大小红斑疹，时感瘙痒，并逐渐向下扩大至鼻部、左侧面部、耳前和下颌部。斑疹中心略凹陷，患者鼻部变尖，左鼻翼变薄，皮肤色素加深呈灰暗色，弹性差，皮纹消失，呈蜡样光亮，相继左头顶部至枕部皮肤萎缩，色素沉积。实验室检查：ANA（＋）1：80，Scl-70KD（＋），红细胞沉降率27毫米／小时。舌质淡暗，苔薄白，脉沉缓。西医诊断：局限性硬皮病。中医诊断：皮痹。辨证：气虚血瘀，寒湿阻隔。治法：益气化瘀，温经散寒，除湿化痰，通络启痹，补阳还五汤加减。

生黄芪30克，当归15克，桃仁10克，红花10克，川芎10克，赤芍15克，地龙10克，生地黄30克，桂枝10克，白芥子10克，炒槐花15克，鬼箭羽30克，僵蚕10克，云苓10克。30剂。

另服金龙胶囊，每次0.5克，每日3次；复方红花酊外擦，每日2次。

药后皮损肤色转淡红，变软。上方加女贞子、山萸肉，继服1个月，皮损皮肤触及柔软，触捏起已有皮纹出现。查抗核抗体（－），Scl-70KD（－），红细胞沉降率12毫米/小时。加减继服至半年，皮损肤色接近正常肤色，随访至今未见复发。[时水治.补阳还五汤加味治疗疑难皮肤病举隅.北京中医, 2002（1）：63.]

按语：本病的发病机理是阳气不足，腠理不密，风寒湿邪伤于血分，造成经络阻遏、气血瘀滞而发病。补阳还五汤能补气益元复阳，息风祛瘀，化浊通络，加上白芥子、僵蚕、桂枝温经散寒，除湿化痰，软坚止痛；槐花、鬼箭羽清热解毒，活血化瘀，通经活络；云苓健脾利水。诸药配合共奏通络启痹之功。

❁ 瘀积性皮炎

赵某，男，64岁。

双下肢静脉曲张30余年。近几年反复下肢轻度浮肿，晨轻午后重，双下肢坠胀疼痛、瘙痒，抓痕破溃不易收口，外周红肿，近半年来胫内侧皮肤紫暗破溃、渗出、结痂，周边色素沉着，以右下肢为重。脉细涩，舌暗，苔白腻。辨证：气虚血瘀，经络阻遏，毒热下注。治法：益气活血，祛瘀通络，清热解毒，除湿化痰。补阳还五汤加减。

生黄芪45克，赤芍15克，白鲜皮15克，川芎10克，当归10克，桃仁10克，红花10克，牛膝10克，地龙10克，蒲公英30克，白茅根30克，车前草15克。外擦紫草膏。

服药14剂后，双腿肿消、坠胀疼痛减轻，加生薏苡仁、丹参各30克，继服30剂，渗出明显减少，溃疡灶变浅缩小，加减服8周后疮面愈合，皮色逐渐变淡，嘱其夜间将小腿垫高，晨起用高弹力绷带缠裹下肢，并加强运动锻炼，促进下肢血液回流，防止复发。[时水治.补阳还五汤加味治疗疑难皮肤病举隅.北京中医, 2002（1）：63.]

按语：本病多因风寒湿热毒相聚或久站、久行、劳伤，致使经络阻滞，气血不通，日久溃烂，诱发成疮。补阳还五汤益气活血，加上白鲜皮、蒲公英、白茅根、车前草清热解毒，祛风除湿，利水消肿。诸药配合，标本兼治。

面部播散性粟粒性狼疮

马某，男，40岁。

自诉颜面部起红色结节8个月，经某医院检查诊断为面部播散性粟粒性狼疮，治疗后无好转，遂求治于刘老。症见面、额、下颏部有成片的、米粒大小的软性结节，对称分布，色深红，境界清楚，呈不规则状，患处皮肤干燥、脱屑，伴颧红潮热，舌质红，苔薄白，脉细数。诊断为面部播散性粟粒性狼疮（气虚血瘀型）。治以补气活血，通络散结。

生黄芪45克，赤芍、紫草、生石膏、生地榆各30克，川芎、桃仁、生地黄、雷公藤、当归各15克，红花10克，蜈蚣2条。水煎服，每2日1剂。

服上方8剂后，皮损处皮色已由深红转为淡红，结节明显缩小软化。上方去蜈蚣加小红参30克、水蛭15克，继服10余剂，颜面部结节消失，皮肤色泽恢复正常，无色素性萎缩性瘢痕遗留。[胡克强.刘复兴补阳还五汤验案三则.四川中医，2001（2）：7.]

按语： 本例患者是由于气虚血行不畅，瘀阻脉络，壅滞不通，郁久化热而成。故以补阳还五汤补气活血通络；小红参、生地榆、紫草、生石膏、生地黄化瘀凉血清热；雷公藤、红花、蜈蚣、水蛭通络逐瘀散结而收效。

眼外肌麻痹性复视

王某，男，68岁。

复视1个月余，加重2天。患者1个月前无明显诱因出现复视，伴头晕。经某眼科医院诊断为右眼外直肌麻痹性斜视。口服西药治疗，疗效不佳。近2天自感复视加重，伴恶心头晕。诊见：双眼睑活动自如，平视双睑裂宽均为 11 毫米。左眼内斜视，眼球向外活动受限。

查眼底：左眼视网膜动脉、静脉壁反光带增宽。管径变细，粗细不均。动脉、静脉管径比（A：V）为 1：3。头颅 CT 未见异常。神疲乏力，面色㿠白。舌质淡红，苔薄白，脉细弱。辨证：气虚血瘀。治法：益气活血。方用补阳还五汤加减。

生黄芪 15 克，当归 15 克，桃仁 10 克，红花 10 克，川芎 10 克，地龙 15 克，赤芍 20 克，僵蚕 12 克，葛根 15 克，甘草 10 克。

10 剂后自觉复视、头晕明显减轻。左眼向外活动能力略有恢复。原方基础上加茺蔚子 10 克，以活血化瘀，清肝明目。续服 10 剂后，左眼内斜视基本校正。复视、头晕、恶心等症状消失。［刘宝山，张连合.补阳还五汤临床活用举隅.北京中医，2000（6）：35.］

按：《灵枢·大惑论》云，"故邪中于项，因逢其身之虚，其入深则随眼系以入于脑，入于脑则脑转，脑转则目系急，目系急则目眩以转矣。邪其精，其精所中不相比也，则精散。精散则视歧，视歧见两物。"患者年老一派气虚之征，加上眼底视网膜血管的形态有血瘀之象。故用生黄芪以补气，用当归、桃仁、红花、地龙、赤芍、僵蚕、葛根以活血通络，改善眼底血液循环。

✿ 麻痹性内斜视

患者，男，65 岁。

患者双眼突然视物成双 1 个月余，曾在外院行脑电图检查及眼眶部拍片无阳性发现，经西药常规治疗无明显疗效。有高血压病史 10 年。检查：血压 23/14.6 千帕，视力右 5.0，左 5.1，右眼内斜约 25°，外转受限，向其余各方位运动尚可。双眼底动脉硬化Ⅱ级改变，黄斑部中心凹光反射正常。体征：面色少华，头晕眼胀，夜寐多梦，双眼干涩，舌质淡边有瘀点，苔薄白，脉弦涩。诊断：右眼外直肌麻痹。治宜益气活血，平肝息风。

黄芪 30 克，当归 15 克，桃仁 10 克，红花 10 克，川芎 10 克，赤芍 15 克，地龙 10 克，姜蚕 10 克，天麻 10 克，钩藤 15 克，蔓荆子 15 克，熟地黄 20 克，菊花 15 克。每日 1 剂，先熏后服，每日 1 次。

12 剂后血压 19/12 千帕，复视明显减轻，查右眼内斜约 10°，外转部分受限，照上方去天麻继服 10 剂，复视消失，眼位正，眼球向各方位运动自如，舌脉转平，诸恙尽愈，改服成药以巩固疗效。[李玲，王真珍. 补阳还五汤眼科应用举隅. 中西医结合眼科杂志，1998（4）：3.]

按语：患者年迈体衰，肝血不足，风阳上扰，气虚血滞，脉络瘀阻，筋脉失养而弛缓不用。方重用黄芪加熟地黄扶正气，滋阴血以固本，化瘀通络以行血，酌加天麻、姜蚕、钩藤以平肝息风潜阳，扶正祛邪，诸症尽除。

视网膜静脉阻塞

患者，女，56 岁。

患者右眼视力突然下降 2 周，曾在外院诊断为眼底出血，给予酚磺乙胺、曲克芦丁等药治疗无效。有慢性胃炎病史 2 年。检查：血压 15/11 千帕，视力右眼 0.2，左眼 1.0，右眼底视神经盘色正，颞侧边界不清，颞上支静脉旁视网膜大片浅层出血，动脉细，静脉迂曲，断续隐没，黄斑区视网膜水肿，中心凹光反射消失。体征：形体消瘦，面色萎黄，纳差体倦，头晕失眠，舌质淡边有瘀斑，苔薄白，脉细无力。诊断：右眼视网膜静脉阻塞。治宜健脾益气，活血通络。

黄芪 50 克，当归 15 克，赤芍 10 克，川芎 6 克，地龙 6 克，党参 15 克，白术 15 克，云苓 15 克，焦楂 15 克。每日 1 剂。

服药 10 剂，右眼视力达 0.4，全身症状明显改善，眼底出血部分吸收，黄斑部水肿减轻，中心凹光反射可见。照上方加桃仁 6 克、红花 6 克，服药 15 剂后，诸恙皆除，查视力右 1.0，右眼底出血基本吸收，黄斑区中心凹光反射良，改服成药以善其后。[李玲，王真珍. 补阳还五汤眼科应用举

隅 . 中西医结合眼科杂志, 1998（4）: 3.]

按语: 本案系脾胃素虚, 脾虚生血不足, 气虚摄血无力, 血行瘀阻, 溢于脉外而成病。补阳还五汤合四君子汤重在益气健脾, 活血通络, 以治气虚之本, 使脾胃调和, 化源充足, 气旺血行, 目自得明。

❀ 上睑下垂

患者, 女, 50 岁。

患者双眼上睑不能睁开 2 个月余。无明显诱因发病, 午后加重, 曾在外院肌内注射加兰他敏, 口服 ATP 等药治疗 1 个月余症状无改善。现已停经 3 个月。检查: 视力右 1.0、左 1.0, 双眼睑皮肤无红肿, 无压痛, 平视时双上睑遮盖角膜约 5 毫米, 眼球位置正常, 向各方位转动自如, 眼底正常。体征: 神情疲惫, 心烦失眠, 纳呆健忘, 乏力自汗, 舌质暗苔少, 脉虚无力。诊断: 双眼上睑下垂。治宜益气活血, 养心安神, 方拟补阳还五汤加浮小麦 30 克、炙甘草 15 克、大枣 4 枚、茯神 15 克、党参 15 克, 每日 1 剂。

10 剂而愈, 随访 2 年无反复。[李玲, 王真珍 . 补阳还五汤眼科应用举隅 . 中西医结合眼科杂志, 1998（4）: 3.]

按语: 思虑劳倦, 耗伤心脾, 气血生化不足, 心失所养则失眠健忘, 气虚运血无力, 血行瘀滞, 清阳下陷, 眼睑失养, 弛缓不用则上举无能。补阳还五汤加参苓健脾益气, 疏通脉络, 合甘麦大枣以养心安神, 使气足血盈神旺则升举有力, 下垂之上睑恢复其位。

❀ 缺血性视盘病变

患者, 女, 48 岁。

患者右眼视力下降 10 天, 有心脏病史多年。检查: 血压 15/11 千帕, 视力右眼 0.3, 左眼 1.2, 双外眼（－）, 右眼底视神经盘色泽淡边界不清,生理凹陷消失，隆起约＋2D，视盘表面和附近视网膜有少量出血点，视网膜色淡，轻度水肿，动脉变细反光增强，动静脉之比为1∶2.5，交叉压迹可见，黄斑中心凹反光差。左眼底轻度动脉硬化，余正常。视野检查：与生理盲点相连的鼻下象限缺损延续至周边部。体征：头晕眼胀，心悸失眠，体倦乏力，面色无华，舌质暗，苔薄白，脉结代。诊断：右眼缺血性视盘病变。治宜益气养血，祛瘀通络，方拟补阳还五汤加炙甘草15克、党参15克、生地黄20克、麦冬10克、桂枝6克、酸枣仁10克、大枣4枚，每日1剂。

服药7剂，头晕眼胀、心悸体倦减轻，夜眠好转，视力右眼0.5。继服10剂，脉转平和，全身已无特殊不适，视力右眼0.8，眼底视盘水肿消退，出血基本吸收，照上方去枣仁继服10剂，视力右眼1.0，眼底视盘色淡，出血及水肿消失。[李玲，王真珍.补阳还五汤眼科应用举隅.中西医结合眼科杂志，1998（4）：3.]

按语： 久病体虚，血虚不能养心，气虚不能推动血液运行，血行不畅而成瘀。补阳还五汤配炙甘草汤加减，以增强益气养血、通脉活血之功，使气足血旺，脉络畅通，目得明视。

突发性耳聋

张某，男，42岁。

长途驾驶后左耳听力突然下降3天，伴耳鸣，食欲不振，腰酸乏力，形体消瘦，面色萎黄，舌淡苔白，脉沉细。纯音测听显示左耳中重度感音神经性聋，曲线呈平坦型。诊为左侧突发性耳聋。证属脾虚气弱，瘀血阻络，清阳不能循行上荣耳窍。治以补气活血，通络开窍。拟补阳还五汤加味。

黄芪、磁石各30克，丹参20克，党参、路路通、石菖蒲各15克，川芎、赤芍、桃仁、地龙、柴胡、葛根各10克，红花5克。水煎服，每日1剂。

服药 1 周后，自觉左耳听力提高，耳鸣减轻。原方加减续服 1 个月，听力恢复，耳鸣消失。随访半年未复发。[戈言平.补阳还五汤耳鼻喉科运用举隅.浙江中医杂志，2002（3）：31.]

按语：脾胃虚弱则清气不能上升，头部气血不足，经脉空虚，易受外邪侵袭，以致气血瘀滞于耳部经脉而致耳窍闭。故治以补气活血，通络开窍。补阳还五汤加柴胡、葛根、石菖蒲之类轻清之品升提清阳，以达耳窍。清阳升，瘀血除，头面荣，故清窍开。

🏵 慢性肥厚性鼻炎

范某，男，18 岁。

鼻塞不通 1 年。患者诉 1 年前出现鼻塞不通，两侧交替而作，运动及得暖后可缓解，涕不多。时有前额头痛，不通时即失嗅，两耳时有憋气，纳可，二便调。病程 1 年，一直使用麻黄碱滴鼻液，时有反复。检查见鼻中隔两侧嵴突、左侧下鼻甲正常，右侧下鼻甲及中鼻甲肥大，黏膜淡、泛紫。舌质淡红，苔薄白，脉平。中医诊断：鼻窒，证属气虚血瘀，清阳不升。治法：温阳活血通窍。方以补阳还五汤化裁。

生黄芪 30 克，归尾 10 克，赤芍 10 克，川芎 10 克，桃仁 10 克，红花 6 克，桂枝 6 克，蔓荆子 10 克，路路通 10 克，石菖蒲 3 克。

4 月 5 日复诊：诉鼻腔通气稍有改善，头痛消失，耳中憋气消失，嗅觉恢复，进药后未用过麻黄碱滴鼻液。检查见鼻甲接近正常，黏膜稍红润。舌质红，苔薄白，脉平。原方去路路通、石菖蒲、蔓荆子，加防风 10 克、陈皮 10 克，再投 5 剂，诸症俱消。多次随访，未诉不适。[李杰，陈小宁.补阳还五汤治疗耳鼻喉病验案 3 则.江西中医药，2015，46（12）：50.]

按语：患者为寒邪阻滞，气滞血瘀，故从温养活血通窍论治，以补阳还五汤加味。方中生黄芪大补脾胃之气，令气旺血行；桂枝温通经脉；赤芍、川芎、桃仁、红花活血化瘀；归尾养血和血；蔓荆子清利头目；路路通、石菖蒲开窍醒神，为通窍引经之药。诸药合用，药证合拍，故而获效。

🏵 半边舌苦

万某，男，56岁。

患者于1994年3月始感头痛，经多次头颅CT检查，提示左、右基底节区反复小量出血，经西药及高压氧治疗3个月余，头痛得缓，然遗有半边舌苦等，曾服羚羊角粉及平肝息风化痰之剂，效欠佳。诊见右半边舌苦，虽食糖犹觉味苦，头痛间作，或为晕胀，午后为重，神疲懒言，记忆减退，舌淡紫，体稍胖大，苔薄，脉细弦。辨证为气虚络瘀，治予益气活血通络，方选补阳还五汤加减。

生黄芪20克，归尾、赤芍、川芎、地龙、葛根、蔓荆子、枸杞各10克，红花6克，鸡血藤15克。

服3剂后舌苦、头痛减轻。继予前方加减，共服30余剂，舌苦等症消失，半年未作。[冯欣，陈启石.补阳还五汤临床运用举隅.北京中医，1996（3）：56.]

按语：半边舌苦，历代医家并无论述。口苦之病机多归结为热证，鲜有属虚属瘀之论。前医见其反复颅内出血，半边舌苦且伴头痛午后为剧，以为肝风夹痰上扰，屡投平肝息风化痰之剂而效差。虽见瘀象，因畏血药性峻，亦不敢率用，恐引发出血中风之变。然舌边属肝，若气虚帅血乏力，则肝血郁滞，故感味苦，此亦有别于肝胆实热或心火上炎之口苦也。况其症、舌、脉皆显气虚血瘀之象乎。

🏵 慢性喉炎

马某，男，30岁。

患者10年前无明显诱因出现声音嘶哑，时轻时重，近1周加重，声音低沉，不耐高音，咽喉部不适，有异物感、干燥感，饮水择温，纳可，大便正常。电子纤维喉镜示：双侧声带肥厚，游离缘不齐，声门闭合差，双侧室带增生覆盖于声带上，左侧室带呈晦暗型充血。舌质暗红，苔薄白，脉细弦。中医诊断：喉喑，证属痰凝血瘀，结聚喉窍。治法：化痰活血，利喉开音。方以补阳还五汤合逐瘀开音汤化裁。

生黄芪 30 克，归尾 10 克，赤芍 10 克，桃仁 10 克，红花 6 克，三棱 10 克，莪术 10 克，生山楂 10 克，薏苡仁 10 克，穿山甲 3 克，桔梗 6 克，甘草 3 克。

7 月 8 日复诊：声音嘶哑稍减轻，发音较前明亮一些，但发高音仍有困难，咽喉部干燥感消失，异物感减轻。电子纤维喉镜检查示：双侧声带稍肥厚，声带闭合欠，活动可，双侧室带增生，左侧室带充血稍晦暗。原方去穿山甲，改三棱、莪术为川芎 10 克，改生山楂、薏仁米为山药 10 克、茯苓 10 克，加用玄参 10 克滋阴利咽，陈皮 10 克理气行气。再投 7 剂。药后复查电子纤维喉镜示：声带稍肥厚，充血不显。[李杰，陈小宁.补阳还五汤治疗耳鼻喉病验案 3 则.江西中医药，2015，46（12）：50.]

按语：本案患者初诊时嗓音的音量、音色、音调、音域四要素均较差，但以音调低沉、不耐高音为主要矛盾。音调属足厥阴，所以在补阳还五汤中加入了入足厥阴肝经的活血化瘀药，患者身体壮实，故予穿山甲、三棱、莪术三味峻药。除此之外，山楂配薏苡仁利水消肿，健脾祛湿；桔梗宣肺利咽。

❀ 声带结节

林某，女，25 岁。

从事声乐工作，每当歌唱频繁时即声音嘶哑，经多方治疗未见显效。声音嘶哑时轻时重，咽干口燥，伴眩晕、身酸，偶有生痰，月经不调，舌淡少苔，脉弦细。经检查确诊为声带结节，为气虚血瘀，脉络不利，上结咽喉，治宜益气活血，化瘀利咽。

黄芪30克，当归6克，赤芍10克，丹参15克，地龙10克，桃仁6克，红花5克，麦冬10克，木蝴蝶10克，桔梗10克，僵蚕10克，甘草5克。每日1剂，水煎服。

治疗半个月，声音正常，并能登台演唱。[张泽扬.补阳还五汤的临床运用.内蒙古中医药，2002（5）：44.]

按语： 素本虚弱，长期高歌，暗耗气血，血液运行不利，脉络血瘀，通络散结，余悟补阳还五汤可治中风之失语，故也可用于结节性声嘶。果获效。

❀ 中风误案一

吴某，女，70岁。

2006年秋，因情绪激动突然昏倒，不省人事，左半肢瘫痪，舌强不语，口眼㖞斜，血压180/105毫米汞柱，头颅CT检查结果显示右侧基底节区脑出血。经降颅压、稳定血压等治疗，病情好转出院，遗留左侧肢体偏瘫，可拄杖缓慢行走，出院后持续头晕头痛。2008年1月10日突发头晕，左半身麻木，无力加重，不能拄杖行走，遂行头颅CT检查提示右侧基底节区脑软化灶，未见新鲜病灶。给予血塞通注射液、香丹注射液、吡拉西坦注射液、胞磷胆碱注射液等治疗10余天，疗效不显，故来我科。观其左半身不遂，舌强语謇，口角向右上方轻度歪斜，伴有口干、纳差，大便稍干，小便尚调，血压160/90毫米汞柱，舌红苔黄，脉弦数有力。考虑既然头颅CT无新病灶，按中风后遗症给予补阳还五汤加味。

黄芪30克，赤芍、当归、地龙各10克，红花、川芎、桃仁各9克，郁李仁12克，焦三仙各10克。每日1剂，水煎服。

3剂后，病不减轻，考虑黄芪药量不足，遂将黄芪加至90克，服2剂后，患者诉乏力加重，又出现头痛、腹胀、夜不能寐，血压升至180/100毫米汞柱。余思补阳还五汤乃专为中风后遗症所设，且多较灵验，今反无功，为何？细诊舌脉，舌红苔黄，脉弦数有力，结合平素情志不遂，易怒。顿悟补阳还五汤乃为气虚不能运血致瘫而设，本症虽虚，但病机责于肝肾阴虚，风痰上扰，宜滋阴潜阳息风，而误用大剂量黄芪峻补其气，升提太过，犹如火上浇油，乃拟天麻钩藤饮加减。

天麻、黄芩、车前子、柴胡、香附、枸杞子各10克，钩藤、生山楂15克，石决明、珍珠母30克，山栀子、益母草、牛膝、白芍各12克。每日1剂，水煎服。

10余剂后，头晕、乏力、腹胀等症俱消，嘱调畅情志，1周后即痊愈出院。[刘占兵．补阳还五汤误治1例分析．山西中医，2009，25（6）：19.]

❀ 中风误案二

梁某，男，54岁，干部。

2个月前因人事调整不遂心愿，思而不解，心烦易怒，在饮酒进餐时右手用筷不灵，随即言语不清，昏仆在地，右侧肢体瘫痪软弱，经当地医院诊为"脑血栓形成"，经住院月余缓解，但患侧至今无力，于2001年4月9日求吾中医诊治，遂予补阳还五汤3剂，药毕不但罔效反周身潮热，烦躁不安，急邀吾前去复诊。

患者证如上述，伴言语欠流利，患肢轻度浮肿，诉服药后有股热气上冲，头晕不清，身热腹胀满，按之硬稍痛，详询得知大便5日未解，思忖病机，恼怒气郁肝失常度，阴阳失衡，气血乘违，风淫内生，风动痰升上蒙清窍，横窜经络也；无视舌红苔黄厚腻、脉弦滑，此乃痰湿内蕴，瘀阻脉道，气机被遏，经气不通是矣。治以清热利湿、涤淡开窍、平肝息风、调畅气机为法，方以龙胆泻肝汤和镇肝息风汤加大黄、水蛭、天竺黄、石菖蒲等2剂，密切观察病情，药尽腹痛如绞，如厕大便解下恶臭难闻、便水齐下数个粪团，腹气立通，身凉心平，舌象如往，脉象平和，药已中病机，继服6剂，肢肿消失，言语渐复，腹软无痞块，虑其病虽趋愈，恐久后必要宿疾，守法增损调理月余，配合针灸、按摩一举中的，至今诸病未复发。[孔凡涵，姬峰．补阳还五汤应用举隅．光明中医，2005（1）：50.]

按语：补阳还五汤现常用于中风后遗症的治疗，但正气未虚者慎用，阴虚阳亢或阴虚血热或风火痰湿等余邪未尽者忌用。第一例本无气虚证而应用大剂性温而升补之黄芪，导致病情加重。考虑舌红苔黄、脉弦数有力，故改用滋阴潜阳息风之天麻钩藤饮。第二例患者舌红苔黄厚腻、脉弦滑，故以清热利湿、涤淡开窍、平肝息风、调畅气机为法，予龙胆泻肝汤和镇肝息风汤加大黄、水蛭、天竺黄、石菖蒲等治疗。由此可见，中医用药应以辨证为要，务必四诊合参，切不可一成不变地套用成方。

解毒活血汤

解毒活血汤方

连翘二钱，葛根二钱，柴胡三钱，当归二钱，生地五钱，赤芍三钱，桃仁八钱，研，红花五钱，枳壳一钱，甘草二钱。水煎服。

此方谓初得吐泻而言，若见汗多、肢冷、眼塌，不可用。

【方歌】

> 解毒活血连翘桃，红花归壳葛赤芍，
>
> 柴胡甘草同生地，吐泻良方用水熬。

【注】该方清热解毒，凉血活血，主治瘟毒吐泻初起。现多用于麻疹、脑炎、脑膜炎、灰质炎后遗症等。

解毒活血汤医案

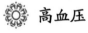 高血压

张某，女，55岁。

患高血压13年，现服苯磺酸左旋氨氯地平片、马来酸依那普利片，血压120/80毫米汞柱，20余岁开始常服用去痛片至今，2005年测血肌酐114微摩尔/升（正常值44～97微摩尔/升），2008年服中药汤剂，疗效

不显。现症：乏力失眠，夜尿频，视物模糊，舌质紫暗，边瘀斑，苔薄白，脉细涩。血肌酐 155.9 微摩尔/升，血脂轻度偏高。彩超示：肝轻度弥漫性声像，肝脏实质性占位（多发性血管瘤？），胆囊多发结石，胆囊摘除；双肾多发结石，双肾弥漫性改变；右乳头上方实性结节，左乳内小结节。中医辨证：瘀血内停，浊邪中阻，脾肾两虚。

连翘 20 克，桃仁 15 克，红花 15 克，当归 20 克，枳壳 15 克，赤芍 15 克，柴胡 15 克，生地黄 15 克，甘草 15 克，石斛 20 克，麦门冬 15 克，陈皮 15 克，半夏 15 克，茯苓 20 克，玉竹 15 克，生大黄 5 克，白术 15 克。

二诊：上方服 14 剂，夜尿频及夜寐转佳，晨起眼睑浮肿，倦怠嗜睡，大便日 2 次，便溏，舌质紫暗，边瘀斑，苔薄白，脉细涩。前方去柴胡、玉竹，加草果仁 15 克、紫苏 15 克、砂仁 15 克。

三诊：上方服 14 剂，测血肌酐 147.7 微摩尔/升，血尿素氮 8.46 毫摩尔/升，夜寐、乏力明显好转，夜尿 2 次，大便日 2 次，便溏，舌质紫暗，苔薄白，脉细涩。前方加丹参 20 克、益母草 30 克。

四诊：上方服 14 剂，偶有乏力腰酸，夜尿 1 次，舌质紫暗，苔薄白，脉沉。

连翘 20 克，桃仁 20 克，红花 15 克，枳壳 15 克，赤芍 20 克，柴胡 15 克，生地黄 15 克，葛根 20 克，甘草 15 克，熟地黄 20 克，山茱萸 20 克，山药 20 克，茯苓 20 克，牡丹皮 15 克，泽泻 15 克，黄芪 30 克，太子参 20 克，生大黄 7 克，白术 15 克，草果仁 15 克，紫苏 15 克，砂仁 15 克。

五诊：上方服 14 剂，血肌酐 114.9 微摩尔/升，血脂转正常，视物模糊明显转佳，大便日 2 次，便质转干，晨起眼睑浮肿，舌质紫暗，苔薄白，脉沉。前方去砂仁，加陈皮、半夏各 15 克。

六诊：上方服 14 剂，各项化验均正常，面色红润，体重增加，偶有下肢沉、腰酸，二便正常。前方继服 28 剂，半年随访，未有复发。［代晓光，张玉梅，刘娜，等.国医大师张琪教授妙用解毒活血汤.中国中西医

结合肾病杂志, 2010, 11（12）：1046.]

按语： 该患者病程长，久病必瘀，气血运行不畅，水液代谢障碍，气血水饮湿浊毒内生，脾失运化，病位在肾，故前期治疗解毒活血汤和二陈汤加减，解毒活血，健脾祛湿浊，又兼顾护阴液，诸症减轻。

❀ 充血性心力衰竭

付某，男，73 岁。

因气喘不能平卧，少尿，浮肿 3 个月，于 1997 年 6 月 7 日入院。有冠心病史 10 余年。入院四诊：烦躁气促，腹大隆起，右胁下癥瘕拒按，两足背浮肿，按之没指，舌质紫暗，脉数。体检：半卧位，颈静脉怒张，双肺呼吸音粗糙，右下肺少许湿啰音，心率 114 次 / 分，律整，腹水征（＋），肝脏右锁骨中线下 3 厘米，质硬，双下肢凹陷性浮肿，心电图示"窦性心动过速"。治疗：先予对症处理，中药用济生肾气丸，以温阳利水。2 天后效果不显，改用解毒活血汤加减。

葛根 15 克，柴胡 10 克，赤芍 10 克，桃仁 10 克，红花 10 克，枳壳 10 克，炙甘草 10 克，丹参 15 克，白术 10 克，青木香 10 克，杏仁 10 克，车前子 15 克。水煎，每日 1 剂，分 3 次温服。

3 剂后患者能平卧，尿量增加，腹水及下肢水肿均减轻。再服 5 剂，全身情况改善，患者能下床轻微活动，肺部啰音消失。根据患者家属要求带药出院，原方去青木香、柴胡，加山药 20 克、黄芪 15 克，10 剂。

2 周后患者来院复诊，自我感觉良好，诸阳性体征基本消失，唯双侧足踝部轻度水肿。[笪明琪，张淑香.解毒活血汤在内科重症中的应用.安徽中医临床杂志, 1999（1）：3.]

按语： 该患者先取温阳利水之法，治疗无效。结合脉证辨为血瘀郁热，虽水肿盛，但为瘀血郁热阻塞所致。用解毒活血汤出入，瘀血化，郁热散，血脉调和，水气得行。

❀ 变应性血管炎

竺某，女，50岁。

双下肢发皮疹1周，伴有发热3天。病史：患者2周前有感冒、咽喉疼痛，服药后好转，继而双小腿发出大小不等的红斑、结节，红肿热痛，伴有发热、全身无力、关节疼痛、活动不利。检查：双小腿前侧散在蚕豆至核桃大小的结节和斑块，颜色鲜红到紫红，触之有浸润感，质地偏硬，有灼热感，按之疼痛。其中夹杂有瘀点和小片紫癜。实验室检查：红细胞 3.67×10^{12} 个/升，偏低；中性粒细胞77.7%，偏高；红细胞沉降率67毫米/小时，偏高。苔黄腻，舌质红，尖有刺，脉象弦数。诊断：变应性皮肤血管炎（瓜藤缠）。辨证：毒邪初由口鼻而入，进而燔灼营血，阻塞经脉，迫血外溢，蕴结肌肤。治则：清热解毒，凉血活血，化瘀通络。方用王清任解毒活血汤加味。

大连翘15克，柴胡9克，葛根12克，生地黄30克，赤芍9克，牡丹皮9克，当归9克，桃仁泥9克，红花6克，枳壳9克，茜草根30克，紫草9克，丹参30克，鸡血藤30克，白茅根30克，香附9克，生甘草6克。7剂。

二诊：皮疹消退，遗留色素沉着，自觉胃部胀满，苔腻舌红，脉弦。脾胃虚弱，湿热未清，拟健脾和胃，清热化湿。

苍术、白术各12克，黄柏9克，萆薢12克，猪苓12克，炒米仁30克，煨葛根12克，枳壳6克，姜半夏9克，陈皮9克，谷芽、麦芽各15克，煨木香9克，柴胡9克，生甘草3克。7剂。

治疗1个月临床获愈。[李咏梅，冯国强，宋瑜，等.解毒活血汤治疗变应性血管炎80例临床观察.中华中医药学会皮肤科分会：中华中医药学会，2007：2.]

按语：患者外感发热后皮肤出现结节和斑块，颜色鲜红到紫红，有灼热感，按之疼痛，舌红有刺，苔黄腻，脉象弦数。乃邪热入里燔灼营血，阻塞经脉，迫血外溢，蕴结肌肤，治宜清热解毒，凉血活血，化瘀通络。

后期以脾胃虚弱、湿热未清为主，故改用健脾和胃，清热化湿。

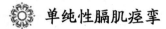 **单纯性膈肌痉挛**

欧某，女，61岁。

4年前患者因情绪紧张、思虑过度后出现呃逆，在国内外多家医院检查无异常，诊为单纯性膈肌痉挛症。经针灸治疗可有所缓解，药物均无效，但每遇情志不舒、恼怒即加重，痛苦异常。现症见：呃逆，咳嗽，胸背窜痛连肩，矢气较多，舌淡紫，苔薄白，脉沉缓。西医诊断：单纯性膈肌痉挛。中医诊断：呃逆，证属气滞血瘀。治以活血行气，通络止呃。方以解毒活血汤合四逆散加味。

生地黄、连翘、桃仁、红花各15克，当归10克，牛膝15克，葛根20克，赤芍、柴胡各15克，白芍20克，枳实10克，威灵仙、旋覆花各15克。2剂，水煎服。

二诊：呃逆、咳嗽频频，声重短促，周身窜痛加重，矢气频频。续予原方3剂，嘱其一定服完。

三诊：服第4剂后，时觉周身舒畅，疾病若失，时觉局部胀痛不已，现呃逆、咳嗽减轻，时发时止，矢气减少，窜痛范围缩小，程度减轻。续予原方加减治疗30余剂方告症状完全消失。后以柴胡舒肝散调理善后。
[张春艳.解毒活血汤新用.中医药学刊，2006（11）：2130.]

按语：本例肝郁气滞日久，导致血脉瘀阻，经气不通。当以活血行气通络为要务，解毒活血汤合四逆散活血化瘀，舒肝行气解郁，佐以威灵仙助药力通达诸经，旋覆花降逆止呃。虽不以降逆止呃为主，但瘀化络通，气畅郁舒则气机调达，清气升浊气降，呃逆自止。

 痢疾

刘某，男，25岁。

患者腹泻黏液脓血样便已 7 天，腹痛里急后重，下痢赤白相杂，状如胶冻，赤多白少，肛门灼热，虚坐努责，舌红苔腻微黄，脉滑数。体温 37.8℃，心肺正常，左下腹压痛，肠鸣活跃。便常规：红细胞 +++，白细胞 ++，脓细胞 ++。诊为细菌性痢疾。证属湿热蕴结肠道，瘀热互结，治宜解毒活血，清热利湿，调气行血。方用解毒活血汤加减。

白头翁 20 克，黄连 6 克，木香 10 克，连翘 15 克，当归 6 克，赤芍、白芍各 15 克，大黄 6 克，柴胡 6 克，葛根 15 克，黄芩 10 克，败酱草 15 克，红藤 15 克，红花 15 克，马齿苋 20 克，枳壳 6 克，甘草 6 克。水煎温服，每日服 3 次。

3 剂后诸症消失，续服 3 剂，以巩固疗效。[李怀民．解毒活血汤临证新用．实用中医内科杂志，2006（4）：402.]

按语：湿热疫毒壅塞肠中，气血与之相搏结，使肠道传导失司，脂络受伤，气血凝滞，腐败化为脓血而痢下赤白。气机阻滞，腹气不通，所以腹痛、里急后重。故治当清热解毒，调理气血。

❀ 肠息肉

李某，男，10 岁。

1960 年间因腹痛大便出血脱肛，经中药治愈。去年夏天经常腹痛，经某医院摄片检查发现直肠与乙状结肠交界处见有一约黄豆大的圆形缺损，横结肠远段见有一约铜元大的圆形固定性缺损，拟为肠息肉。并建议手术摘除，因患儿家属不同意而来我院求治。

自觉症状：每天大便前后均有腹痛，便带红色黏液，余无所苦。脉弦滑，舌净。细揣脉症，本病系由肠中热结，气血瘀滞而生息肉，治宜活血祛瘀，升散阳明之热，方选活血解毒汤加减。

毛柴胡一钱，粉葛根二钱，连翘三钱，土红花七分，穿山甲三钱，光桃仁一钱，败酱草三钱，当归尾一钱，赤芍二钱，生地四钱，川朴一钱，粉甘草一钱。

次诊：服前药后，便血较轻，仍照前方加黑地榆、炒槐花各三钱。

三诊：服药后，腹痛便血减轻，唯皮肤出现丘疹搔之痒甚，而有水疤。以前方去葛根，加蒺藜三钱。

此后仍按活血解毒汤为主继续治疗，前后服药达 30 剂，腹痛消失，大便脓血亦解，并于同年 6 月 27 日复查：乙状结肠与直肠交接处似无豆粒大之充盈缺损，余段结肠无明显特殊发现。1 年后随访未见复发。[陈树榕.活血解毒汤加减治愈肠息肉一例.福建中医药，1966（2）：40.]

按语： 患者系肠中热结，气血瘀滞而生息肉，故用活血解毒汤加味，清热解毒、行气活血治疗。

❀ 慢性结肠炎

张某，女，32 岁。

患者因经常出差到亚热带地区工作，喜食酸冷辛辣食物，近半年来经常下腹部隐痛，便下脓血稀便，便下不畅，时好时发，有误用止涩之剂治疗史，西医诊断为慢性结肠炎，曾多处求医治疗不愈。诊见：患者体弱，少气懒言，面色苍白，食欲差，胸闷腹胀，尿短黄，舌质红苔白腻，脉沉细。证属脾虚湿热内蕴，大肠传导失职，治当清热解毒，活血导滞，开胃健脾。

生大黄（后下）10 克，槟榔 10 克，波蔻 10 克，桃仁 10 克，红花 5 克，生地黄 15 克，连翘 15 克，葛根 30 克，柴胡 15 克，当归 15 克，炒枳壳 15 克，杭芍 15 克，甘草 10 克。水煎服。

药后泻下带脓血腥臭稀粪数次，腹痛、气胀减，后大便爽畅稍带少量血和黏液。继用上方去大黄，加秦皮 10 克、川黄连 5 克、川楝子炭 10 克、北沙参 30 克，3 剂后其病愈，1 个月后随访无反复。[程昆生.解毒活血汤临床应用举隅.云南中医中药杂志，1997（2）：59.]

按语： 患者年仅三十余岁，但一派虚象。追其病史，乃出差亚热带感受湿热，又兼饮食不调而成痢，却误用止涩之剂，闭门留寇。邪气不除，正气难复，如张子和攻邪之法也。邪气祛，正气自当恢复。

✿ 慢性阑尾炎

何某，男，38岁。

患者因急腹症而住院治疗，西医诊断为慢性阑尾炎，经用抗生素、解痉止痛药治疗2个月，病情不见缓解。中医会诊：患者体实，腹痛拒按，身热不安，口臭纳呆，阑尾炎体征不明显，尿短黄，大便5日未行，舌质红苔黄腻，脉弦数。其病起于半个月前因过食生冷不洁食物，而致寒热往来，腹痛下痢脓血，服用止泻药后痢止，渐生以上诸症。证属饮食不洁，外感瘟毒之邪，又服用止泻药，犯"闭门留邪"之忌，致使热毒瘀血内结。治宜清热解毒，通便化瘀，使便通而热毒散，污秽祛血运畅。方用解毒活血汤加味。

生大黄（开水冲服）30克，桃仁15克，红花10克，生地黄30克，连翘15克，葛根30克，柴胡15克，当归15克，赤芍15克，炒枳壳15克，甘草10克。水煎服。

1剂后便下黑色干粪球数枚，以后泻下带脓血黏液腥臭稀便数次，顿觉腹痛大减，可进少许流汁饮食。继用上方易生大黄为熟大黄15克同煎，3剂后病告愈。[程昆生.解毒活血汤临床应用举隅.云南中医中药杂志，1997（2）：59.]

按语：解毒活血汤乃王清任为治疗瘟毒吐泻转筋一症而设，清代吴存甫、罗芝园用本方治疗鼠疫取效。因该方以解毒活血为主，除湿导滞之力不足，故加入了推陈致新之大黄。

✿ 黄疸

患者，男，28岁。

患黄疸已1周余，右胁部胀痛，脘闷腹胀，胃纳欠佳，厌油腻，小便淡黄，大便欠畅，头晕眼差，身倦神疲，心烦易怒，全身皮肤发黄，白睛黄染，色泽鲜明，如橘子色，舌红苔薄腻，舌边有瘀点，脉弦滑，肝在肋下可触及，边缘整齐，质中。查肝功能：总胆红素65.4微摩尔/升，结合胆红素23微摩尔/升，丙氨酸氨基转移酶240单位/升，HBSAg（－），诊为急性黄疸型甲型肝炎，证属湿热疫毒蕴结，瘀热内阻。治宜解毒活血，清热利湿，疏肝健脾，方用解毒活血汤加减。

茵陈20克，大黄6克，山栀6克，虎杖12克，板蓝根15克，连翘15克，郁金15克，柴胡9克，当归6克，赤芍、白芍各15克，丹参15克，红花15克，枳壳9克，茯苓12克，甘草6克。水煎温服，每日服3次。

服10剂后，黄疸消退，诸症消失，续服10剂以巩固疗效，1个月后复查，肝功能恢复正常。[李怀民.解毒活血汤临证新用.实用中医内科杂志，2006（4）：402.]

按语：正如张景岳云，"诸病黄家虽多湿热，经脉久病不无瘀血阻滞也。"因此，清热解毒利湿，还应行气活血化瘀。

❀ 慢性肾炎

梅某，女，45岁。

患者8岁患慢性肾小球肾炎，蛋白尿＋～＋＋，30余年，间断服中药治疗，2009年春节后，血肌酐210微摩尔/升，于市内某医院住院治疗半个月，静脉滴注维尼通、口服尿毒清颗粒等药物，血肌酐降至正常，现复发。实验室检查：血肌酐281.0微摩尔/升，血尿素氮9.0毫摩尔/升，血糖6.9毫摩尔/升，总胆固醇6.4毫摩尔/升，三酰甘油3.08毫摩尔/升，蛋白尿＋；心电图示心肌供血不足，ST－T轻度异常；彩超示双肾弥漫性改变，双肾囊肿，右肾结石。既往患高血压7年，现服硝苯地平控释片、坎地沙坦酯片，血压120/80毫米汞柱。现症：口干口渴，乏力倦怠，舌质紫暗，苔薄少津，脉沉。中医辨证：瘀血内阻，气阴两伤。

连翘20克，桃仁15克，红花15克，当归15克，葛根15克，赤芍

20 克，柴胡 15 克，生地黄 20 克，甘草 15 克，熟地黄 20 克，山茱萸 20 克，山药 20 克，茯苓 15 克，泽泻 15 克，牡丹皮 15 克，黄芪 30 克，太子参 20 克，天花粉 15 克，石斛 20 克，玉竹 20 克，生大黄 10 克。

复诊：上方服 28 剂，患者口干口渴明显好转，乏力亦减轻，舌质紫暗，苔薄黄腻，脉滑。血肌酐 140.4 微摩尔/升，蛋白尿转阴。血尿酸 426 微摩尔/升。

连翘 20 克，桃仁 15 克，红花 15 克，丹参 20 克，葛根 20 克，赤芍 20 克，柴胡 15 克，生地黄 20 克，甘草 15 克，熟地黄 20 克，山茱萸 20 克，山药 20 克，茯苓 15 克，泽泻 15 克，牡丹皮 15 克，玉竹 20 克，生大黄 10 克，草决明 30 克，何首乌 20 克，土茯苓 30 克，半夏 15 克。

患者服 28 剂后，自诉感觉身体轻松，偶见乏力，本方继服 30 剂，诸症消失，未诉不适。血肌酐、血尿酸、尿蛋白均正常，血脂、血糖亦有所下降。[代晓光，张玉梅，刘娜，等.国医大师张琪教授妙用解毒活血汤.中国中西医结合肾病杂志，2010，11（12）：1046.]

按语：由于久病体弱，气虚血瘀，故以益气养阴之参芪地黄汤固其本，解毒活血汤疗其标。

慢性肾衰竭

何某，男，47 岁。

慢性肾衰竭 1 年，患者 1 年前体检时发现血肌酐 189.62 微摩尔/升，诊为慢性肾衰竭（失代偿期），以包醛氧淀粉胶囊、肾衰宁等降浊排毒治疗。现症见：头昏身重，腰痛，性欲低下，夜尿频，面色晦暗，形体偏胖，舌质紫暗苔白，脉弦细。既往误诊摘除健康右肾史。肾功能：血肌酐 235.6 微摩尔/升，血尿酸 472.5 微摩尔/升，血尿素氮 9.8 毫摩尔/升；尿蛋白 ++。西医诊断：慢性肾衰竭（失代偿期）；中医诊断：虚劳。证属脾肾两虚，瘀血湿浊内蕴。方以解毒活血汤加味。

生地黄、桃仁、红花、当归、牛膝各 15 克，葛根 20 克，赤芍、连翘、柴胡、丹参各 15 克，枸杞、山药各 20 克。泽泻 15 克，石斛 20 克，黄芪 30 克。10 剂，水煎服，每日 1 剂。

二诊：药后头昏减轻，腰痛消失，余症如前。续用前方，再进 10 剂。

三诊：患者在家自服上方 30 剂，自觉身体轻快有力，自云时欲奔跑，性欲增强如青年时，面色红润，头脑清利，夜尿消失，舌质淡红，苔薄白，脉缓。肾功能：血肌酐 97.2 微摩尔 / 升，血尿酸 325.1 微摩尔 / 升，血尿素氮 4.7 毫摩尔 / 升，尿蛋白 -～+，与原方加减巩固，半年后随访，肾功能正常，自觉精力充沛，每天工作至深夜亦未有不适症状。[张春艳 . 解毒活血汤新用 . 中医药学刊，2006（11）：2130.]

按语：慢性肾衰竭多为脾肾两虚，湿热瘀血浊毒内蕴，治以补脾肾，清热利湿，解毒活血化湿浊。方用解毒活血汤加丹参、牛膝化瘀通络解毒，枸杞、山药、石斛、黄芪补脾益肾，泽泻泻肾浊。血行瘀消湿化，气机通畅，脾肾自健而诸症消失。

❁ 急性化脓性胆管炎并发急性肾衰竭

汪某，女，67 岁。

患者恶寒高热，右上腹疼痛 3 天。入院四诊：肤目色黄如桔，呕吐频频，肌肤灼热，右肋下疼痛拒按，舌红苔黄腻，脉弦。体检摘要：体温 39℃，精神差，皮肤巩膜深度黄染，心率 110 次 / 分，律齐，右上腹明显压痛，墨菲征（+）；白细胞 37.2×10^9 个 / 升，中性粒细胞 90%；总胆红素 150 微摩尔 / 升，直接胆红素 100 微摩尔 / 升，丙氨酸氨基转移酶 200 单位 / 升。入院后给头孢曲松钠抗感染治疗，中药内服大柴胡汤，但身热不退。24 小时后患者出现少尿，神志恍惚。急查肾功能：血肌酐 375 微摩尔 / 升，尿素氮 15.4 毫摩尔 / 升，血糖 11.2 毫摩尔 / 升。B 超示：胆囊多发结石，胆总管内径 14 毫米，左右肝管均扩张。临床主要诊断：急性化脓性胆管炎并发急性肾衰竭。中药急投解毒活血汤出入，并配合胰岛素降糖治疗。

连翘 10 克，葛根 15 克，柴胡 10 克，生地黄 10 克，桃仁 10 克，红花6克，枳壳10克，甘草10克，天花粉15克，生大黄10克，黄芩10克。水煎，每日1剂，分4次日夜口服。

1剂后患者排大便2次，量多，腹痛减轻，汗出，体温降至38℃，呕吐止。继服2剂，腹痛止，尿量增加，查血糖7.1毫摩尔/升。停胰岛素，中药减生大黄为6克，再服7剂。患者体温正常，腹痛止，黄疸退，尿量恢复正常，但消瘦乏力，再原方加减调整10余天，复查肝肾功能、血糖均在正常范围，复查B超：胆总管内径9毫米，胆囊多发结石。于3月25日出院，择期行胆囊切除术，共住院22天。[苣明琪，张淑香.解毒活血汤在内科重症中的应用.安徽中医临床杂志，1999（1）：3.]

按语： 本证病势危急，症状复杂。因肤目色黄如桔、肌肤灼热、右肋下疼痛拒按、舌红苔黄腻、脉弦，似乎一派湿热之象，但予以大柴胡汤不愈。于是考虑湿热瘀结，水浊内停，改用解毒活血汤加减治疗，效果满意。

❀ 紫癜性肾炎

李某，女，20岁。

患者3年前食虾后出现双下肢紫癜、腹痛、黑便及肉眼血尿，在某医院确诊为紫癜性肾炎，予泼尼松、雷公藤多苷片及其他对症治疗，皮肤紫癜、腹痛及黑便消失，但血尿仍时轻时重，尿常规：红细胞15～50/HP。曾口服中药清热凉血、益气活血、补肾健脾之品，均疗效不佳。现症见身体倦怠，时有腰酸，易感冒，咽痛，颜面胀感，口干渴，月经量少，色紫红，有血块，食纳睡眠均佳，余无明显不适，舌质紫红，舌底脉络青紫迂曲，苔白略干，脉细涩，尿化验红细胞35～40/HP。西医诊断：紫癜性肾炎；中医诊断：尿血（瘀热内结）。治以活血解毒，清热凉血止血。方以解毒活血汤加味。

生地黄、连翘、桃仁、红花各15克，当归10克，牛膝15克，葛根20克，赤芍、柴胡各15克，枳壳10克，藕节20克，牡丹皮15克，茜草、白茅根各 20 克。7 剂，水煎服，每日 1 剂。

二诊：乏力、咽痛、颜面胀感、口干渴均减轻。效不更方，续予原方 7 剂。

三诊：乏力、颜面胀感、口干渴消失，偶有轻微咽痛，中间适值经期，月经量多，初有大量血块色黑，后经色转鲜红，血块亦减少。服药期间未再发生腰酸、感冒。舌底脉络色转淡，舌质淡紫，苔薄白，脉沉细。尿常规：红细胞 4～6/HP。之后在上方基础上加减服用 20 余剂，诸症消失，随访 8 个月尿常规：红细胞 0～5/HP。曾发生手部皮肤感染，而尿血亦未加重。[张春艳.解毒活血汤新用.中医药学刊，2006（11）：2130.]

按语：本病多为热迫血行，络伤血溢或气虚不摄，血溢脉外，但往往尚有瘀热互结为患。本例舌质紫红，舌底脉络青紫迂曲，苔白略干，脉细涩及月经异常均为瘀热互结之象。故当使瘀化血行，气畅郁舒，热清血止，其病方愈。

✿ 慢性咽炎

黄某，男，40 岁。

咽痛时轻时重 3 年余，加重 5 天。曾于某西医院诊为慢性咽炎，予抗生素及清热解毒利咽之中药治疗，有一定疗效，但不能根治。每于食辛辣肥甘炙煿之品即诱发加重。5 天前外感后咽干痒痛加重难耐，经治疗外感症状消失，但咽喉症状无明显改善。诊见：咽喉红肿色紫，扁桃体肿大，咽干痒痛，口干渴，时有头痛，舌红绛苔白干，脉细数。辨证为瘀热内结咽喉。治以活血通络，清热养阴利咽。方以解毒活血汤加味。

生地黄、连翘、桃仁、红花各 15 克，当归 10 克，牛膝 15 克，葛根 20 克，赤芍、柴胡各 15 克，白僵蚕 10 克，玄参 20 克，桔梗 8 克，山栀子 10 克。3 剂，水煎服，每日 1 剂。

二诊：咽干痒痛、口干渴明显减轻，头痛发作时减轻，继服原方 10 剂。

三诊：诸症消失，扁桃体肿大，咽喉色淡红，头痛未作，舌淡红苔薄白，脉细。后嘱患者每月服5剂，连服3个月，至今咽痛未复发。［张春艳.解毒活血汤新用.中医药学刊，2006（11）：2130.］

按语： 本例初期为热邪上犯咽喉，但久病化热入络，络瘀血阻，致瘀热互结于咽喉要道。以解毒活血汤加栀子活血化瘀，清解热毒；牛膝活血化瘀，使瘀热下行；白僵蚕活血通络，散结消痈，使咽喉要道通畅；玄参、桔梗一润一宣，使肺清咽利。诸药合用瘀祛络通，热清雨降，咽喉清润，故陈年痼疾得愈。

急救回阳汤

若吐泻一见转筋、身凉、汗多，非此方不可，莫畏病人大渴饮冷不敢用。

党参八钱，附子八钱，大片，干姜四钱，白术四钱，甘草三钱，桃仁二钱，研，红花二钱。

【方歌】

急救回阳参附姜，温中术草桃红方，

见真胆雄能夺命，虽有桃红气无伤。

急救回阳汤医案

 心悸

倪某，男，50岁。

患者2个月前突发胸痛、出汗晕厥，急送市某中心医院，诊为急性广泛性前壁心肌梗死、休克，经抢救治疗，痊愈出院。此后经常胸闷、气短、乏力、动则气促，近2周病情加重。诊见：患者心悸气短，汗出肢冷，夜间常憋醒，需坐起，咳喘不止，纳少，尿少，下肢轻度浮肿，舌暗胖苔

194

白，脉沉细涩。心电图检查示：下壁、后壁心肌梗死（亚急性期），心率142次／分，律不齐，室上性心动过速。曾服用血府逐瘀汤合炙甘草汤加减治疗少效。证属脾肾阳虚、心脉瘀滞，治以温阳培土复脉。方以急救回阳汤加减。

党参、龙骨、牡蛎各30克，附子、白术、桃仁、三七各10克，干姜、甘草、红花各5克，玉竹、丹参各15克。每日1剂，水煎服。调治月余，心律复整，诸症皆除。[李寿庆．急救回阳汤临证应用举隅．新中医，2007（1）：57.]

按语：本例患者真心痛后正气大伤，心气阳虚损，脾肾阳虚，水气上泛，凌心射肺，故见胸闷心悸、气短、喘咳不止、少尿、浮肿、汗出肢冷，舌胖乃气虚阳虚，舌质暗为血瘀之象。故用急救回阳汤，温阳培土安诸脏，温阳复脉，化瘀强心；酌加玉竹、丹参、三七、龙骨、牡蛎育阴养心，化瘀通脉，镇静安神。

❀ 心源性晕厥

何某，女，55岁。

诊前4日，因生气后，出现全身大汗淋漓，头晕乏力，心悸，面色㿠白，有短暂性晕厥而收入院。诊见舌淡红，苔薄白少津，脉结代，血压6.9/5.1千帕，心率30～45次／分。心电图示：窦性心动过缓，Ⅲ度房室传导阻滞，心率38次／分。X线片示心影不大，化验各项检查正常。住院后经用西药，效果不显。证属心阳虚衰，心气不足，治宜回阳救逆，养心益气。以急救回阳汤加减。

红人参20克，附子10克，干姜10克，桃仁15克，刺五加50克，麦冬20克，五味子10克，木香5克，黄芪50克，大枣10枚，青皮15克，肉桂心10克，百合25克。水煎服，每日1剂。

患者服药3日后，晕厥未发，心率50～65次／分，以上方加竹叶10克、太子参20克，减红人参10克，继服20剂，晕厥未再复发，诸症好转，血压11.3/7.5千帕，心率60~80次/分，心电图提示：窦性心率，不完全右束支传导阻滞。后又以百合汤加阿胶、太子参、肉桂服2个月，诸症消失，可以上班工作。[高鹏翔，高慧儒.急症治验举隅.吉林中医药，1991（2）：16.]

按语：本例病因系心阳虚衰，心气不足，运用急救回阳汤加减，以回阳救逆，养心益气而效。

❀ 心肌梗死

王某，64岁。

患者于3年前开始反复心前区发痛、心悸、胸闷。曾多次住院，诊断为冠心病，此次因心前区持续性剧痛1小时，面色苍白，于1984年12月18日住院。查：体温37.4℃，血压12/7.2千帕，心率114次/分，期前收缩，心尖第一心音减弱，呼吸22次/分，两肺未闻及啰音，腹平软，肝脾未触及。心电图提示：前壁心肌梗死，室性心动过速，室性期前收缩。诊断为心肌梗死并休克，心律失常。经给氧、镇痛、升压等处理。治疗1天，病情反复，邀余会诊。症见：心胸刺痛，心悸胸闷，气短汗出，面色苍白，唇紫，四肢厥冷，舌紫暗苔白，脉促无力。证属心阳虚脱，心血瘀阻。治以回阳救逆，化瘀止痛。

红参20克，附子20克，干姜8克，甘草5克，桃仁10克，红花10克，延胡索10克，细辛5克。水煎，日夜进服。

药后2剂，心痛减，四肢转温，3剂痛止，面色红润，血压16/9.4千帕。效不更方，守原方加桂枝10克，再进5剂后，上述各症渐除。后以炙甘草汤、归脾汤等出入调理半年，随访3年未发。[曾继伯.急救回阳汤在急症中的运用举隅.湖南中医学院学报，1994（3）：31.]

按语：冠心病本多瘀多虚，患者心胸刺痛、心悸胸闷、气短汗出、面色苍白、四肢厥冷、唇舌紫暗、脉促无力，乃心阳虚脱，瘀血阻滞，故用急救回阳汤补心气，温心阳，化瘀止痛。

❀ 尿路结石

林某，男，40岁。

患者左肾结石数月，经B超检查示：左肾近输尿管处结石，约6毫米×4毫米，并见肾盂积水。前医以清热利湿，通淋排石法，配合口服三金片，治疗4周不效。诊见：腰痛，伴尿频、尿痛、淋漓不畅，脐腹刺痛，痛有定处，面色苍白，四肢不温，舌淡苔白滑，脉细无力。证属肾阳虚惫，瘀水互结，治以温阳补肾，活血利水。方用急救回阳汤。

制附子、白术、红花各10克，干姜、甘草各5克，穿山甲、川牛膝、威灵仙各15克，党参20克。每日1剂，水煎服。

守方服20余剂，结石排出。B超复查结石已消失。[李寿庆.急救回阳汤临证应用举隅.新中医，2007（1）：57.]

按：尿路结石常以清热通淋为法，但本例脐腹刺痛、四肢不温、腰痛不止，乃肾阳虚惫，气化无力，瘀水互结为患。故用急救回阳汤温阳补肾活血。

❀ 闭经

刘某，女，18岁。

患者14岁月经初潮，常数月不行经，经妇科检查诊断为子宫发育不良。诊见：患者身体较胖，月经半年未至，时有经行下肢肿胀，伴腹痛、懒动、四肢冰凉，舌质淡胖大苔白，脉沉细涩。曾服用少腹逐瘀汤配合痛经宝颗粒、花红片治疗无效。证属脾肾阳虚，痰瘀湿阻滞，下注胞宫，胞络受阻，治以温肾健脾，行气化痰，活血通经。方以急救回阳汤加减。

党参、益母草各30克，橘红、附子、白术、桃仁各10克，甘草、干姜、红花各5克，泽兰15克。每日1剂，水煎服。

守方服10余剂，经血畅下，伴有豆浆样污水，5天干净，少腹痛、足肿亦消失。[李寿庆.急救回阳汤临证应用举隅.新中医，2007（1）：57.]

按语： 临床诊断闭经以血枯、血瘀者居多，痰湿下注者少见。前医忽视痰湿，而以气滞血瘀辨证治疗未效。综观脉症，是痰瘀湿浊不化，下注胞宫，阻滞胞络，而成闭经。痰湿瘀为标，脾肾阳虚为本，气化无力，阻滞难以畅通，故以急救回阳汤温补脾肾以助气化；佐以泽兰、益母草祛逐痰湿瘀血，标本兼顾，而收全功。

席汉综合征

张某，女，34 岁。

患者 2 年前产后大出血致身体虚弱，经常头晕目眩，腰膝酸软，少气懒言，形寒肢冷，神疲乏力，不能参加劳动，曾经某医院诊断为席汉综合征。2 年来经多方治疗，效不佳。本次因感寒后上述症状加重，致神志昏蒙而延余诊治。症见：面色苍白，神疲嗜睡，朦胧不清，表情淡漠，反应迟钝，毛发稀疏，气短汗出，身凉肢冷，舌淡胖嫩，苔白滑，脉微。查：体温 36 ℃，血压 11/6 千帕，心率 60 次 / 分，心音低钝，律齐，两肺呼吸音减弱，腹平软，肝脾未触及。证属阳气虚脱，治以补阳固脱，辅以活血。

红参 20 克，附子 20 克，干姜 8 克，白术 12 克，甘草 5 克，桃仁 6 克，红花 6 克。水煎服。

服药 1 剂神清，服完 2 剂，面色好转，血压 1.28/8.4 千帕，连用 5 剂，病情大有好转，后改用右归丸出入，调理 4 个月而告愈。[曾继伯.急救回阳汤在急症中的运用举隅.湖南中医学院学报，1994（3）：31.]

按语： 患者产后大出血致身体虚弱，见少气懒言、形寒肢冷、神疲乏力等阳气虚衰之证，阳虚生内寒，阳虚血运无力，最终寒凝血瘀；瘀血内阻，则阻碍阳气的通达，互为因果。急救回阳汤补阳气，通血脉，方证相符。

❀ 新生儿硬肿病

李某，10天，1988年12月8日初诊。

患婴8个月早产，生后第8天发病，始时吐乳，啼哭不安，随即面部及双下肢硬肿，继则延及大腿，肤色苍白，肌肤不温，神疲嗜睡，不哭、不吃奶，面色青紫，呼吸气微，舌淡苔白润，指纹紫暗而滞，露于命关。证属阳虚寒凝，治以温补阳气，活血化瘀。拟急救回阳汤加味。

红参（另煎）6克，附片5克，干姜3克，白术5克，桂枝3克，甘草3克，桃仁3克，红花3克，当归3克。2剂，水煎，频频喂服。嘱其保温。

2天后复诊，患儿能睁眼、吮乳，且有哭声，大腿内侧硬肿变软，守原方加黄芪、茯苓各3克，连进5剂，皮肤变软而告愈。[曾继伯.急救回阳汤在急症中的运用举隅.湖南中医学院学报，1994（3）：31.]

按语：本例属中医"胎寒""五硬"范畴，系元阳不振，生后感寒，寒凝血瘀，肌肤失其温运而发硬肿。予以急救回阳汤温阳救逆，阳气复则病亦愈。

可保立苏汤

可保立苏汤方

此方治小儿因伤寒、瘟疫，或痘疹、吐泻等症，病人气虚，口肢抽搐、项背后反、两目天吊、口流涎沫、昏沉不省人事，皆效。

黄芪二两五钱，生党参三钱，白术二钱，甘草二钱，当归二钱，白芍二钱，枣仁三钱，炒，山萸一钱，枸杞子二钱，故纸一钱，核桃一个，连皮打碎。水煎服。

此方分两，指四岁小儿而言。若两岁，分两可以减半。若一岁，分两可用三分之一，若两三个月，分两可用四分之一。又不必拘于付数，余治此症，一日之间，常有用两三者，服至不抽，必告知病家，不可因不抽，遂不服药，必多服数付，气足方妥。

【方歌】

可保立苏故纸枣，术归芍药参芪草，
山萸枸杞水煎服，一个核桃带壳捣。

可保立苏汤医案

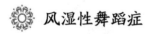 风湿性舞蹈症

杜某，男，12岁。

患风湿性舞蹈症月余，曾在外院用中西药治疗病情无改善，而转中医治疗。症见：全身性拘急紧迫感，抽搐，手舞足蹈，挤眉弄眼，无片刻休息，神识尚清醒，面色微红。舌质红，苔薄黄，脉弦细。检查：低热（37.5～38.2℃），血细胞沉降率为每小时32毫米，抗"O"800单位/毫升。西医诊断：风湿性舞蹈症。证属内外风动，真元内耗，拟益气养血，息风宁络，滋养肝肾以缓其急。选用可保立苏汤加减，取酸甘化阴。

补骨脂10克，酸枣仁10克，白芍15克，白术10克，山萸肉10克，枸杞子10克，僵蚕10克，钩藤15克，黄芪15克，当归10克，甘草10克。

服5剂后，病情明显好转，手脚抽搐渐宁静，口眼牵掣渐缓和，服至10剂，症状消失。随访2年未再复发。[徐克明，徐金汤.可保立苏汤治疗风湿性舞蹈病1例.中医杂志，1988（1）：37.]

按语：风湿性舞蹈症看起来均是风证，故一般多按风证治之。但《医林改错》有云："因见其病发作之时，项背反张，两目天吊，口噤不开……以为中风无疑，殊不知项背反张、四肢抽搐、手足握固乃气虚不固肢体也。"实际上本例是气虚为本，故采用可保立苏汤治之。

🏵 癫痫

患儿，女，7岁。

4年来，癫痫每周发作两三次，每次持续1～5分钟，发作时神识欠清、两目上视、牙关紧闭、口吐白沫，掐揉水沟穴后清醒，曾予苯巴比妥、丙戊酸钠口服治疗近2年，较前稍有缓解，后未规律用药。患儿父亲幼时有癫痫病史。脑电图示：左半球顶部可见棘波发放，脑电图轻度异常。脑CT示颅内未见异常。刻诊：纳馨，寐可，二便尚调，舌质淡红苔白厚，脉滑。中医诊断：癫痫（风痰闭阻证），治以化痰息风，宁心安神，方以涤痰汤加减。

茯苓10克，橘红6克，姜半夏6克，川贝母3克，远志10克，石菖蒲10克，天麻10克，钩藤（后下）10克，酸枣仁12克，柏子仁12克，僵蚕 6 克，蝉蜕 3 克，琥珀粉（冲服）1.5 克。14 剂，每日 1 剂，水煎分早晚 2 次口服。

二诊：患儿服药后昏仆、抽搐较前稍好转，二诊方加用白芍 10 克以柔肝缓急，24 剂，每日 1 剂，水煎分早晚 2 次口服。

三诊：患儿癫痫发作频率较前减少，效不更方。其后复诊续以二诊方加减治疗。

四诊：因情绪激动癫痫发作 1 次，治法调整为健脾益肾，养血宁心，化痰息风，方以可保立苏汤加用远志 10 克，石菖蒲 10 克，天麻 10 克，僵蚕 6 克。每日 1 剂，水煎分早晚 2 次口服。

继服 4 个月后患儿癫痫未作。此后继服用可保立苏汤巩固治疗 8 个月。2012 年 7 月随访，患儿 1 年多癫痫未复发。[孟欣，张晓敏，代卫峰，等. 贾六金分期治疗儿童癫痫经验. 中医杂志，2019，60（12）：1015.]

按语：本例患儿癫痫发作较频繁，抽搐、神昏较著，此属发作期，以邪实为主，辨为风痰闭阻证，治疗当以化痰息风为要，拟涤痰汤加减，佐以酸枣仁、柏子仁养心安神，僵蚕、蝉蜕息风止痉。患儿经治疗后，发作间期延长，且昏仆、抽搐症状渐减轻，而病程已日久，此时体虚之征明显，则以调补脾肾为主，养血宁心为佐，予可保立苏汤加减，辅以远志、石菖蒲化痰安神，天麻、僵蚕息风止痉以巩固。

🌸 婴儿痉挛症

张某，男，8 月龄。

患儿频发抽搐 1 个月。发作时突然意识丧失，屈颈似点头状，上肢屈曲、上举，下肢卷曲，全身性抽搐。每次抽搐 1～2 秒，往往呈一连串发作。发则面色青紫、汗出、眼球震颤，体温正常，3 次脑电图均示高峰失律。西医诊断"婴儿痉挛症"。经促肾上腺皮质激素及硝西泮治疗罔效。症见骨瘦如柴，面色灰滞，神情极度呆滞委顿。囟门低陷，毛发稀疏直立无光泽，唇甲淡白，纳呆便溏，时筋肉抽动，舌淡苔薄白，脉细弱。证属禀赋不足，脾失健运，气血虚弱，血不养肝，筋失润养，肝风内动。治以补脾益肾，资生气血，佐以息风。方用可保立苏汤加味。

黄芪30克，党参、白术各12克，当归、白芍、枸杞子、酸枣仁、核桃、补骨脂、山茱萸各10克，甘草3克，天麻、钩藤各6克。水煎100毫升鼻饲，每日1剂。

3剂后纳食增，腹泻止，抽搐次数明显减少。10剂后抽搐止。原方增损，调治月余，复查脑电图示正常。追访8年未复发。[王金桥，杨豪．可保立苏汤新用．新中医，1992（5）：47.]

按语：《内经》云，"婴儿者，其肉脆，血少，气弱。"本例用可保立苏汤补气以生血，方中大剂量黄芪配当归使气旺血生，配参、术、草，以健中州、资化源；用枸杞子、山茱萸补肾；当归、白芍养血；再加天麻、钩藤以息风，标本兼顾。

❀ 脑出血

刘某，女，78岁。

患者头晕眼花、手足麻木10年。5天前因生气后突发神昏、口眼㖞斜，经脑脊液检查确诊为"脑出血"，予脱水降颅压、止血等治疗无效。诊见患者形体消瘦，气短神昏，便溏日数十次，四肢厥冷，软瘫，唇甲淡白，牙齿脱落，舌质暗，脉细弱。双巴宾斯基征阳性，血压14/8千帕（104/60毫米汞柱），胆固醇6.1毫摩尔/升。中医辨证其本为气血素弱，脾肾俱损，在标为土虚不能抑木，肾虚不能养木，木失疏泄而气血逆乱上冲，脑络破裂留瘀。治以补脾益肾，调肝化瘀。方用可保立苏汤加味。

黄芪45克，党参、白术、补骨脂、山茱萸、核桃各15克，当归、白芍、枸杞子、酸枣仁各12克，丹参、牛膝各10克，甘草3克。水煎500毫升，分2次鼻饲，每日1剂。

次日厥回泻止。后减山茱萸、补骨脂药量，3剂后神志清，以上方随症加味，并配合西医常规疗法，治疗22天痊愈出院。[王金桥，杨豪．可

保立苏汤新用.新中医,1992（5）：47.]

按语：《七松岩集·中脏》有云，"年逾半百，气血既衰之后，脏腑不虚而虚，以其不见虚证，自不觉耳。偶有七情、六欲、外淫之触犯，卒然而发。"本例属气血素弱，脾肾俱虚，木失疏泄，气血上逆。以可保立苏汤补气血，充髓海，苏神志，加丹参、牛膝以活血化瘀，且牛膝能引血下行，诸药配伍，切中病机，故危疾获救。

🏵 发热泄泻脱水

耿某，女，3岁。

患儿于 1976 年 8 月 10 日起病，发热，泄泻，日达 30 余次，蛋花样便，口干烦揭，尿黄短少，经门诊服用新霉素、碱式碳酸铋、乳酶生，肌内注射黄连素等泄泻不止，渐至四末厥冷，面唇苍白，大汗淋漓，时而惊惕，急诊入院。患儿眼眶明显凹陷，皮肤弹性差，精神萎靡，大便无臭水样便夹少量黏液，脉沉细数，指纹青紫已入气关。诊为中毒性消化不良，重度失水。即以 5% 碳酸氢钠 40 毫升静脉滴注，并补以 5% 葡萄糖氯化钠 1500 毫升，加用氢化可的松 80 毫克、维生素 C1000 毫克，肌内注射氯霉素。症状不减，下午即见神志恍惚，偶有抽搐，急宜以温补脾肾、回阳救逆之方进治。

黄芪 60 克，党参 12 克，白术、当归各 6 克，制附片、山萸肉、枸杞子、补骨脂、白芍各 9 克，核桃（烧焦外壳打烂入煎）1 个，煨诃子（先煎）24 克。

患儿服 2 剂后抽搐即止，四末温，吐泻均止。续以原方去诃子，2 剂续服。诸症平，渐能进餐，调理 6 天痊愈出院。[傅汝霖，吴良德.可保立苏汤加减治疗小儿中毒性消化不良的临床体会.新中医，1983（6）：29.]

按语：本病由于大量脱水，造成临床常见的中毒性休克或休克先兆症状。与中医学慢惊风极为相似，其治疗采用王氏创立的可保立苏汤大补元气，温补脾肾，结合临床辨证论治，灵活运用，每收良效。原贵州省已故名中医王聘贤对此方治疗慢惊风甚为推崇，不无见地。

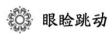 **眼睑跳动**

叶某，女，22岁。

患者以左上肢麻木、手指麻木等症就诊。经予黄芪桂枝五物汤治疗后，诸症明显好转并消失，但遗"眼皮瞤动"一症不愈。刻诊：患者左眼皮跳动不止已1周余，且有耳鸣，左侧偏头痛；同时伴有腹胀、矢气、便秘，早餐之后每发胃痛；舌淡紫，舌尖偏右稍有剥苔，余为薄白微腻苔，脉沉细滑。胃肠钡餐透示：胃壁凹凸不平，肠道痉挛。辨证为脾气虚而肝木乘之，虚风内作。予可保立苏汤合建中汤、补肝汤加减。

生黄芪25克，党参10克，白术15克，炙甘草10克，胡桃肉15克，当归15克，白芍20克，枸杞子12克，酸枣仁15克，川芎10克，桂枝10克，木瓜22克，黄芩10克，生姜3片，红枣5枚。

3剂后风证迅即消失，患者自觉异常舒适。二诊以上方加补骨脂12克、山萸6克，又3剂而愈。随访半年，一切良好。[张夏.可保立苏汤辨治虚风.河南中医，1996（1）：37.]

按语： 王清任在《医林改错》中还提出了20个症状作为气虚风动证候，即可保立苏汤的适应证，它们大多为脾肾阳虚的证候。因此凡病机属阳气虚者，或有风证，或无风证，均可予此方此法来治疗。

 脑鸣

陈某，男，62岁。

患者于10多年前一氧化碳中毒后出现头部轰轰作响，夜间为甚，白天精神不振、嗜睡，甚则坐下即昏昏欲睡。伴喉间多痰，痰松易吐，但吐之不尽，旋复又生。舌质偏红边有瘀点，苔薄黄，脉弦细。头部有外伤病史10年余。头颅CT示：小脑萎缩。脑电图及生化等检查未见明显异常。

病属脑鸣，证属脾肾亏虚兼有痰瘀。治拟补肾健脾，化痰祛瘀，兼以养阴，处可保立苏汤化裁治之。

党参、当归、炒白芍、远志、山茱萸、枸杞、补骨脂、桃仁、石菖蒲、川芎各10克，炙甘草、紫河车粉（吞）各5克，炙黄芪、鸡血藤各30克，黄精、玉竹、葛根各20克，生晒参（另煎）9克。7剂。常法煎服。

二诊：喉间痰略减，余症同前。考虑患者脑鸣时日已久，取效非一时一刻能得，予上方加猪苓10克，再进7剂。

三诊：精神转佳，白天嗜睡明显好转，头部轰声作响剧减。继依前方法，以可保立苏汤加减调治28剂。药后患者诉自觉症状良好，神清气爽，轰声作响及嗜睡未再复发。予杞菊地黄丸善后。[金晓丽，俞承烈. 可保立苏汤治疗脑鸣验案一则. 浙江中医杂志，2015，50（8）：621.]

按语：患者年逾六旬，肾精衰退，髓海失养；嗜睡、精神不振，喉间痰多，吐之不净，表明脾气不足，痰浊内生；一氧化碳中毒及头部外伤易导致瘀血内停。脾肾亏虚，痰瘀阻络，导致脑鸣发作。以补益脾肾为主，兼顾化痰、祛瘀、养阴。去原方中白术防温燥更伤阴液，去核桃防滋腻碍胃困脾，加生晒参益气健脾，紫河车益肾填精补髓，黄精、玉竹养阴生津，远志、石菖蒲化痰开窍，葛根、川芎、桃仁、鸡血藤活血通络。

❀ 慢惊风

丰某，男，1岁。

患儿从8月19日以来经常泻肚，22日经某卫生院治疗痊愈，3天后，复又吐泻，未及时治疗，肌肉渐瘦。29日晚患儿病情加重，昏睡不醒，闭目摇头，手足搐搦，于8月30日急来门诊。

患儿面色青暗，闭目摇头，昏睡不醒，大便失禁，囟门下陷，肌肉消瘦，四肢厥冷，脉微弱。

根据吐泻已久，脾气大伤为纯阴无阳，诊断为慢脾风。宜大补脾土，健胃回阳为主，以可保立苏汤加减。

补骨脂二钱，炒枣仁二钱，焦白术二钱，当归一钱，红人参一钱五分，黄芪二钱，枸杞果一钱，山萸肉一钱，核桃一个，带壳捣碎，钩藤二钱，附子一钱。水煎温服。

服上药后次日复诊，神志清醒，已无闭目摇头、抽搐昏睡等症，吐泻已轻。按前方去钩藤、附子，又服2剂后，诸症消失，于9月6日复查痊愈。［卜子荣.可保立甦汤治愈一例小儿慢脾风.中医杂志，1964（10）：13.］

按语：可保立苏汤本就治小儿因伤寒、温疫、痘疹、吐泻等病证引起的慢惊风，症见病久气虚，四肢抽搐，项背后反，两目天吊，口流涎沫，不省人事等。意在大补元气，温养脾肾。在方中加用钩藤、附子以增强平肝息风、回阳救逆之力。药症相投，疗效颇佳。

❀ 重症肌无力

张某，男，8岁。

5个月前出现双眼上睑下垂，朝轻夕重，曾在某医院确诊为重症肌无力。给予新斯的明、泼尼松、维生素B、维生素C、三磷酸腺苷等药治疗5个月，未见好转。症见：双眼上睑下垂，朝轻夕重，活动后加重，视物需仰视扬眉，体倦神疲，懒于言笑，纳少，夜尿频，大便可，舌质淡红苔薄白，脉细弱。查体：神清，双眼上睑下垂，眼球活动受限，水平复视，左右眼裂最大均为0.4厘米。西医诊断：重症肌无力。中医辨证：肾阳不足，脾虚气弱。即予可保立苏汤。

黄芪30克，党参30克，白术10克，甘草3克，当归10克，酸枣仁10克，山萸肉15克，枸杞子15克，补骨脂10克，核桃（连皮打碎）1个。每日1剂，水煎2次，早晚分服。

连服10剂，左右眼裂睁大可至0.8厘米，眼球活动自如。再授上方续服20余剂，双眼睑可自由闭合，双眼睁复如常，眼球运动自如，无复视，诸症消失而告痊愈。守方继服10余剂，以固疗效，随访1年，未见复发。

[罗炳凡.可保立苏汤治疗小儿眼肌型重症肌无力.江西中医药,2006(9):29.]

按语: 元气亏虚为本病的主要病机,脾肾亏虚为其特点,脾肾的盛衰影响着本病的发展与转归。可保立苏汤是治疗小儿久病元气虚损之名方,方中用黄芪、党参大举升发之气,甘草、白术健脾益气,当归、白芍、酸枣仁,补肝血,柔肝阴;山萸肉、枸杞子、补骨脂、核桃温肾填精。基于气血同源、精血同源之理,气旺则血旺可化精益髓,使脾健肾充,肌肉筋脉得以濡养而强健。

❀ 脑桥上外侧综合征

张某,男,56岁。

因“眩晕、呕吐,伴站立不稳、行走不能3天”就诊。查体:血压17/11千帕,神清,站坐不能,头向左歪,吟诗样语言,向左注视时眼颤快相向左,左侧周围性面瘫,左下颌下歪,左上肢意向性震颤,指鼻不稳准,右下肢痛温觉减退,右下肢巴宾斯基征(+),四肢肌力均Ⅴ级。外院头颅CT:脑桥小脑梗死。诊断:眩晕(脑桥上外侧综合征,小脑上动脉血栓形成)。患者经济困难,要求中药治疗,刻下:面色萎黄,站立不能,腰酸腿软,懒怠安卧,眩晕呕吐耳鸣,腹胀纳呆便溏,下半身常有冷感,小便清长,舌胖淡,脉虚弱尺脉微沉。证属脾肾虚弱,脑窍失养。给可保立苏汤原方,水煎服,每日1剂。

3剂后,食欲增,呕吐止,眩晕轻,能站立。25剂后,诸症消,能自己行走。[王金桥.可保立苏汤治疗桥脑外上侧综合征.四川中医,1994(11):27.]

按语: 本例病机上气不足,髓海空虚。脾为气血生化之源,肾藏精主骨生髓,故选用补脾益肾之可保立苏汤治疗本病。中气健,肝体养,肾气旺,脑髓充,气机畅,从而达到止呕吐、定眩晕、治耳鸣、疗痿废之目的。

❀ 一氧化碳中毒后遗症

马某，男，24岁。

1年前因一氧化碳中毒昏厥4天，苏醒后出现面容僵木、痴呆，说话语音不清，上肢瘈疭，下肢颤抖，走路摇摆不稳，头目眩晕，记忆力减退，诊为一氧化碳中毒后遗症。于1980年5月29日请张老诊治。症如上述，舌润脉缓。始用地黄饮子补肝肾，息内风法施治，病情无明显改善。张老反复思索，《灵枢·口问篇》："故上气不足，脑为之下满，耳为之苦鸣，头为之苦倾，目为之眩"。张锡纯对肢体痿废责之于气虚，气为血之帅，气行则血行。患者气虚无力推动血液上行，灌注于脑，故出现肢体不遂、颤抖等症。拟补阳还五汤和可保立苏汤二方化裁，益气补肾，平息内风。

黄芪75克，赤芍15克，川芎15克，当归20克，地龙15克，桃仁15克，红花15克，丹参15克，补骨脂15克，枸杞20克，苁蓉20克，菟丝子20克，巴戟15克，核桃（带壳捣）1个。

连服上方100余剂，面容僵木痴呆消失，两腿有力，步履恢复正常，两手瘈疭基本消失，仅时有小动，记忆力明显恢复。[陈惠泉.张琪老中医治疗疑难重症四则.辽宁中医杂志，1986（3）：33.]

按语： 本案属宗气亏虚，当以黄芪为首选药，气足则血充，故诸症向愈，以补阳还五汤为主加入补肾药。因本病病位在脑，肾主髓，故加入温补肾阳之药，予可保立苏汤用治内风。

❀ 多动症

宋某，男，14岁。

多动症病史3年，屡服镇静药未愈。刻诊：肢体频繁抖动，挤眉夹眼，口鼻搐动，舌淡红苔白，脉弦按之减。诊断：多动症。证属气虚风动。治宜益气息风。方用可保立苏汤加减。

生黄芪60克，补骨脂6克，炒酸枣仁30克，白术9克，当归10克，白芍药 12 克, 党参 12 克, 茯苓 15 克, 炙甘草 8 克, 山茱萸 15 克, 枸杞子 12 克, 巴戟天 10 克, 桃仁 10 克, 红花 10 克, 蜈蚣 5 条, 全蝎 7 克。水煎服, 每日 1 剂。

至 2006 年 1 月 3 日, 上方黄芪渐加至 150 克, 共服药 90 剂, 诸症已平, 继服 14 剂。[王雪红.李士懋应用可保立苏汤经验.河北中医, 2010, 32(1): 9.]

按语: 肢体抖动、呲咀挤眼等, 皆筋之病也, 筋绌急伸缩而肢体口眼随之而动。阳气阴血不足而拘, 此为虚风; 邪阻气机不畅, 气血不得温煦濡养而拘, 此为实风。可保立苏汤为王清任治久病气虚而风动的名方, 可益气扶正以息风。

❁ 厥证

武某, 女, 44 岁。

平素心动悸、惊怵、头晕寐差、身无力、肢酸软。20 岁时因胃脘左侧痛、起疱而昏厥, 知觉丧失, 不抽搐。30 岁时再犯, 被某医院疑诊为 "癫痫"。近来发作较频, 本月已昏厥五六次, 每次昏厥持续 1~3 分钟, 醒后困乏, 下肢酸软, 须数日方能恢复。刻诊: 头晕心悸, 乏力, 肢酸软, 食尚可, 经尚行。舌淡红, 苔白, 脉沉迟、小弦。诊断: 厥证。证属虚风内扰, 气虚而厥。治宜益气升清息风。方用可保立苏汤加减。

生黄芪 30 克, 人参 12 克, 茯苓 15 克, 白术 10 克, 桂枝 12 克, 炙甘草 9 克, 白芍药 12 克, 当归 12 克, 炒酸枣仁 30 克, 巴戟天 12 克, 肉苁蓉 12 克, 枸杞子 12 克, 补骨脂 8 克, 肉桂 5 克, 升麻 6 克, 柴胡 8 克。水煎服, 每日 1 剂。

2006 年 4 月 24 日, 上方加减, 共服 56 剂。服药期间共昏厥 5 次, 最后 1 次为 2006 年 3 月 4 日, 后未再昏厥。精力增, 头晕、气短及心悸等已除, 舌象正常, 脉缓, 寸脉尚不足。上方加鹿角胶 15 克、鹿茸 3 克、紫河车 3 克, 20 剂共为细散, 每服 1 匙, 每日 2 次, 巩固治疗。[王雪红.李

士懋应用可保立苏汤经验．河北中医，2010，32（1）：9.]

按语：头为诸阳之会，赖清阳上达以充养；脑为髓海，须肾精上华以滋填。本案脉沉迟小弦，乃精血不足之脉；寸弱者，乃清阳不得上达也。精气两虚，故晕厥。患者已过六七之年，三阳脉衰于上，任脉虚，太冲脉衰少，天癸竭，地道不通，精血益虚，故晕厥益频。方宗可保立苏汤，阴阳气血双补，正气渐复，晕厥渐除。

🌸 脑外伤后遗症

范某，男，8岁。

脑外伤1个月后，某院诊断为枕骨骨折，左颞枕部硬膜外血肿术后，脑外伤后遗症。刻诊：左侧面瘫，左眼无泪，左眼小，嘴右歪，左鼻无涕，左耳聋，走路蹒跚欲仆，纳差，寐安，二便调，舌淡苔白，脉沉无力。诊断：脑外伤后遗症。证属脾肾亏虚，虚风内旋。治宜益气健脾，补肾息风。方用可保立苏汤合补阳还五汤加减。

生黄芪60克，当归12克，巴戟天10克，补骨脂4克，川芎7克，全蝎9克，白僵蚕10克，党参12克，白术8克，赤芍药10克，白芍药10克，炒酸枣仁15克，肉苁蓉10克，桃仁8克，红花8克，蜈蚣10条。水煎服，每日1剂。

复诊：服上方2个月，蜈蚣加至20条。行走已正常，嘴歪已除，左眉低，左眼裂小，左耳尚聋，脉较和缓。

三诊：上方加减又服45天，诸症均除，唯耳聋如故。[王雪红．李士懋应用可保立苏汤经验．河北中医，2010，32（1）：9.]

按语：王清任云，"元气既虚，必不能达于血管，血管无气，必停留而瘀。"补阳还五汤为气虚血瘀之中风而设，可保立苏汤本为吐泻后气虚而风动所设。后者重于补，益气之外，尚有补肾养血之功。此案外伤术后，气血大伤，故予补阳还五汤补气活血通经。行走蹒跚欲仆，乃肾虚所致，又当补肾壮骨，故予可保立苏汤。加虫类药者，以病久入络，虫蚁搜剔之。

通经逐瘀汤

通经逐瘀汤方

此方无论痘形攒簇，蒙头覆釜，周身细碎成片，或夹疹夹斑，浮衣水泡，其色或紫，或暗，或黑；其症或干呕、烦躁、昼夜不眠，逆形逆症，皆是瘀血凝滞于血管，并宜用此方治之。其方中药性，不大寒大热，不大攻大下，真是良方也。

桃仁八钱，研，红花四钱，赤芍三钱，山甲四钱，炒皂刺六钱，连翘三钱，去心，地龙三钱，去心，柴胡一钱，麝香三钱，绢包。水煎服。

大便干燥，加大黄二钱，便利去之。五六日后，见清浆、白浆，将麝香去之，加黄芪五钱，将山甲、皂刺减半。至七八日后，桃仁、红花亦减半，黄芪可用八钱。此方指四五岁而言。若一二岁，分两可减半；若八九岁，分两可加一半。

【方歌】

通经甲皂麝香龙，逐瘀赤芍桃与红，
连翘柴胡毒可解，便干微用大黄攻。

通经逐瘀汤医案

 ## 隐球菌脑膜炎

张某，女，48岁。

1994年1月初，因感冒后出现头顶、枕部阵发性疼痛，渐发展为持续性胀闷疼痛，难以忍受。伴意识丧失，昏迷1次。经当地医院行腰穿术及脑脊液培养多次，均为新型隐球菌。诊断为新型隐球菌脑膜炎。经静脉滴注两性霉素B治疗后再经脑脊液培养，已转阴性，但头痛仍未缓解。头颅MRI及病理诊断：新型隐球菌脑膜炎并脑积水。当地医院考虑头痛为脑蛛网膜粘连所致，建议手术治疗。

1994年10月21日转入我院脑外科诊治。住院期间，头痛持续，呈胀痛。经予布桂嗪类药物及采取放脑脊液减压术，并配合20%甘露醇250毫升静脉滴注等方法以降低颅内压，症状控制仍不明显，颅内压仍高达3.234千帕。11月9日再次经头颅CT检查示：脑室扩张，脑积水。故于11月14日转入我科治疗。

诊查：头顶、枕部胀痛剧烈，呈持续性。视物模糊，视力：右0.1，左0.12。舌质暗红，苔薄白，脉弦。中医辨证：肝经瘀阻。治法：活血化瘀，通络疏肝。方药：通经逐瘀汤加减。

桃仁10克，红花10克，川芎10克，当归10克，熟地黄20克，三棱10克，莪术10克，乳香10克，没药10克，皂角刺10克，炮甲片15克，延胡索30克，川楝子10克，白蒺藜15克，生大黄10克。每日1剂，水煎，早晚分服。

静脉滴注头孢呋辛钠每次750毫克，每日3次。同时采取降颅内压及止痛药物辅助治疗。经上法治疗10日，头痛明显减轻，故停用两药。因大便秘结，上方加芒硝（分冲）3克、玄参15克、麦冬15克，再进服14剂。

药后头痛偶作，呈跳痛或针刺样痛。复查头颅 CT 示：与前比较脑室扩张缩小，脑积水减轻。投药已见功效，但考虑病久正气受损，恐单纯逐瘀难以使久瘀消散，故将治法改为益气养阴，活血软坚散结。

生黄芪 15 克，皂角刺 15 克，当归 30 克，川牛膝 15 克，生龙骨、生牡蛎各 20 克，生鸡内金 15 克，海藻 15 克，昆布 15 克，山慈菇 12 克，天花粉 40 克，肉苁蓉 20 克，熟地黄 30 克。

此方共进服 30 剂，头痛症状基本消失，视力恢复至右 0.8、左 1.0，颅内压已降至 2.254 千帕。复查头颅 CT 示：与前次比较脑室扩张进一步缩小，脑积水基本消失。告愈出院。[吕晋萍，李海聪 . 中医药为主治愈隐球菌脑膜炎头痛 1 例 . 北京中医药大学学报，1996（3）：50.]

按语： 中医学将隐球菌脑膜炎归为温疫邪毒所致。温疫之邪侵袭人体，壅阻血脉，闭阻神窍，故可见昏迷或意识障碍。故先用通经逐瘀汤治疗，然因病程日久，瘀结已成，正气耗伤，仅取活血逐瘀理气之药物，后期考虑正气受损，恐逐邪无力，故在活血逐瘀基础上改用益气养阴、活血软坚散结之法。

❀ 粘连性腹痛

张某，男，55 岁。

1975 年 7 月因急性化脓性阑尾炎穿孔，并发腹膜炎行外科手术治疗。术后因腹腔组织粘连造成腹痛，反复发作 7 年之久，先后采用抗炎、抗粘连、理疗、针灸及中西药等治疗，均未取效，1985 年 8 月转诊笔者。症见：神疲乏力，形体瘦弱，腹痛以中下腹、右下腹部疼痛为主，每于活动时加剧，时有腹胀便秘，食欲不振，舌暗红苔薄少津，脉沉紧兼见涩象。拟用加味通经逐瘀汤。

桃仁 12 克，红花 12 克，赤芍 15 克，炒山甲 8 克，皂刺 5 克，地龙 10 克，麝香（冲服）0.1 克，乳香（研，冲服）5 克，没药（研，冲服）5 克，当归 12 克，延胡索（醋炒）10 克，枳壳 10 克，大黄 8 克。6 剂，水煎服。

药后排气排便，腹痛减轻。继以前方去大黄加黄芪20克、党参15克，服药14剂，腹痛基本消失，饮食增加，精神转佳。随访至今尚好。[马兴田.加味通经逐瘀汤治疗粘连性腹痛.内蒙古中医药，1992（2）：18.]

按语： 患者术后腹痛，舌暗红，脉见涩象，乃瘀血阻滞，故用通经逐瘀汤活血化瘀。患者渐渐神疲乏力、形体瘦弱等为气虚之症，故在后期加用黄芪、党参补气。

会厌逐瘀汤

会厌逐瘀汤方

此方治痘五六天后，饮水即呛。

桃仁五钱，炒红花五钱，甘草二钱，桔梗三钱，生地四钱，当归二钱，玄参一钱，柴胡一钱，枳壳二钱，赤芍二钱。水煎服。

此方指五六天后呛水而言。若痘后抽风兼饮水即呛者，乃气虚不能使会厌盖严气管，照抽风方治之。

【方歌】

> 会厌逐瘀是病源，桃红甘桔地归玄，
>
> 柴胡枳壳赤芍药，水呛血凝立可痊。

会厌逐瘀汤医案

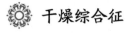 干燥综合征

傅某，女，60岁。

初诊：目干涩无泪，口干甚而黏 2 年余，自汗，口中异味，时心悸、乏力，夜尿 3～4 次。高血压病 20 余年，高脂血症、下肢静脉栓塞 2 年余。抗核抗原（ENA）抗体检测示抗 Sm 抗体、抗干燥综合征抗原 A（SSA）抗

体、抗干燥综合征抗原 B（SSB）抗体阳性，血压 140 /80 毫米汞柱，舌淡紫暗、苔白厚、脉沉滑时律不齐。诊断为干燥综合征，辨证属气阴两虚、血瘀痰浊证，治则益气养阴，祛瘀化痰，方用会厌逐瘀汤合二陈汤化裁。

桃仁、当归、玄参、党参、竹茹、茯苓各 15 克，黄芪 30 克，红花、桔梗、生地黄、法半夏、陈皮、甘草各 10 克。14 剂水煎服，每日 1 剂，分 3 次温服。

复诊：目干、自汗、乏力减轻，精神好转时有目眵，仍口干而黏，时心悸，夜尿 2 次。血压 156 /90 毫米汞柱，舌紫暗，苔薄白黄干，脉沉滑。继以会厌逐瘀汤加减。

桃仁、当归、玄参、柴胡、枳壳、赤芍、茯苓各 15 克，生地黄 12 克，首乌藤 30 克，草决明 20 克，红花、桔梗、黄柏、甘草各 10 克。14 剂水煎服，每日 1 剂，分 3 次温服。

服药 2 周后患者心悸不显，仍眼干、口干、口黏，继以会厌逐瘀汤化裁 3 周。

三诊：眼干、口黏减轻，自汗，夜尿 1 次，嘱其服知柏地黄丸调护。3 个月后随访目干、口干、口黏好转，给予益胃汤加减调护以巩固疗效。
[许继文，李全霞，曹洪欣.曹洪欣治疗干燥综合征经验.中国中医基础医学杂志，2017，23（11）：1639.]

按语：患者阴虚故见目干涩无泪、口干；气虚故见自汗、乏力；血瘀痰浊并见，故出现下肢静脉栓塞、高血压、高脂血症。舌淡紫暗，苔白厚，脉沉滑时律不齐，为阴虚血瘀痰浊之象。方用会厌逐瘀汤合二陈汤化裁，行气活血、养血润燥、祛瘀化痰并用。后期病情向愈，随症治之。

✤ 顽固性嗳气

黄某，男，40 岁。

10 年来嗳气频作，时发时止，日久不愈，但饮食如常。近来逐渐加重，嗳气欲止不能，夜间入睡时方止，头晕目眩，恶心欲吐，精神委顿，四肢乏力。曾服理气降逆、舒肝和胃之剂，疗效欠佳，又经西医、针灸诸法均无效。观其面色萎黄，神情苦楚，嗳气频作，但声低不畅，舌淡红，边尖有瘀斑，六脉弦涩。此乃瘀血阻滞，胃气上逆所致。治以活血化瘀，降逆和胃，方用会厌逐瘀汤化裁。

当归12克，桃仁15克，红花15克，桔梗10克，生地黄12克，玄参10克，柴胡10克，赤芍15克，代赭石（另包先煎）30克，沉香60克，甘草10克，生姜10克。5剂。

5月30日二诊：服上药后，嗳气近乎消失，食纳如常，精神较前明显好转，舌体瘀斑减轻，继服上方5剂而愈，3个月后随访无复发。[赵凤林.会厌逐瘀汤治顽固性嗳气.江西中医药，1993（5）：60.]

按语： 嗳气多从肝、胃论治，但患者嗳气年久，屡用理气降逆、舒肝和胃等药不效。诊见舌边尖有瘀斑、六脉弦涩，乃血瘀之象。故拟活血化瘀、降逆和胃之法治之，瘀血祛则气血和，病得愈。

❀ 顽固性呃逆

李某，男，28岁。

患者半年前因与人争吵生气后出现间断呃逆，未予重视，此后常因心情不畅呃逆加重，口服维生素 B₆、多潘立酮混悬液等均可缓解症状。近3天来，因遇事心情不畅，呃逆加重来诊，症见呃逆连声，彻夜不停，影响睡眠，胸闷气短，心慌，纳减，舌质紫暗苔白，脉弦。诊断为：顽固性呃逆。辨证为气滞血瘀，胃气上逆，治以疏肝解郁，活血化痰，顺气降逆，方用会厌逐瘀汤加减。

柴胡10克，赤芍9克，当归6克，桃仁10克，红花10克，生地黄12克，桔梗6克，枳壳10克，丁香10克，代赭石15克，栀子10克，黄连6克；甘草6克。7剂，每日1剂，水煎，早晚温服。

7天后复诊：症状消失，病告痊愈，随访1年未复发。[王尊状.会厌逐瘀汤临床运用举隅.云南中医中药杂志，2012，33（12）：45.]

按语：患者情志抑郁，肝气上乘肺胃，胃气上冲动膈，而致呃逆连声，久之气滞血瘀，胃气难降，故缠绵难愈。用柴胡、枳壳、赤芍疏肝解郁；当归、生地黄、桃仁、红花活血化瘀；桔梗、丁香、代赭石调和肺胃，降逆止呃；山栀、黄连清肝和胃，共奏疏肝解郁、活血化瘀、降逆止呃之功。

✿ 脑卒中假性延髓麻痹

郭某，男，70岁。

患高血压病30多年，3个月前出现语言不利、吞咽困难、饮水呛咳、口角流涎等症，到某医院就诊，查头颅CT：双侧皮层下梗死灶。确诊为脑卒中假性延髓麻痹，并住院治疗，给予控制血压、活血对症及康复训练，3个月后语言不利基本恢复，但延髓麻痹症状无改善，好转出院。出院后来诊，来诊时一直靠胃管进食，症见头晕头痛，舌体麻木，吞咽困难，饮水呛咳，口角流涎，舌质紫暗、瘀斑、苔少，脉沉细涩，证属气滞血瘀，夹风上扰；方用会厌逐瘀汤加味。

桃仁15克，红花10克，生地黄12克，当归15克，赤芍30克，柴胡10克，枳壳10克，玄参15克，桔梗9克，僵蚕10克，地龙10克，甘草9克。每日1剂，胃管注入，并嘱患者家属进行吞咽训练。

45天左右，吞咽功能部分恢复，拔去胃管，用米粥送服汤药，每次10毫升，每30分钟1次，10天后改为每小时20毫升，米粥较前逐渐变稀，80天左右时可完全自行服汤药，但偶有呛咳，嘱患者少量频频呷服，90天左右，吞咽功能基本恢复，病告痊愈。[王尊状.会厌逐瘀汤临床运用举隅.云南中医中药杂志，2012, 33（12）：45.]

按语：脑卒中假性延髓麻痹为双侧皮质延髓束受损引起舌咽神经、副神经、迷走神经、舌下神经损伤所致吞咽功能障碍。脉络空虚，风邪夹痰上扰咽喉，不能使会厌盖严气管所致吞咽困难，饮水即呛之证。治以活血化瘀、行气通络，符合会厌逐瘀汤证治，故切中病机，药到病除。

🏵 舌下肿块

张某，男，55 岁。

患者舌下一肿物已 3 个月有余，虽经县医院多方诊疗，不愈。诊见舌下有一花生米大肿块，色红，表面光滑，青筋暴露，舌质紫暗，伴有心烦失眠多梦，拟诊为血瘀舌下，滞而不散。治用活血化瘀，清心泻热。

桃仁、红花、柴胡、枯梗、枳壳、甘草各 6 克，生地黄、当归、玄参、赤芍各 12 克，栀子、牡丹皮各 9 克，木通、竹叶各 6 克，怀牛膝、丹参各 20 克。6 剂，水煎服。

二诊：肿块缩大半。守方继服 6 剂，肿块消失，诸症皆愈。[蔡福养.会厌逐瘀汤治咽喉部肿块.上海中医药杂志，1982（8）：36.]

按语：本例舌下肿块为心经郁热上结舌下，灼血为瘀，凝而不祛，则发为肿块。故治法除活血化瘀外，另加栀子、牡丹皮、木通、竹叶清心泻热，以断其病源；再加牛膝、丹参通达血脉，以助破瘀散结之力。

🏵 舌根肿块

蔡某，男，36 岁。

患者舌根部肿痛已半年余。曾多方诊治，不效。后经某医院病理检查，确诊为血管瘤，因患者顾忌手术，故来我院求治。症见舌根部会厌间一黄豆大肿物，色鲜红，咽部微红肿，干痛声嘶，吞咽有堵塞感，舌质紫暗。证属血瘀舌根，治用活血化瘀，滋阴清热。

桃仁、红花、柴胡、桔梗、枳壳、甘草各 6 克，生地黄、当归、玄参、赤芍各 12 克，天门冬、麦冬、沙参、乌梅各 9 克，怀牛膝、丹参各 20 克。水煎服。

携方返原籍，共服 16 剂，来郑州时欣喜相告，病已痊愈。检查见肿物全失，余症尽除。后多次随访无复发。[蔡福养.会厌逐瘀汤治咽喉部肿块.上海中医药杂志，1982（8）：36.]

按语：按舌为心之苗，舌根属肾，其经脉沿喉行于舌根两侧。心肾蕴热，耗灼阴津，血滞成瘀，留于舌根则生肿块。本例肿块生于舌根部，舌质紫暗为瘀血之征。治用会厌逐瘀汤加牛膝、丹参以增破瘀散结之力，且牛膝能引血下行，使热随血降；加沙参、天门冬、麦冬、乌梅、生地黄滋阴清热，使热去阴复，瘀血自化。

❀ 慢性扁桃体炎

王某，女，11 岁。

患者咽痛、咽干、发痒，体温 38.5℃ 10 余天，院外用抗生素及中药治疗症不减来院治疗。患者素有慢性扁桃体炎史 6 年多，每因上呼吸道感染诱发或加重。除上症外，尚有口渴、口臭，头痛，全身疼痛，咽部噎塞感，稍胸闷，大便干，1～2 天 1 次，小便黄赤。查：喉核Ⅱ度肿大，色暗红，下颌角有结核（淋巴结肿大），稍有压痛，苔薄黄乏津，舌质红，舌边有紫暗点，脉细数略涩。辨证：素有慢性乳蛾史，热毒稽留不祛，影响气血运行，渐至热与血瘀结咽喉而致上症。治当活血化瘀、利咽散结，佐以清热解毒。用会厌逐瘀汤加金银花 20 克、射干 10 克，3 剂而热退，咽干痛痒等诸症亦减，又服上方 5 剂，症基本愈。[张清福，张建华.会厌逐瘀汤临证应用举隅.四川中医，1998（2）：54.]

按语：会厌逐瘀汤一方，本用于痘后瘟毒烧炼使之血凝结于会厌而致饮水即呛。然凡因肝气郁，肝经血流不畅；或因肝阳暴涨，肝风内扰，血之与气并走于上；或因热毒与血相结，瘀于足厥阴肝经所行过之"咽喉之后"及"颠额"，引起之诸症，均可用会厌逐瘀汤加减治疗而取得显著疗效，"异病同治"之理，于此可以概见。

❀ 亚急性甲状腺炎

蔡某，女，44 岁。

患者于 5 个月前感冒后出现发热、咽痛，1 周之后发现颈前两侧肿胀疼痛，吞咽时加重，在当地医院就诊，查血细胞沉降率异常增快，甲状腺功能异常，确诊为亚急性甲状腺炎，给予口服泼尼松、甲状腺片后 3 个月症状消失，查血细胞沉降率及甲状腺功能恢复正常。停药 2 个月后复发来诊，症见颈前喉结两侧肿胀疼痛，吞咽时加重，气短声嘶，心烦易怒，时有胸闷，舌质暗红苔薄黄，脉弦数。实验室检查：白细胞正常；血细胞沉降率 85 毫米 / 小时；甲状腺功能检查：游离三碘甲腺原氨酸 FT3（发光）12.897 皮摩尔 / 升（参考值 3.5～6.5 皮摩尔 / 升），游离甲状腺素 FT4（发光）32.268 皮摩尔 / 升（参考值 8.5～22.5 皮摩尔 / 升），促甲状腺素（发光）0.13 微单位 / 毫升（参考值 0.35～5.29 微单位 / 毫升），甲状腺过氧化物酶抗体（发光）63.598 单位 / 毫升（参考值 10～40 单位 / 毫升），甲状腺球蛋白抗体（发光）159.688 单位 / 毫升（参考值 10～110 单位 / 毫升）；甲状腺彩超：左 0.8 厘米 ×1.0 厘米，右 0.7 厘米 ×0.9 厘米，两冷性结节。属中医瘿痈范畴，辨证为气滞血瘀，痰热互结，治以活血化瘀，理气化痰，清热散结。方用会厌逐瘀汤加味。

桃仁 15 克，红花 10 克，当归 6 克，生地黄 12 克，赤芍 6 克，柴胡 3 克，枳壳 9 克，桔梗 9 克，玄参 15 克，甘草 6 克，夏枯草 15 克，浙贝母 10 克，三棱 6 克，莪术 6 克，穿山甲 10 克，金银花 15 克。10 剂，每日 1 剂，分 2 次早晚温服。

10 天后复诊：声嘶、吞咽疼痛、胸闷症状消失，气促声嘶明显减轻，上方去金银花，再服 10 剂。

三诊：颈前两侧结节缩小到原来 1/3，按之仍有轻度触痛，再服上方 10 剂，复查 B 超：甲状腺结节消失；血细胞沉降率、甲状腺功能恢复正常，病告痊愈，随访 2 年未复发。[王尊状. 会厌逐瘀汤临床运用举隅. 云南中医中药杂志, 2012, 33（12）：45.]

按语：本例证属气滞血瘀，痰热互结，治以活血化痰，理气化痰，清热散结；用桃仁、红花、生地黄、当归、赤芍活血化瘀，养血凉血；柴胡、枳壳疏肝理气解郁；玄参、浙贝母、穿山甲、三棱、莪术、夏枯草、金银花逐瘀消肿，清热散结；桔梗载药上行，直达病所，共奏活血化痰，理气化痰，清热散结之功。

❁ 软腭肌瘫

患儿，男，9岁。

因言语含糊不清、吞咽困难、喝水即呛2天，加重半天，于1997年9月22日去某省级医院就诊。查体：咽部慢性充血，双侧扁桃体Ⅱ度肿大，咽后壁可见淋巴滤泡。间接喉镜检查：会厌轻度充血水肿，活动自然。诊为会厌炎。给予林可霉素1.2克、地塞米松5毫克、5%葡萄糖250毫升静脉滴注2天，无效。23日查见双侧声带裂部急性充血，声带闭合良好，给予庆大霉素8万单位、地塞米松1毫克肌内注射，效不显。25日查见右软腭腭帆提肌及悬雍垂肌麻痹，软腭运动时明显偏左，诊为软腭肌瘫，建议行CT检查，排除颅底及颈静脉孔占位性病变。26日去另一省级医院就诊，查面部外形正常，开闭口运动正常，舌运动正常，发音时右侧软腭不能上抬，紧张度明显低于左侧软腭，软腭及咽部无充血水肿，双侧扁桃体肿大，右软腭弓低，咽反射（±），颅神经（－），四肢反射正常，诊为软腭肌瘫（右）。给以维生素 B$_1$ 2500微克肌内注射，每日1次；复合维生素B每次4片，每日4次；盐酸吗啉呱每次0.1克，每日3次。亦建议做脑CT，患儿家长未同意，求助中医治疗，遂来我院。

追问病史：5天前患儿晨起觉喉中有痰，咳后未见痰出，但忽然出现声音嘶哑，伴吞咽困难、言语不清、喝水即呛，无发热，无咽痛。查舌质红，舌苔薄黄，脉缓和有力。中医诊为会厌血瘀，辨证为上焦气分痹郁，瘀血阻滞会厌。治以宣畅气机，活血化瘀，方拟上焦宣痹汤合会厌逐瘀汤化裁。

射干、郁金、红花、蝉蜕、僵蚕各6克，当归、桃仁、川芎、生地黄、枇杷叶、桔梗各9克。3剂，水煎服，每日1剂，嘱其停用西药。

9月29日复诊：药后饮水不呛，吞咽正常，饮食欠佳。上方加枳壳、鸡内金各9克，丹参10克，6剂。

10月5日三诊：药后效果明显，声嘶消失，语言清晰。继服3剂，病愈。追访3个月未复发。[宋春霞，张慧敏.小儿软腭肌瘫.山东中医杂志，1998（7）：3.]

按语：患儿虽发病较急，但无咽痛、发热，病前无上呼吸道感染及其他病史，查咽部无充血，故可排除外邪犯肺所致的急喉风。根据患儿吞咽困难、饮水即呛的主症诊为会厌血瘀。其病机为肺气壅遏，清阳郁阻，瘀血停滞，痹阻会厌。故用上焦宣痹汤合会厌逐瘀汤化裁。上焦宣痹汤宣畅上焦气机以治其标，会厌逐瘀汤活血化瘀以治其本。

 吞咽神经麻痹

李某，男，65岁。

患者饮水即呛11天。29天前因暴怒突然昏倒，人事不省，诊为脑溢血，抢救治疗半个月余，病情趋于稳定，但一直用鼻饲管给食，去除鼻饲管饮水即呛，表情痛苦貌，左手示意难以下咽。在西医治疗的同时，邀笔者会诊。患者舌难伸出口，舌尖向左侧歪斜，苔白腻，舌质暗红，脉弦硬，血压25/13千帕。辨证：因于恼怒致肝阳暴涨，肝风扰动，气血上逆壅塞于会厌而致饮水即呛，遂投会厌逐瘀汤加石决明20克、天麻10克、石菖蒲10克，分早晚2次鼻饲，服用4剂后抽出鼻饲管清洗时，试喂以流食，竟能吞咽，但饮水仍呛，遂停插鼻饲管继用上方4剂，饮水亦顺。[张清福，张建华.会厌逐瘀汤临证应用举隅.四川中医，1998（2）：54.]

按语：患者暴怒突然昏倒，诊为脑溢血，由于肝阳暴涨，肝风扰动，气血上逆壅塞于会厌而致饮水即呛，于会厌逐瘀汤中加石决明、天麻平肝镇肝，石菖蒲开窍醒神。

咽痛

李某，男，41岁。

患者于 4 年前间断出现咽干咽痛，伴身痛、低热，曾按咽炎急性发作治疗有效，现仍有间断发作。刻诊：咽干、咽隐痛，咽部肿胀感，话多后甚，纳可眠安，二便调，舌红苔黄，脉数。

柴胡 10 克，半夏 10 克，黄芩 10 克，生地黄 10 克，赤芍 15 克，川芎 10 克，当归 10 克，桔梗 10 克，桃仁 10 克，红花 10 克，金银花 30 克，山豆根 6 克，玄参 30 克，木蝴蝶 10 克，马勃 10 克，甘草 6 克。14 剂，每日 1 剂，水煎服。

2013 年 4 月 12 日二诊：服前药后，患者诸症好转，仍稍有咽痛、咽部肿胀感，口苦，二便调。守上方加川牛膝 15 克、芦根 30 克，去马勃，又 14 剂，煎服法同前。药尽，获愈。半年后追访，患者一切正常。[姚洁琼，李宜放.王晞星应用会厌逐瘀汤治疗咽部疾病经验.国医论坛，2015，30（4）：16.]

按：患者咽干咽痛已 4 年有余，久病多瘀，瘀血阻滞气机，又易化湿生痰，故予会厌逐瘀汤加减治疗，并配以半夏、黄芩清热化痰，川芎活血化瘀，金银花、山豆根、木蝴蝶、马勃清热解毒。

🏵 颗粒性咽炎

赵某，男，43 岁。

既往有慢性咽炎病史，曾服中西药而久治不愈。患者咽后壁黏膜充血水肿，呈片状滤泡，自觉咽干咽痒，时时咯吐白色黏痰，心内发热，身外觉凉，睡眠梦多，舌质紫暗，舌苔白微腻，脉沉弦而数。诊断：颗粒性咽炎（帘珠喉痹）。辨证：血府瘀热，痰火互结。治则：活血逐瘀，软坚开结。方用会厌逐瘀汤合消瘰丸加减。

桃仁、红花、桔梗、柴胡各 10 克，当归、生地黄、赤芍、枳壳各 20 克，怀牛膝、川芎、甘草各 15 克，玄参 15 克，生牡蛎 12 克，大贝 9 克。

患者服上方，咽腔充血明显减轻，淋巴滤泡消失，诸症尽除而告愈。

［蔡继堂，仝选甫. 蔡福养教授运用会厌逐瘀汤治疗咽部疾病验案四则. 中国中医药信息杂志，1999（8）：71.］

按： 帘珠喉痹是临床常见的喉痹病之一，因咽后壁生出滤泡如帘珠而命名。本病多由情志不舒，肝气郁结，郁久化火，煎熬津液，瘀血阻络结于咽喉所致。用会厌逐瘀汤合用消瘰丸以养血活血，软坚开结。

❀ 慢性肥厚性喉炎

陈某，女，33岁，高中教师。

5个月前因用嗓过度而嘶哑，曾经超声雾化后症状消失。近5个月来声音低沉、粗糙，每因用嗓过度则出现声音嘶哑，经超声雾化和休声后症状缓解。1周前再次出现声音嘶哑，经超声雾化治疗无效。刻诊：声音嘶哑，休声后缓解，讲话多则加重，咽干灼痛，烦躁失眠，月经提前，色黑有瘀血块，舌质紫暗，脉沉细稍数。间接喉镜检查可见双声带充血肥厚，色泽暗红，左室带肥厚并遮盖部分声带，声门闭合不良。西医诊断：慢性肥厚性喉炎。中医诊断：慢喉暗（气血瘀阻证）。药用会厌逐瘀汤加味。

桃仁、甘草各6克，红花10克，柴胡、枳壳各12克，桔梗、生地黄、当归、玄参、蝉蜕、木蝴蝶各15克，怀牛膝20克。水煎后取少量药汁超声雾化，其余口服，每日1剂，并嘱咐患者注意休声。

治疗1周后，发音基本正常，间接喉镜检查见双声带及左室带仍肥厚，但颜色正常，声门闭合良好。继续用上述方案治疗20天（期间用药随症加减）后，患者声音完全恢复正常，局部检查见声带、室带肥厚消失，声门运动良好。随访半年未复发。［蔡纪堂，柴峰. 慢性肥厚性喉炎辨治体会. 中国中医药信息杂志，2003（9）：66.］

按语： 本病一般从痰火论治，用药多为滋阴润燥，但效果都不理想。其原因主要是忽视了瘀血阻络的病机。本患者声带充血肥厚、咽干灼痛、烦躁失眠、月经色黑有瘀血块、舌质紫暗等病变均为瘀血表现。此方活血而不耗血，祛瘀又能生新，利咽并能散结，乃喉科治瘀之良剂。

❀ 梅核气

周某，女，28岁。

自觉咽喉部如物梗阻不适，时作咯吐，已2年余，某县医院诊断为慢性咽炎，曾服中西药多剂治疗无效。刻诊：咽中如物梗阻，吞之不下，咯之难出，时嗳气、太息。咽后壁可见增生滤泡，色暗红。舌质正常，苔薄稍干，脉滑数。证属痰气郁结，瘀血凝滞。治以化痰利气，活血逐瘀散结。疏会厌逐瘀汤合半夏厚朴汤化裁。

桃仁、柴胡、红花各9克，桔梗15克，玄参、当归、枳壳、半夏、厚朴、茯苓等各12克，甘草6克。

2剂后，咽部不适减轻，咯吐减少。上方去柴胡、当归，加青果18克、牡蛎24克，继服15剂而愈。其后即使受凉感冒也未复发。[周建国.会厌逐瘀汤治验举隅.四川中医，1988（8）：48.]

按语：本例慢性咽炎类似中医之梅核气，医者多本痰气郁结立法，习用半夏厚朴汤治疗，然有效有不效。若合用会厌逐瘀汤，其效陡增。因痰气郁结既久，必致瘀血凝结。治以化痰利气，活血逐瘀，药切病机，故奏厥功。

❀ 咽部息肉

刘某，男，30岁。

诉数月前自觉吞咽时有堵塞感，对镜自照，发现咽部有一肿物；经某医院诊为咽部脓肿，曾用青霉素、磺胺类等药治疗，不效。再经另一医院诊为"咽部息肉"，患者因畏手术而来我院求治，症见悬雍垂右下咽部有一葡萄样大的带蒂活动息肉，色红表面光滑，吞咽说话时皆感不利，舌有瘀点，此系血瘀咽侧，发为息肉。治用活血化瘀，清胃泻热。

桃仁、红花、柴胡、桔梗、枳壳、甘草各6克，当归、生地黄、玄参、赤芍各12克，生石膏20克，牡丹皮9克，怀牛膝30克。水煎服。

服药3剂，息肉明显缩小，堵塞感已减。6剂后息肉根蒂缩如细丝，进食时堵塞感消失，后息肉脱落痊愈，随访2个月无复发。[蔡福养.会厌逐瘀汤治咽喉部肿块.上海中医药杂志，1982（8）：36.]

按语：咽上接口腔，下连食道，通于胃腑，且胃之经脉沿喉咙而行，脾之经脉上行咽侧，若脾胃积热上蒸，塑结咽喉，热郁血络，灼血为瘀，变生息肉而色鲜红。本例息肉生于咽侧，治用会厌逐瘀汤加丹参、牛膝，破瘀通络，引热下行，消散息肉，加生石膏直折脾胃之热。

会厌肿块

张某，女，40岁。

音哑数月，逐渐加重，曾在某省直医院按声带结节治疗未愈。后经北京某医院检查，发现会厌部有一黄豆大肿块，遂服用西药抗生素、磺胺、维生素类等治疗月余仍不愈。患者喉部会厌充血，有一黄豆大肿块，色鲜红，自觉咽喉干痛，声音沙哑，唇干咽燥渴欲引饮，舌质淡红，舌苔薄白，脉沉细。诊断：会厌肿块（瘀血阻络型喉喑）。辨证：瘀血阻络，金实不鸣。治则：活血化瘀，养阴清肺。方用会厌逐瘀汤加减。

桃仁、红花、柴胡、枳壳、桔梗、甘草各12克，生地黄、当归、玄参、赤芍各15克，麦冬、沙参、百合各20克，蝉蜕、胖大海各10克。

患者服上方19剂后，自觉诸症好转，检查见肿块消失。[蔡继堂，仝选甫.蔡福养教授运用会厌逐瘀汤治疗咽部疾病验案四则.中国中医药信息杂志，1999（8）：71.]

按语：本例肿块发于会厌，近于喉系，而肺之经脉循咽喉而通于会厌。若肺阴不足，阴虚血涩，运行不畅，结于会厌，凝而不祛则成肿块。治用会厌逐瘀汤祛瘀生新，使瘀祛而阴血自生。

声带结节

王某，女，28岁，教师。

患者声嘶音哑年余,曾服六神丸、金嗓子喉宝、北豆根片等药治疗效果不明显,现自觉咽喉干痛、口渴思饮,检查见会厌部充血、暗红,韧带肥厚,两侧游离缘上 1/3 处呈现小米粒大小对称性结节,发音时韧带闭合不全,舌质红,苔微黄而干,脉细涩不利。诊断:声带结节(阴虚血瘀型喉喑)。辨证:肺阴不足,气血瘀滞。治则:养阴清热,活血逐瘀。方用会厌逐瘀汤加减。

桃仁、红花、桔梗、柴胡、枳壳各 6 克,当归、生地黄、赤芍、玄参各 9 克,地骨皮 15 克,桑白皮 10 克,怀牛膝 20 克。

服药 15 剂,患者发音正常,结节消失。[蔡继堂,仝选甫.蔡福养教授运用会厌逐瘀汤治疗咽部疾病验案四则.中国中医药信息杂志,1999(8):71.]

按语:肺主气,其脉从气管上行通于声带、会厌。本例治用会厌逐瘀汤,重在逐瘀开音。加地骨皮、桑白皮以清肺经血络之伏热,使火热消散而不上蒸。配怀牛膝入通血络而引热下行,且能活血而上消结节瘀滞。诸药合用可使瘀祛热除而结节自平。

❀ 声带息肉

徐某,男,40 岁。

患者声嘶音哑半年余,曾在某地市人民医院检查诊断为声带息肉,因不愿手术治疗而求治于中医。诊见患者韧带左侧居中 1/3 处有一绿豆大小暗红色息肉,光滑带蒂。现症为:声嘶音哑,肢肥体胖,倦怠乏力,语音重浊,咳吐黏痰,舌质暗红,苔腻微黄,脉沉弦。诊断:声带息肉(血瘀痰凝型喉喑)。辨证:痰湿犯肺,瘀血阻络。治则:逐瘀通络,燥湿化痰。方用会厌逐瘀汤合二陈汤加减。

桃仁、红花、当归、生地黄、赤芍各 15 克,甘草、桔梗、枳实、陈皮、半夏各 12 克,茯苓 30 克,苍术、白术各 10 克,白芥子 9 克。

患者服药 18 剂而诸症痊愈,检查见息肉消失。[蔡继堂,仝选甫.蔡

福养教授运用会厌逐瘀汤治疗咽部疾病验案四则.中国中医药信息杂志，1999（8）：71.]

按语：蔡福养教授论治耳鼻咽喉息肉，均从痰瘀论治，他认为息肉多由经络阻滞，瘀血痰湿凝聚而成。本例患者系由痰瘀阻络所致，故治疗当选会厌逐瘀汤逐瘀通络，二陈汤健脾化痰，加苍术、白术以燥湿祛湿，枳实配二陈汤治疗痰湿有"推墙倒壁"之力，白芥子辛温入肺而能化寒湿凝聚之痰。诸药合用可达脾复健运，肺复输布，湿祛痰化，瘀祛络通，息肉消散之目的。

❀ 声带出血

吕某，女，38岁。

患者3个月前出现咽喉干燥不适，声音嘶哑，喉间有异物感。前医诊为肺阴亏虚，以养阴清肺之法治疗罔效。本院五官科检查：两侧声带出血，尤以右侧为甚。中医诊见，舌质红，苔染色（口含青果所致），脉沉缓。辨证属热壅声带、阴津亏损、血凝于声带所致。治以活血化瘀，养阴清热，方以会厌逐瘀汤加减。

生地黄12克，沙参、旱莲草、山豆根各10克，黄芩、牛蒡子各9克，马勃、红花各3克，赤芍、蝉蜕、前胡各8克，桃仁7克。3剂。

二诊：声嘶已除，演唱时比以前舒畅。五官科复查：声带瘀血全部消失，闭合良好。继之以养阴生津之品善后。[尹建中，胡志平，郑昌滋.郑昌滋运用活血化瘀法治验五则.湖北中医杂志，2005（12）：15.]

按语：患者咽喉干燥不适，声音嘶哑，有异物感。看似肺阴亏虚，但以养阴清肺之法治疗无效。虽然患者瘀血之象不明显，但在养阴清热的基础上予以活血化瘀，疗效理想。盖久病多瘀，怪病多瘀。故在常法治疗无效的情况下，使用活血化瘀法治疗，多有奇效。

止泻调中汤

止泻调中汤方

治痘六七日后，泄泻不止，或十余日后泄泻，皆治之。

黄芪八钱，党参三钱，甘草二钱，白术二钱，当归二钱，白芍二钱，川芎一钱，红花三钱，附子一钱，制良姜五分，官桂五分，去粗皮。水煎服。

此方指治痘六七天后泄泻而言。痘后抽风兼泄泻者，亦效。不是初出痘泄泻之方。

【方歌】

> 止泻调中参草芪，术归芍药芎红随，
>
> 附子良姜桂少用，气虚泄泻总相宜。

止泻调中汤医案

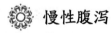 慢性腹泻

丁某，男，46岁。

患者患慢性腹泻2年多，大便有时清稀，有时为赤白脓血，每日解便2～4次，伴肠鸣腹痛、腹胀，里急后重，纳呆等症。在某医院做纤维结肠镜检查诊断为慢性非特异性溃疡性结肠炎。多次经中、西药治疗无明显好

转。目前腹泻每日2～3次，大便溏带脓血，里急后重，腹胀痛喜按，腹鸣神疲乏力，纳呆，怯冷、手足冷，腰膝酸软，面色不华，心烦。便常规：白细胞++，黏液+++，红细胞++，舌苔白稍腻，舌质淡，舌边有齿印及紫点，舌尖红，脉沉细。

诊断：腹泻。辨证：脾胃虚弱，肾阳不足，气血两亏兼大肠郁热，治以健脾补肾，益气养血活血，佐以清热。用基本方（黄芪、党参各30克，附子15克，白术、当归、白芍、川芎、良姜、安桂各10克，红花、甘草各5克）加升麻15克，木香、黄连各10克。配升麻以助脾气之升发，用木香调气宽肠，除里急后重，加黄连以除大肠郁热，解心烦。

连服12剂腹泻消失，大便成形，每日1次，无里急后重。腹痛肠鸣、心烦、手足冷、腰膝酸软等症状完全消失，食欲及精神明显好转。大便常规镜检正常。[张洪德.止泻调中汤治疗慢性腹泻34例.四川中医，1995(1)：24.]

按语：本例久泻，属脾胃虚弱，肾阳不足，气血两亏兼大肠郁热，止泻调中汤集温中健脾补肾，益气养血活血于一炉，可收水土互济、气血并调之功。故临床用之获佳效。

❀ 溃疡性结肠炎

患者，女，65岁。

患者20年前因腹痛、腹泻伴黏液脓血便到某医院就诊，经肠镜等检查诊断为溃疡性结肠炎，经治疗后，症状缓解。近年来患者反复出现大便稀溏色暗，到各地医院经中西医治疗，症状时轻时重，缠绵不愈。现症见大便稀溏，每日1～3次，多数时候大便颜色偏暗，时有黏液便，无腹痛，饮食无味，不喜冷。大便隐血长期阳性。诊查：舌淡红，苔薄白乏津，脉缓。诊断：便血。辨证：脾胃虚寒，气血失调。治法：温中散寒，调和气血。拟方止泻调中汤加减。

黄芪40克，党参15克，白术10克，当归10克，白芍10克，红花

5克，炮附片（先煎）10克，肉桂5克，炮姜10克，炙甘草10克。7剂，水煎服，每日1剂，分3次温服，每次约200毫升。

上方加减服药月余，大便逐渐成形，每日1～2次，复查大便隐血试验阴性。继续服药至3个月，大便成形，颜色淡黄，精神食欲转佳。3次复查大便隐血均为阴性，随访1年未见复发。［刘建材，陆娟，郑涵尹，等．倪宣化辨治血证经验．中医药导报，2018，24（23）：115.］

按语：本例患病20余年，久治乏效，病久气亏血耗，气血失调，脾胃虚寒。之所以没有选用黄土汤，是因为倪老认为患者便血日久，必有血络损伤，止泻调中汤中既有参芪术附等温中健脾统血，又有白芍、当归、红花等调血和络，更加契合病情。

保元化滞汤

保元化滞汤方

治痘五六日后，痢疾或白，或红，或红白相杂，皆治。

黄芪一两, 煎汤, 冲滑石一两, 末。晚服加白砂糖五钱更妙。

此方乃余之心法，不独治小儿痘症、痢疾，大人初痢、久痢，皆有奇效。然在人初痢，滑石用一两五钱、白糖一两，不必用黄芪；久痢加黄芪，滑石仍用一两五钱。

【方歌】

保元化滞补攻方，一两黄芪煎作汤，

为末滑石须一两，冲服痢止气无伤。

保元化滞汤医案

 痢疾

朱某，男，61岁。

患者腹痛泻痢13天，在某院肠道门诊输液及抗生素治疗，疗效不显，遂来我科就诊。症见：面白少华，腹痛绵绵，便泻黏液白多红少，日行仍有四五次，有肛坠感，胸胁满闷，纳少神疲，苔白腻，脉缓弱。证属湿阻胃肠，余毒未尽，正气耗伤。

　　黄芪、滑石粉、白砂糖（自备）各 50 克。

　　配方 3 剂照医嘱服，药后病愈。[严忠 . 保元化滞汤治疗成人痢疾 . 新中医，1983（10）：50.]

　　按语：患者腹痛泻痢、便泻黏液白多红少，为湿阻胃肠；面白少华、有肛坠感、纳少神疲、脉缓弱为正气耗伤。滑石清热利湿，黄芪、白砂糖补气扶正，药少而效佳，中医之简、效、便、廉如是！

助阳止痒汤

助阳止痒汤方

治痘六七日后，作痒不止，抓破无血。兼治失音声哑。

黄芪一两，桃仁二钱,研，红花二钱，皂刺一钱，赤芍一钱，山甲一钱,炒。

此方治痘后六七日，作痒甚者，抓破无血。不是治初出痘一二日作痒之方。

【方歌】

> 助阳止痒芪桃红，皂刺赤芍山甲同，
>
> 声哑失音同一治，表虚因里气不行。

助阳止痒汤医案

 咽痛

王某，女，38岁。

患者于6年前患咽痛症，经治疗后病情虽有好转，但却经常复发。发作时咽痛声嘶，用抗生素、碘喉片、溶菌酶喉片等进行治疗，初起疗效尚可。其后随着发作次数的增加，治疗难度也逐渐加大。也曾服用中药苦寒直折、清热解毒、泻火利咽之品，服药期间咽痛曾有一度好转。近年来病情更有所发展，发作频率不断增加，且采用前述治疗方法，仅在用药期间有效，停药后则咽痛更甚。1天前，患者因连续上课4小时，用嗓过度致使病情复发，前来我处就诊。

刻诊：形体消瘦，畏冷形寒，咽喉干痒疼痛，痛甚则不思饮食，喜进热饮、热食，夜尿频多，小便清长，耳鸣腰酸。舌淡苔白滑，脉沉无力。咽部检查：咽后壁淡红水肿，淋巴滤泡增多，悬雍垂黏膜增生。此为阳虚喉痹，治以助阳温肾之法。方用助阳止痒汤加减。

黄芪15克，桃仁10克，红花6克，皂角刺10克，赤芍10克，穿山甲（炒）10克，肉桂6克，制附片10克，益智仁10克，菟丝子10克，玄参10克。

二诊：服前方6剂，自觉咽痛大减，咽干声嘶好转，喉润有津。余症亦减，舌脉如前。予前方去桃仁、赤芍，加麦冬10克、怀牛膝15克、覆盆子10克、桔梗10克。

服此方6剂，咽痛消失，声音清脆洪亮，余症消失。咽部复查：咽部水肿及淋巴滤泡消失。继服7剂巩固疗效，随访至今，已3年未复发。[杨其仁.助阳止痒汤加减治疗咽痛症验案.成都中医学院学报，1993（2）：40.]

按语：助阳止痒汤"兼治失音声哑"，但后世应用此方治疗"失音声哑"的报道却不多，可供参考研究。

🏵 非特异性溃疡性结肠炎

郑某，男，41岁。

黏液血便、腹泻、腹痛3年，经上海某医院乙状结肠镜及X线钡灌肠造影检查，诊断为非特异性溃疡性结肠炎。患者每日大便6～10次，呈粥样，有脓血、黏液，里急后重，面色㿠白，食欲不振，腹胀腹痛，舌白质淡，根见紫气，脉细无力。此脾阳不振，肠络瘀滞，湿热未清之象。

黄芪50克，白头翁30克，桃仁、皂角刺、山甲、赤芍各10克，红花、黄连各 5 克。

服药 10 剂后，腹痛基本消失，大便次数减少，原方去黄连加锡类散（冲服）0.5 克。

续进 10 剂后，患者自觉症状渐渐消失，后又巩固服药 10 剂，诸症全瘥。2 个月后经钡灌肠检查未发现异象。随访 2 年未见复发。[贾美华.助阳止痒汤的临床应用.江苏中医杂志，1981（6）：29.]

按语：本例患者为虚实夹杂证，取黄芪补益脾气，桃仁、红花、赤芍、山甲等活血化瘀之品，促使肠络血运，减少炎性渗出；更加白头翁、黄连、锡类散以清利湿热。

❀ 肛门湿疹

陈某，男，34 岁。

患者肛周瘙痒 2 年，经治效果不显。患者形体瘦弱，面白欠华，心悸耳鸣，肛缘作痒，交夜更甚，近来蔓延阴茎、阴囊，奇痒不堪，喜热水烫洗，轻抓起疹，重搔溃流滋水，结痂糜烂，此伏彼起，舌白质淡，脉来细涩。此风湿热邪久客，气虚血瘀之候。

黄芪 30 克，桃仁、皂角刺、赤芍、炒山甲各 10 克，红花 5 克。5 剂后，症状大减，原方加生苍术 10 克，继进 10 剂，诸症平息。随访 1 年未发。[贾美华.助阳止痒汤的临床应用.江苏中医杂志，1981（6）：29.]

按语：肛门湿疹急性多为湿热内聚，复感外风，浸淫肌肤；慢性为病久耗血，以致血虚生风生燥，风燥郁结，肌肤失荣所致。本例已患 2 年，故取助阳化瘀法，不治湿而湿祛，不清热而热散。

❀ 皮肤瘙痒

万某，女，52 岁。

患者全身皮肤瘙痒 15 天，晚间更甚，局部皮肤可见搔抓之痕迹，但无风疹块，舌淡红，边见少量紫斑，苔薄白，脉弦涩。西药用马来酸氯苯那敏片、葡萄糖酸钙、维生素 C 等治疗后短时可以止痒，停药后诸症如故。辨证为气虚血瘀之瘙痒症。选用《医林改错》中的助阳止痒汤。

生黄芪 30 克，桃仁 6 克，红花 6 克，皂角刺 10 克，赤芍 10 克，鳖甲 10 克，穿山甲 10 克。

服 1 剂瘙痒减轻，连服 5 剂，症状完全消失。［辜小恒．王清任化瘀理论的临床应用．江西中医学院学报，1997（4）：2.］

按语：痒为痛之渐，气阳虚损，鼓动无力，血行瘀滞，肌肤失养，故见皮肤瘙痒，方中重用黄芪益气，既可固表，又可行血；桃仁、红花等活血祛瘀。药后气行血畅，肌肤得以充养，瘙痒等症痊愈。

❁ 风疹

王某，男，54 岁。

3 个月来时发皮肤疙瘩，瘙痒难忍，越抓越多，曾用钙剂、抗组胺类西药抗过敏治疗效不显，仍反复发作。1 周来皮疹加重，遍及胸背四肢，疹子如铜钱大，疹色淡红，抓痕明显，伴有神疲，舌淡苔白，脉弱。查问其因，近居沿海工作，常遇海风，闻腥即发。辨证为气虚邪侵，风毒客表，瘀滞肌肤。治以益气通络，解毒祛瘀，疏风止痒。

黄芪 60 克，桃仁、皂角刺各 10 克，赤芍 15 克，红花（布包）、炮山甲（先煎）、苏叶、蝉蜕各 6 克，甘草 3 克。每日 1 剂，水煎分 2 次服。

服药 5 剂疹消痒止，诸症尽除。［陈佑民．助阳止痒汤治验二则．实用中医药杂志，2003（6）：314.］

按语：本例为气虚卫表不固，不能御邪，风毒客表，致气血郁结皮肤所致。重用黄芪益气固表解毒，皂角刺、穿山甲、桃仁、红花、赤芍活血化瘀，凉血解毒，苏叶、蝉蜕疏风祛邪，透表止痒，诸药共奏益气、解毒、活血、止痒之功。

❀ 植物 – 日光性皮炎

奚某，男，农民。

患者 8 天前割红花菜后，自觉脸部瘙痒，食用红花菜后脸部肿胀，继而两手背亦觉痛痒，搔抓觉舒，两耳后搔破，溃流滋水，且伴发热。央医治疗，诊断为植物 – 日光性皮炎，经服地塞米松、马来酸氯苯那敏片、维生素 C 等药无效。刻诊：心烦、脘痞、纳减、寐差、小溲黄、大便干。面颈部及两手背肿胀、掀红，间见褐色斑块，衣领及袖口处界线清楚，两耳后皮损溃破，有滋水外渗，面积各约 3 厘米 ×2 厘米大小。体温 38.5℃；血白细胞 11800 个 / 毫升，中性粒细胞 82%，淋巴细胞 17%，嗜酸性粒细胞 1%。舌胖边有齿印，质红紫，苔白腻，脉弦滑涩。辨证：患者禀体气虚，腠理不密，接触食用红花菜后，加以日光照射，热毒风温互煽，郁于肌肤不得外泄，局部血行障碍而成斯疾。治则：益气助阳，化瘀通络。予助阳止痒汤加味治之。

生黄芪 30 克，桃仁、皂角刺、赤芍各 15 克，炒山甲、红花各 6 克，生大黄（后下）10 克，车前草 30 克。

并嘱药渣再煎，冷却后外洗患处。共三诊，服药 9 剂，脸部及手背肿消如常，痛定痒止，两耳后搔溃处结痂。[贾美华 . 助阳止痒汤治疗植物 – 日光性皮炎 16 例 . 中医杂志，1984（12）：13.]

按语：植物 – 日光性皮炎多见于气虚腠理不固。患者肿胀处红紫相间，痛痒并作，舌质红紫，脉涩，故从气虚血瘀论治。王清任创制的助阳止痒汤益气助阳，化瘀通络，有较好疗效，诚如王氏自谓："用补气破血之剂，通开血道，气直达于皮肤，未有不一药而痒即止者。"

少腹逐瘀汤

少腹逐瘀汤方

治少腹积块疼痛，或有积块不疼痛，或疼痛而无积块，或少腹胀满，或经血见时，先腰酸少腹胀，或经血一月见三五次，接连不断，断而又来，其色或紫，或黑，或块，或崩漏，兼少腹疼痛，或粉红兼白带，皆能治之，效不可尽述。

更出奇者，此方种子如神，每经初见之日吃起，一连吃五付，不过四月必成胎……此方去疾、种子、安胎，尽善尽美，真良善方也。

小茴香七粒，炒，干姜二分，炒，延胡索一钱，没药一钱，炒，当归三钱，川芎一钱，官桂一钱，赤芍二钱，蒲黄三钱，生，灵脂二钱，炒。水煎服。

【方歌】

少腹茴香与炒姜，元胡灵脂没芎当，

蒲黄官桂赤芍药，种子安胎第一方。

少腹逐瘀汤医案

 失眠

韩某，74岁，女。

患者睡眠不好 40 多日，近 3 日加重，曾用养血安神片、刺五加片及维生素类药效果不佳。9 月 25 日至 27 日虽加大上药的用量仍彻夜不眠，后用地西泮可入睡但不实，1 周后，复加中药汤剂睡眠尚好，服草药 12 剂，停药后仍夜不能寐，随请余诊治，症见头晕失眠，疲乏无力，不思饮食，身体瘦弱，小腹欠温，大便干，小便如常，舌质偏暗，少苔，脉细弱。证属寒凝血滞兼气虚血弱之不寐，治宜活血通阳，佐以益气养血，少腹逐瘀汤加味。

肉桂 15 克，白芍 10 克，当归 20 克，茯苓 30 克，白术 15 克，小茴香 15 克，五灵脂 10 克，蒲黄 10 克，没药 10 克，川芎 10 克，续断 20 克，干姜 10 克，延胡索 10 克。水煎服。

6 剂后，睡眠明显改善，可不服地西泮，小腹转温。又 5 剂，睡眠安，精神爽，头晕去八九，诸症若失。[赵守珺，王莹，张宏儒. 少腹逐瘀汤临床应用举隅. 内蒙古中医药，1996（2）：32.]

按语：患者头晕失眠，疲乏无力，不思饮食，身体瘦弱，脉细弱，乃气血亏虚之证；舌质偏暗，乃血瘀之象。之所以不用血府逐瘀之类，盖因小腹欠温也，可见寒凝少腹，故用少腹逐瘀汤治疗。

❀ 腹痛

郑某，女，56 岁。

因"小腹拘急疼痛半个月"入院。患者平素易腹泻，时有小腹隐痛，半个月前无明显原因出现小腹拘急疼痛，伴腰酸腰痛、小便黄赤、排尿时灼热疼痛，入院 3 天前查尿常规示：白细胞 +++，潜血 ++，尿蛋白 +。入院症见：小腹拘急疼痛、拒按，与进食无关，持续不能缓解，左胁肋部疼痛，心前区时有针刺样疼痛，口干多饮，头晕耳鸣，视物模糊，手足不温，时有胀麻。纳可，眠差，小便黄赤，排尿时灼热疼痛、淋漓不尽，大便稀不成形，日行 1~2 次。舌淡暗苔薄黄，脉沉细。查体：体温正常；腹软，右下腹整体压痛，无反跳痛；墨菲征阴性；肝肾无明显叩痛；肠鸣音正常。既往糖尿病病史17年、冠心病病史5年、高血压病史5年、脑梗死病史3年，平素规律服药，病情控制可。胆结石病史5年、慢性阑尾炎病史17年，均未行手术治疗。入院后结合患者尿常规结果及腰痛、小便症状，初步考虑患者存在泌尿系感染，给予左氧氟沙星、头孢米诺钠静脉滴注治疗；同时完善全腹部+阑尾彩超、电子结肠镜、妇科彩超、白带常规、大便常规等相关检查，排查腹痛原因。使用抗生素治疗后患者诉腰痛、小便症状改善，仍腹痛拒按，疼痛持续不解，全腹均有痛感，与进食无关。检查结果腹部彩超示：轻度脂肪肝，胆囊结石，未见典型阑尾炎征象。电子结肠镜、妇科彩超、白带常规、便常规均无明显异常。根据检查结果，考虑患者无明显与腹痛、腹泻相关的器质性病变。中药治疗以行气活血、温经止痛为原则，方选少腹逐瘀汤加减。

柴胡15克，白芍30克，川芎12克，当归12克，川楝子15克，延胡索30克，乳香12克，没药12克，乌药15克，小茴香9克，吴茱萸3克，赤芍15克，香附15克，郁金15克，桂枝15克。

2剂后，患者诉腹痛症状减轻，去乳香、没药，加附子9克、细辛9克、茯苓30克。继服3剂后，患者诉腹痛症状基本消失，春季患者过敏性鼻炎有发作之势，上方加防风15克、蝉蜕9克，继服2剂巩固治疗。[刘添娇，崔云竹.崔云竹运用少腹逐瘀汤治疗慢性腹痛、腹泻的经验.世界最新医学信息文摘，2018，18（62）：216.]

按语：本例患者腹痛拒按为实证，兼有左胁肋部疼痛，为气滞血瘀之证，治宜逐瘀活血、温阳理气。故以少腹逐瘀汤为主方，选用小茴香、附子、细辛味辛而性温热，入肝肾而归脾，理气活血，温通血脉；当归、赤芍入肝，行瘀活血；川芎、延胡索、乳香、没药活血理气，使气行则血活，气血活畅故能止痛。佐以柴胡、白芍柔肝缓急，共奏温经通络、理气止痛之功。

 腹泻

蒋某，女，43岁。

腹痛腹泻4年余，病起于子宫内膜癌放疗1个月后，大便1天3～5次，呈水样夹黏液，时呈血性或脓性黏液便，肛门里急后重，消瘦，常口腔溃疡，疼痛。舌质红夹瘀滞，脉弦。证属脾虚湿困，肠道气滞血瘀。方选少腹逐瘀汤合封髓丹加减治之。

当归、延胡索、五灵脂、蒲黄、白蒺藜、炒枳壳各12克，小茴香、干姜、川芎、黄柏、砂仁、甘草、大豆卷各10克，细辛、肉桂、没药、黄连各6克。7剂。

复诊：大便1天已减至1次，黏液脓血便及里急后重消失，口腔溃疡十去八九，再以原方出入5剂而愈。患者服汤药后症状逐渐消失，正如刘河间述："调气则后重自除，行血则便脓自愈"。[盛桐亮，张洁，周天梅，等.张卫华治疗腹泻三方介绍.浙江中医杂志，2013，48（4）：240.]

按语：国医大师颜德馨常选用膈下逐瘀汤治疗慢性结肠炎，他认为，"用此方需具备以下三个条件：①病程较久；②痛有定处而拒按；③大便黏液"。张卫华认为再加肠鸣一症，选少腹逐瘀汤治疗效果更好，可借鉴。

❀ 慢性结肠炎

杨某，男，45岁。

患者5年前罹患腹泻，便意甚急，日便4～5次，便夹白冻，伴肠鸣、肛门坠胀，矢气或泻后稍减，感寒饮凉加重，某医院电子纤维结肠镜检提示：乙状结肠及直肠黏膜充血、水肿。诊为：慢性结肠炎。经甲硝唑液保留灌肠，口服肠炎灵、补脾益肠丸、诺氟沙星等治疗其效不佳，后又改服汤药痛泻要方及少腹逐瘀汤，服药期间有效，停药后又如故。诊见形体偏胖，面黄晦滞，左下腹按之疼痛，未触及包块，听诊肠鸣音亢进。舌质淡暗，舌边有瘀点，苔薄白微腻，脉沉迟。辨证为寒湿蕴结肠间，气机受阻，升降失司而成泻，久泻伤络，肠络受损，瘀阻不化而为痛。拟温经散寒，化瘀通络。

小茴香、炮姜、延胡索、五灵脂、车前子各15克，川芎、没药、蒲黄各 10 克，官桂、附片各 5 克。共为粗末，用酒炒热，敷于脐周，外用纱布固定，每日 1 次。

连用 5 日，腹痛、腹泻明显减轻，唯肠鸣仍存，药已投病，效不更法，原方去附片，加台乌药 15 克，照上法敷脐，嘱忌食生冷油腻之物。续用 10 天，告知肠鸣、腹痛消失，肛门已不坠胀，大便日 1～2 次，便已成形，无白冻，为巩固疗效，以香砂六君子方调理善后，随访 3 年未复发。[林代富. 少腹逐瘀汤敷脐应用举隅. 中医外治杂志，2000（5）：36.]

按语： 少腹逐瘀汤药性偏温，炒热敷脐，能使药气内透，对穴位进行持续性刺激，随穴位入经归脏而直达病所。实践证明，对少腹寒、瘀为主的多种病症，尤对煎水内服效不如意者，改用敷脐治疗则收效更著。

✿ 直肠炎

患者，男，35 岁。

患者左下腹胀痛 2 年。纳可，大便黏滞不爽，小便可。曾住院肠镜检查示：直肠炎。经西药消炎、中药灌肠后，病情缓解，但始终不愈。刻诊：一般情况可，形体偏瘦，心肺（－），腹平软，肝脾胆未触及，左下腹压痛（＋），舌红苔薄白，舌下静脉瘀紫，脉弦紧。治以少腹逐瘀汤合天台乌药散加减。

当归 10 克，小茴 10 克，青皮 10 克，延胡索 10 克，高良姜 10 克，槟榔 10 克，莪术 10 克，赤芍 10 克，生蒲黄 10 克，五灵脂 10 克，败酱草 15 克，川芎 6 克。5 剂，水煎服，每日 1 剂，分 3 次服。

二诊：腹痛消失，大便畅通，舌红苔白，舌下静脉瘀紫好转，脉弦。守方加丹参 15 克，再进 5 剂。

三诊：左下腹微胀，余无不适，舌红苔白，舌下静脉瘀紫消退，脉弦。守方加当归 5 克，再进 5 剂，巩固疗效。[夏元清. 时方验案三则. 中国中医药现代远程教育，2006，4（9）：8.]

按语： 少腹胀痛、大便黏滞不爽、舌下静脉瘀紫、脉弦紧，可知寒凝气滞血瘀于少腹。治法为散寒理气，兼以活血化瘀。故用少腹逐瘀汤渐渐散寒理气，活血通络。

🏵 克罗恩病

王某，女，45岁。

腹痛、腹泻16年，加重伴排气不畅15日。患者于2005年8月17日在某医院行剖腹探查术确诊为克罗恩病，予对症支持治疗（具体用药不详）。15日前腹痛症状突然加重，伴排气不畅。遂到家庭所在小区诊所就诊，给予西药对症支持治疗及清热祛湿中药（以三仁汤为主），疗效不佳，遂来我院就诊。症见：神志清楚，面色晦暗，语声低微，行动缓慢，贫血貌，恶病质，腹痛时需予盐酸曲马多注射液肌肉注射止痛（每日3次）。舌暗淡，苔厚腻，脉数。查体：心肺未见明显异常，腹痛为刺痛，尤以夜间为重，且在右下腹部可以扪及2厘米×2厘米包块。西医诊断：克罗恩病。辨证：气滞血瘀。予少腹逐瘀汤加减。

小茴香8克，延胡索8克，没药6克，川芎10克，白芍药20克，茯苓15克，大腹皮10克，当归10克，干姜10克，桂枝10克，紫苏梗10克，薏苡仁15克，赤芍药10克，荷叶10克，蒲黄8克，五灵脂6克，白豆蔻仁10克，藿香10克，佩兰10克，焦山楂、焦神曲、焦麦芽各10克，山药10克，炙甘草8克，苍术15克，莱菔子20克，厚朴10克。每日1剂，水煎分2次服。

用后当晚疼痛明显减轻，3剂后疼痛次数明显减少，7剂后由盐酸曲马多注射液每晚1次肌肉注射改为隔日1次，服用14剂后右下腹包块消失。服用21剂后症状缓解出院。[刘金涛，王丽贤，刘顺永.少腹逐瘀汤加减治疗克罗恩病1例.河北中医，2012，34（5）：798.]

按语： 患者面色晦暗，语声低微，行动缓慢，贫血貌，舌暗淡，苔厚腻，脉数，为血瘀内阻、气血亏虚之象。少腹逐瘀汤加味以活血祛瘀，行气止痛，温经通络。使旧瘀祛，新血生，经络通，气血畅，诸症得愈。

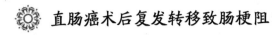 直肠癌术后复发转移致肠梗阻

患者，男，52岁。

大便秘结、胸闷气急1周。入院诊断：直肠腺癌保留肛门根治术后，右肺转移癌。电子肠镜示乙状结肠有突入肠腔的肿块，肠腔狭窄，镜身无法通过。予对症治疗及大承气汤合泻白散煎服，2日后症状无缓解，并出现腹痛腹胀，继而恶心呕吐。查体：肠鸣音亢进，腹肌紧张，左下腹可扪及硬块物质。舌质紫暗苔白，脉沉涩。腹部X线片可见液平面。遂胃肠减压，24小时后于胃管内注入少腹逐瘀汤加减煎液30毫升，每2小时1次。并拟三棱10克，莪术10克，生大黄10克，水蛭10克，炙甘草10克，三七粉（冲）10克，白芍90克，水煎浓缩过滤，待温度至37℃时，直肠缓慢滴注200毫升（50分钟滴完），每日2次，同时辅以营养支持。

上注下灌10小时后，患者解出深褐色羊粪状颗粒大便约小半痰盂，随后腹胀腹痛减轻，恶心呕吐未作，以后每日大便1次，呈颗粒状或细条样黄色粪便，5日后腹胀腹痛完全消失，停止胃肠减压，改用少腹逐瘀汤加生大黄、白芍、三七粉、泽漆，水煎灌肠，嘱患者进少量流食、半流食。2周后可进软食，胸闷气急也随之消失。持续直肠滴注30天，其间顺利实施FP加CF方案化疗，2个月后电子肠镜复查示乙状结肠肿块缩小50%以上。[花海兵，顾国龙，陈正平，等.逐瘀类方治疗消化道癌性梗阻举隅.中国中西医结合消化杂志，2006（2）：135.]

按语：王清任曰，"肚腹结块，必有形之血。"晚期肿瘤所致的肠梗阻虽系急腹症，但往往放弃手术治疗。该案灌肠方中以大剂量的白芍配甘草以缓急止痛，化阴润燥，缓解梗阻局部的痉挛，生大黄通腑活血，三七粉、三棱、莪术、水蛭逐瘀散结，诸药合用，刚柔相济，避免逐瘀药破血动血之弊。梗阻解除后继以少腹逐瘀汤加味灌肠，意在持续局部用药，以取渐消缓散之功。

◎ 间质性膀胱炎

康某，女，50岁。

患者自1991年始，常小便频数、急迫，时有血尿，屡按泌尿系结石几经住院治疗无效，1994年9月，洛阳市某医院膀胱镜检查并经北京医科大学一附院确诊为"间质性膀胱炎"，中国中医研究院某医院予益气清热、补肾涩敛之剂，服药10余剂，小便频数略减，但少腹疼痛日剧。近月来少腹阵发性刺痛，说痛就痛，发无规律，伴小便频急，余沥不尽，尿道灼热疼痛，头晕，恶心，大便偏稀，舌质红绛少苔，脉沉细数。病属中医之热淋，乃湿热蕴结下焦，膀胱气化受阻所致，治宜清热化湿，分清降浊。方用八正散化裁。

生地黄13克，木通9克，萹蓄30克，瞿麦15克，生大黄7克，滑石（另包）15克，栀子10克，牡丹皮10克，猪苓30克，泽泻20克，黄柏10克，延胡索30克，川草15克，金钱草30克，白茅根45克。7剂，水煎服。

二诊：小便灼热之势略缓，但少腹及尿道刺痛不减，甚则抱腹翻滚，难以忍受，口干不欲饮，大便略干；细察舌脉，舌质红绛，而根部紫暗，脉沉弦而有滞涩之象。据其痛为刺痛，且位置固定不移的症状特点，结合舌根紫暗，脉弦滞涩之征，显系下焦瘀血停蓄所致，遂以活血化瘀法为主治之。方用少腹逐瘀汤与八正散合而化裁。

川芎10克，当归15克，白芍30克，炒蒲黄7克，五灵脂7克，制乳香、制没药各9克，延胡索15克，桃仁7克，牡丹皮10克，栀子9克，血竭（冲服）5克，乌药9克，青皮10克，生地黄13克，木通9克，滑石9克，猪苓30克，泽泻15克，甘草梢6克，白茅根45克。

上方为宗，加减续服30余剂，少腹疼痛基本消失，尿道灼热亦愈，小便控制能力增强，频数及急迫感均明显减轻，考虑到病程日久，必损及气，遂在上方中加生黄芪30克，又服14剂，诸症完全消失。［乔艳华，庞毅. 乔振纲治疗疑难重症验案举隅. 光明中医，1997（3）：52.］

按语： 据其小便频数灼热、余沥不尽及少腹疼痛的症状特点，病属中医热淋无疑，但治之以清热利湿之法却疗效甚微。考虑局部为刺痛、舌紫、脉涩等瘀血指征，转以活血化瘀为主，清热化湿为辅，方用少腹逐瘀汤合八正散化裁，守方而治，终使疗效出现"柳暗花明又一村"的境地。

❁ 反复尿路感染

李某，女，43岁。

3年来每因劳累或感寒，出现尿频、尿急等症，用西药数日治愈。此次因多日劳累，再次出现尿频、尿急1个月余，用西药、中药清利湿热通淋、补肾诸法均无缓解，遂来我处诊治。症有尿频、尿急，时有溺不禁，每晚小便七八次之多，故夜不能寐，头晕，下肢无力。膝以下不温，近日明显消瘦，锁骨上窝深陷，小便色黄，尿道灼热时疼痛，五心烦热，心悸，口干不欲饮，舌有瘀点苔白，脉沉细数，诊为小便不禁，证属肾气虚弱失固兼湿热瘀血。治以通阳、活血化瘀，佐清利湿热。少腹逐瘀汤加味。

肉桂20克，延胡索10克，干姜10克，小茴香15克，五灵脂10克，蒲黄10克，没药10克，川芎10克，白芍15克，当归30克，益智仁10克，补骨脂10克，车前子（布包）20克，黄柏10克。3剂，水煎服。

药后夜尿为3～4次，膝以下凉、尿道灼热疼痛均有改善，上方又20余剂，病愈，随访2年未发。[赵守珺，王莹，张宏儒.少腹逐瘀汤临床应用举隅.内蒙古中医药，1996（2）：32.]

按语： 患者屡用清利湿热通淋、补肾诸法无效，从口干不欲饮、舌有瘀点可知当有瘀血，故从活血化瘀治疗有效。

❁ 附睾结核

赵某，男，29岁。

曾患肺结核 2 年余，经服异烟肼、乙胺丁醇等抗结核药年余而愈。近半年来患者又出现腰痛，尿急、尿频，但不痛，右侧睾丸肿胀下坠，牵及右侧阴股内侧酸痛。经多次 24 小时尿液沉淀涂片、结核菌培养阳性，精液检查可见精液量减少、精子数及活动力降低，确诊为附睾结核，再次服用抗结核药物半年不效。患者来诊时右侧睾丸肿胀隐痛下坠，自觉阴囊发凉，有酸胀感，疲劳时加重，附睾尾部可触及硬结，大小不等；输精管增粗，有串珠样结节，压痛不明显，面色晦暗，舌质暗有瘀点，脉沉细。证属寒凝气滞血瘀，治以活血化瘀，理气散寒，化痰散结，予以少腹逐瘀汤加味。

小茴香 10 克，干姜 6 克，延胡索 10 克，桃仁 10 克，没药 10 克，当归 12 克，川芎 9 克，肉桂 3 克，赤芍 10 克，蒲黄 10 克，五灵脂 10 克，红花 10 克，橘核 9 克，荔枝核 9 克，浙贝母 30 克，牡蛎 30 克，海藻 10 克，昆布 10 克。

水煎服 30 剂后，诸症减轻，再诊继服 30 剂而愈。随访至今未复发，且已生一女婴。[张国华.少腹逐瘀汤加味治愈附睾结核 1 例.安徽中医临床杂志，1999（6）：424.]

按语： 患者自觉阴囊发凉，附睾尾部硬结，输精管增粗有结节，面色晦暗，舌质暗有瘀点，均为寒凝血瘀之象。予以少腹逐瘀汤加味，以养血温阳，宣通血脉，散寒祛痰，化瘀散结，其病自愈。

✿ 慢性前列腺炎

王某，男，46 岁。

小腹胀满疼痛，排尿不畅，时轻时重 2 年余。西医诊断为慢性前列腺炎。近因劳累复发，小腹胀满疼痛，时或尿时中断，尿道口时有黏液性分泌物，腰膝酸软，头晕目眩，舌质紫暗有瘀斑，脉涩。此为瘀血败精，阻塞尿路，属中医之癃闭。治以活血化瘀，疏利水道。少腹逐瘀汤加减。

当归尾 15 克，赤芍 12 克，川芎 12 克，五灵脂 10 克，生蒲黄 12 克，延胡索 10 克，没药 10 克，小茴香 5 克，肉桂 1.5 克，穿山甲 10 克，琥珀（冲服）3 克。6 剂，每日 1 剂，水煎服。嘱服药期间少进肥甘油腻之品。

8 月 28 日复诊：小腹胀痛减轻，小便较前通畅，守上方加车前草 12 克，继服 6 剂，诸症基本平息，唯觉腰膝酸软，在本方基础上加补肾壮腰之杜仲、川断等，调治月余，共服药 45 剂，诸症痊愈。［钱爱云．少腹逐瘀汤临床应用举隅．江西中医药，2003（2）：38］．

按语：本例患者为瘀血败精，阻塞于膀胱尿道之间，尿路不畅，则排尿困难；尿路阻塞，下焦气机不畅则小腹胀满疼痛。故用少腹逐瘀汤散结，配琥珀、穿山甲以化瘀通淋，伍车前草以疏利水道，如此，瘀血败精得除，气机得畅，病机相合，故疗效甚著。

❀ 阴头寒

何某，男，30 岁，井下工人。

自诉阴茎龟头冰冷伴阳痿 3 年余。曾易数医均作肾阳虚衰论治，投四逆汤、桂附地黄汤加鹿角片 10 余剂，其中附子用量从 30 克增至 250 克，仍无寸效，反见口苦、咽干、心烦、失眠之症，遂邀余诊。因思《金匮要略·血痹虚劳病脉症并治》载"夫失精家，少腹弦急，阴头寒，目眩，发落……"之条文与此证相符，即处以桂枝加龙骨牡蛎汤合交泰丸以调和阴阳，交通心肾。

6 剂后，口苦、咽干、心烦、失眠若失，但主症如故。视其形体丰腴，眠食尚可，察其舌质暗，舌根苔厚腻，切脉沉涩无力。《灵枢·经脉》云："足厥阴之脉绕阴器抵少腹……"详审脉证，显系寒滞肝脉，虚寒性血瘀。法拟温经散寒，活血化瘀，佐以疏肝，少腹逐瘀汤颇为合拍。

小茴香、干姜、当归、川芎、伸筋草各 15 克，赤芍 30 克，肉桂（娟服）5 克，柴胡、蒲黄各 12 克，五灵脂、没药各 9 克，延胡索 6 克。4 剂，每 2 日 1 剂。

尽剂后龟头冰冷显减。上方继服 6 剂，已不觉冷。遂以原方去五灵脂、蒲黄、没药、延胡索,加仙灵脾、枸杞各30克,仙茅15克,龟板24克,续服10剂,巩固疗效,并嘱节制房事,随访2年余未复发。[冯进.少腹逐瘀汤临证运用举隅.四川中医,1998(9):51.]

按语:阴头寒缘于纵欲房事,暗耗精气,复因长期作业于煤矿井下阴寒潮湿之地,以致瘀寒闭阻,阳郁不达。予以温阳活血则瘀祛寒解,继以二仙、枸杞、龟板滋阴壮阳,使阴平阳秘。

✿ 阴茎内缩

李某,男,35岁。

患者一月前经常下河捞鱼,后感腰以下发凉,腰膝酸疼麻木,阴茎及睾丸内缩,不能行阳事,头晕多梦,食少纳呆,畏寒怕冷。四处就医,诊为"阳实""风湿病""神经官能症",服中西药月余无效。证属寒凝血瘀肝经。治以温经散寒活血,补肾壮阳。一方取少腹逐瘀汤加味。

当归、牛膝、补骨脂各12克,赤芍、生蒲黄、炒五灵脂、延胡索、炒小茴香各10克,川芎、炒干姜、炒肉桂、桂枝各6克,没药、乳香各9克。水煎服,早晚各1剂。

2日后复诊:阴茎睾丸外出,但阴茎举而不坚,畏寒怕冷消失,腰膝疼痛明显减轻,能入眠。守方继服4剂,诸症消失痊愈。1年后追访,未复发。[马力行.少腹逐瘀汤验案.四川中医,1988(4):18.]

按语:患者天寒水冷捞鱼,寒邪客于厥阴肝经,血瘀寒凝。肝经绕阴器抵少腹,寒气所致,故阴茎睾丸内缩,牵引疼痛。取少腹逐瘀汤温经散寒,活血化瘀,加牛膝、补骨脂,补肾阳,壮腰膝,强筋骨;没药加强活血止疼之力;桂枝温经行血,使寒散血活而诸症获愈。

✿ 阳痿

孙某,男,32岁。

婚后阳事不举 3 年，性冲动时阴部有胀感，阴茎根部胀痛，曾多处求治，屡服参、茸、附、桂等补肾壮阳之品而效果甚微。诊见：阳事不举，面色晦暗，头晕目眩，四肢乏力，纳食不馨，腰背胀痛，舌尖边有痛点，苔白，脉沉细，证属寒凝厥阴，瘀血阻滞，宗筋失养，治以少腹逐瘀汤加减。

当归、白芍、川芎、牛膝各 15 克，五灵脂、蒲黄、延胡索、没药、小茴香、淫羊藿各 15 克。每日 1 剂。

服 7 剂后，阴茎能微微勃起，但不坚硬，持续时间较短，阴茎根部胀痛减轻，余症大减。再服 8 剂，诸症消失，阴茎勃起坚硬，能进行房事，续服 5 剂，以资巩固，半年后随访，其妻已经怀孕。[徐初建.从瘀论治验案举隅.湖南中医学院学报，1993（4）：27.]

按语：宗筋属肝所主，以血为充为养，血流通畅，则宗筋受血而振奋，阳兴而举。该患者寒凝血瘀，阳郁不舒，宗筋失养，故单用补肾壮阳之品而无功。少腹逐瘀汤养血活血行血，并可温经止痛，白芍配当归以荣养宗筋，少佐仙灵脾温肾壮阳，诸药合用，气血兼顾。

❀ 不育

陈某，男，28 岁。

患者开车 6 年余，整日颠簸劳累，近 2 年发觉左侧阴囊肿胀疼痛，有坠胀感，每日劳累久立后疼痛加重。西医诊断为精索静脉曲张，曾服西药和中成药无效，于 1993 年 3 月 10 日因婚后 2 年不育来诊。当时查体见左侧精索肿胀，触之疼痛，站立时可触及曲张静脉如一团蚯蚓，皮色略暗。舌质暗红有瘀点，脉细涩。精液常规化验精子计数 0.3×10^8 个 / 毫升，活动力 Ⅰ 级，存活率 40%。证属劳伤筋脉，瘀血凝滞，血不养精，而致不育。治以化瘀血，温经脉，通精窍。

当归 20 克，赤芍 15 克，川芎 15 克，延胡索 10 克，灵脂 15 克，蒲黄 15 克，芍药 7.5 克，小茴香 15 克，官桂 5 克，牛膝 25 克，丹参 30 克。

服上方 15 剂后精索静脉肿胀消其大半，偶感不适。守原方加菟丝子、仙灵脾、黄芪各 30 克，再进 20 剂，诸症消失，精液常规恢复正常，3 个月后其妻已孕。[裴军，王君龙.应用加味少腹逐瘀汤治疗男科疾病验案.黑龙江中医药，1999（3）：46.]

按语： 精索静脉曲张，在男性不育的原因中占有主要地位。中医责之于瘀血聚而成形阻于精脉，气血运行不畅，精子失于濡养，故影响生精功能，降低生育能力。方用少腹逐瘀汤化裁，以温经通络，使血行瘀散，经和精充，故而获效。

🌼 月经先期

袁某，女，37 岁。

患者月经先期而至半年余，时有月行 2 次。半年前曾患"盆腔炎"，表现为发热、腹痛、带下量多等症，用抗生素（青霉素、庆大霉素）月余，后又改用"鱼腥草"肌内注射 50 余支，内服中药以红藤、败酱草之类为主。现感小腹冷痛，得热则舒，但不喜揉按，每逢经期加重，经色暗红，有少许血块，恶食寒凉之品，纳呆，胃脘不适，口唇周围常发疱疹，舌质暗红，苔白润，脉沉细。细辨其证为寒凝血瘀在少腹，当用少腹逐瘀汤加味。

小茴香 12 克，干姜 10 克，肉桂 10 克，延胡索 12 克，没药 10 克，川芎 10 克，当归 12 克，赤芍 12 克，蒲黄 12 克，五灵脂 10 克，陈皮 12 克，砂仁 3 克，炒神曲 12 克。

3 剂服后无明显变化，细思辨证无误，继投原方 3 剂，药后小腹冷痛减轻，可食一些水果，口唇疱疹未见新出。效不更方，继守原方略事出入，调治月余，3 个月后复诊时，月经调顺，腹痛消失，无寒凉感，口唇疱疹消失。[张淑莲.少腹逐瘀汤妇科临床应用举隅.陕西中医学院学报，1995（4）：33.]

按语： 患者患盆腔炎时，用药过于寒凉，以致寒邪内生，并与余邪互结瘀在胞宫冲任，冲任二脉受损，则血海畜滋失常。冲任二脉循行于面环绕口唇，则口唇常出疱疹；寒凝血瘀在少腹，则小腹冷痛。故用湿经散寒，活血化瘀之法，温通冲任，瘀祛寒消，亦当奏效。

🏵 月经后期

王某，女，24岁。

婚后2年未孕，15岁月经初潮，半年后建立正常周期。近3年来，当地开始种水稻，常不避经期下水田劳作，之后月经常错后10余天来潮，偶有2个月一潮，月经量少，用纸不足一卷，有块儿，经行涩滞不畅，小腹胀痛，自觉寒凉，喜温而拒按。舌质紫暗，边尖有瘀点，苔薄白而润，脉沉缓。丈夫精液化验正常。妇科检查：子宫后位，略小于正常，别无异常。经潮8小时取子宫内膜，病检报告为"分泌欠佳"。审其证为血瘀宫寒，方用少腹逐汤加味。

当归12克，川芎10克，赤芍12克，小茴香10克，炮姜6克，肉桂6克，没药10克，蒲黄10克，五灵脂10克，延胡索10克，香附10克，牛膝12克。

服上方5剂后的第3天，月经来潮，量较前略有增加，小腹胀痛寒凉较前均有减轻。经后上方去牛膝，加丹参15克，再进5剂。以后随月经周期按上法调治，3个月后经期基本正常，自觉小腹胀痛寒凉明显减轻，4个月后受孕，次年7月份足月顺产一男婴。[张淑莲.少腹逐瘀汤妇科临床应用举隅.陕西中医学院学报，1995（4）：33.]

按语： 患者常不避经期下水田劳作，以致寒邪和未下净的经血互结，寒瘀互结胞宫为病。自觉小腹寒凉，必是有寒，经行有块儿，涩滞不畅，小腹胀痛，舌质紫暗，边尖有瘀点，必是有瘀。故用少腹逐瘀汤温经散寒，活血化瘀，调经种子，月经调顺，胎孕乃成。

痛经

患者，女，27岁。

痛经6年，加重3个月。月经初潮13岁，周期28～30，经期5～6天，量中，色暗红，夹血块。每次行经小腹抽痛，需敷热水袋方能缓解，排出黑血块后则疼痛减轻。近3个月无明显诱因病情加重，本次行经时自觉小腹剧痛难忍，拒按，外敷热水袋无法缓解，经量少，色紫黑夹块儿，妇科B超检查未见异常。中医诊断：痛经（寒凝血瘀），治以温经止痛，活血祛瘀。

藁本9克，干姜9克，肉桂5克，小茴香3克，当归12克，川芎9克，没药6克，延胡索10克，蒲黄（包）9克，五灵脂10克，炒吴茱萸10克，淫羊藿12克，陈皮10克，砂仁10克，桂枝9克，红花10克，益母草15克，香附10克，赤芍6克。

上方4剂，嘱月经来潮之日起，水煎，每日1剂，早晚分服。月经再次来潮，痛经较前明显减轻。嘱其守方再服2个月经周期。[张龙梅，黄震州，杜晓萍，等.黄海波治疗痛经验案举隅.中国中医药信息杂志，2018，25（5）：105.]

按语：痛经不论虚实均可认为"痛则不通，通则不痛"。治疗基本原则为：虚者补之则通，实者行之则通，寒者温之则通。使气顺血活，经行通畅，自无痛经之患。黄老于少腹逐瘀汤、温经汤加入藁本，用意在于寒邪在内则不仅要祛内寒，更应宣通，给寒邪以出路，颇具特色。

经行情志异常

李某，女，28岁。

丈夫代诉病情：绝育手术后7个月余，每逢经期，心神恍惚，嗜睡，易惊，询问时所答非所问，经行3～4天后逐渐恢复正常。月经周期尚准，经量较前减少，涩滞不畅，夹有血块，小腹疼痛，小腹、外阴寒凉如冰，自觉有冷风吹入阴道，性欲淡漠，语音怯弱，纳呆，面色暗而无华，舌质暗红，边尖有瘀点，苔白略厚，脉沉弦。追问病史：7个月前行绝育手术时，气候寒冷，正是经期的第一天，心情极为紧张，惧怕手术。辨其证为寒凝血瘀在少腹，方用少腹逐瘀汤加味。

小茴香12克，炮姜10克，肉桂10克，当归12克，川芎10克，赤芍12克，没药10克，延胡索10克，炒蒲黄10克，五灵脂10克，益母草30克，远志6克，石菖蒲10克，朱砂1克。

服上方5剂后，月经仍如期来潮，诸症大减，信心倍增。经后又进5剂，小腹寒凉明显减轻，以后去朱砂再进20余剂，经期无恙。[张淑莲.少腹逐瘀汤妇科临床应用举隅.陕西中医学院学报，1995（4）：33.]

按语： 此案为寒邪直入胞宫冲任，与经血互结，以致寒凝血瘀，经期气血变化急骤，寒瘀作祟，趁时而发扰乱心神，则出现经期情志异常。方用少腹温经散寒，活血化瘀，加远志宁心安神，朱砂安神镇惊，石菖蒲安神和中，全方合而使寒散、瘀祛、神安。

🌼 经期口唇瘀肿

王某，女，21岁。

患者6个月以来，每次经期，口唇青紫、肿痒，以上唇鼻中沟两旁肿甚。经血色黑量少伴有血块，经期来潮前3～5天少腹胀痛，舌质暗，苔薄白，脉沉细而涩。证属冲任寒凝，病血内阻，治以温经理气，活血逐瘀，方选少腹逐瘀汤加减。

香附、延胡索各18克，干姜、蒲黄、五灵脂、当归、赤芍、红花各15克，小茴香、肉桂、川芎、没药各12克，桃仁10克。

每日1剂，水煎温服，服药11剂而愈。[田中峰.少腹逐瘀汤治疗经期口唇瘀肿二例.广西中医药，1992（5）：34.]

按语： 冲脉任脉上达咽喉，环绕口唇，经期冲脉气盛，冲气上攻，触动内阻之瘀血故见面色紫暗，口唇青紫肿胀痛痒，甚者齿龈紫黑。辨证要点在寒、瘀、痛三字。

 崩漏

李某，女，39岁。

患者阴道出血，淋漓不断5个月余，2年来断续发作，少腹寒痛作胀，有血块，血块下后腹痛减轻，心烦，舌质暗，苔薄白，脉弦细涩。妇科检查诊断为子宫功能性出血。曾用止血药，血未止，行刮宫术，仍不见转机。辨证为瘀血阻滞，经脉不通，血不循经致崩漏症，遂予少腹逐瘀汤，前后共服5剂，病不再发。[刘毅.活血化瘀法治疗妇科血证的经验.山东中医学院学报，1994（4）：263.]

按语： 出血证强调活血祛瘀是本，止血是标。王清任强调治病以气血为主，气有虚实，血有亏瘀。本案少腹疼痛为主，兼血暗有块儿，舌质暗，脉弦细涩，血瘀证明显。大胆用活血化瘀法治之，瘀祛病除。

 白经

部某，女，37岁。

患者近1年来月经提前七八天，量偏多，色淡。今年4月份以来经期间竟无经血，代之以白带，质清稀，量多少不定，六七日净，平日无经血，亦无白带，以后每月如是，身体日渐消瘦，经中医用健脾补肾化湿止带之法均无效，遂来我处诊治。现症：头晕，四肢乏力，饮食乏味，小腹时胀痛，喜温，腰困沉重，形体消瘦，皮肤晦暗，舌质淡，舌苔稍厚，脉沉细。综上所述，证属脾肾气虚，湿浊瘀血互结，治用活血化瘀，温脾肾祛湿浊之法，少腹逐瘀汤加味。

肉桂15克，干姜10克，小茴香10克，五灵脂10克，生蒲黄15克，没药10克，川芎10克，白芍15克，当归20克，附子10克，艾叶10克，仙茅10克，延胡索10克，山药20克，白术10克，水煎服。

6剂后，乏力、小腹胀痛、饮食乏味及腰困沉重均有改善，治疗第8天正值经期，"白经"较前量少，4日净，又服20余剂，诸症已去，以后数次行经如常人。[赵守珺，王莹，张宏儒.少腹逐瘀汤临床应用举隅.内蒙古中医药，1996（2）：32.]

按语： 患者白带质清稀，多从脾肾阳虚、寒湿内盛治疗，但用健脾补肾化湿止带之法均无效。患者除虚证之外，还见小腹时胀痛喜温，腰困沉重，皮肤晦暗，舌质淡，苔稍厚，脉沉细，故知除脾肾气虚，湿浊内阻之外，还有寒凝瘀血。当以少腹逐瘀汤加味以活血化瘀，温脾肾祛湿浊。

🔅 不孕（输卵管堵塞）

张某，女，25岁。

结婚2年，婚后夫妻共同生活未避孕，性生活正常而至今未孕。素日月经不调，衍期1～2周，色暗红，有血块，无腹痛、腰困等。曾经输卵管造影检查示：右侧输卵管欠通畅。服中药治疗无明显效果，遂来就诊。刻诊：月经愆期，色暗红，有血块，少腹稍有胀痛，面色白，形体稍胖，舌淡红，苔薄白微腻，脉沉迟涩。辨证属冲任虚寒，络脉瘀阻。

益母草、紫石英各30克，赤芍15克，当归12克，蒲黄、五灵脂、川芎、三棱、莪术、王不留行、土鳖虫各10克，小茴香、香附各9克，炮姜、肉桂、甘草各6克。每日1剂，水煎服。

前后随症加减共服用13剂，停经后，经尿检、B超检查已怀孕，2008年2月22日顺产一女婴。[刘贵生.不孕症验案1则.山西中医，2008（10）：9.]

按语： 该患者素体脾肾阳虚，冲任虚寒，寒凝血瘀，脉络不畅。加之盼子心切，思郁过度，久则肝气不疏，气滞血瘀，而致不孕。《医林改错》称："此方种子如神"，少腹逐瘀汤加减疏肝理气，活血化瘀，温经通脉，调经种子之功，故获良效。此外，保持心态平和，生活规律，也是治疗不孕症应该注意的。

❀ 不孕（附件包块）

张某，女，35岁。

患者婚后5年不孕，近5年来右下腹隐痛反复发作，症状逐渐加重半个月，伴腰骶酸软，尿频，纳食不馨。平时经前少腹冷痛，喜暖喜按，经量少，色紫黑夹有瘀块儿，白带较多，质清稀。妇科检查：子宫后倾，移动宫颈时有痛感，宫旁可扣及增粗的输卵管。B超检查提示：右侧附件混合性包块。患者曾接受抗感染治疗半个月余，复查B超无变化，遂改投中药治疗。察其面色萎黄少华，精神疲乏，四肢欠温，腹部柔软，右侧少腹部有轻按压痛，舌偏暗，苔薄白，脉沉缓。证属寒凝气滞，瘀血内阻。治宜化瘀散结，温经散寒。

小茴香10克，吴茱萸5克，干姜5克，生蒲黄（包煎）10克，五灵脂12克，赤芍12克，荔核15克，延胡索12克，川芎8克，三棱10克，莪术15克，桂枝6克，白芍12克，甘草5克。水煎，温服。

二诊：服上方5剂后患者自觉右下腹疼痛渐减，食欲增加，药已见效，故以上方加香附、夏枯草调理，其间曾3次复查B超，每次右侧附件包块均有不同程度缩小，然服药30余剂后，患者月经时突然自觉少腹疼痛顿作，尔后从阴道中排出紫黑色血块一小团，旋即腹痛明显缓解，诸症悉平。次日来我院复查B超示双侧卵巢区无异常发现。3个月后受孕。［王勇，艾九松．艾九松教授运用少腹逐瘀汤治疗不孕举隅．中国科学技术学会，2009：3.］

按语：本例因寒湿侵袭，脾阳不运，湿痰内聚，阻滞气机，气血瘀滞，积块乃成。用少腹逐瘀汤加软坚散结理气之品治之，寒湿尽散，瘀血化解而愈。

❀ 不孕（功能性子宫出血）

陈某，26岁。

婚后1年余未孕。患者1年来，月经不规则，赶前错后。1年半前因"卵巢囊肿"行手术治疗，术后自觉少腹胀痛，尤以经前及经期症状突出，轻按则舒，重按痛甚，经血紫黑夹有片状瘀块儿，且数日不净，淋漓不断。此次经期延至20余日。近1周来经量增多，少腹冷痛喜按，血色紫暗成块儿，块儿去痛减。妇科检查无特殊发现。诊断为功能性子宫出血。刻诊：面色萎黄，精神疲倦，心悸气短，舌偏暗，苔薄白，脉虚涩。证属中气虚弱，瘀阻胞脉，冲任失调。治宜活血化瘀，温经止痛。

生蒲黄（包煎）10克，五灵脂10克，制香附12克，当归12克，延胡索12克，小茴香10克，炮姜5克，赤芍12克，茜草15克，肉桂5克，甘草5克。水煎服。

二诊：上方服4剂后，阴道排出大小片状瘀块儿，腹痛大减，守原方加旱莲草15克，女贞子15克。再服4剂后，血块基本消失，但血量稍增多，瘀血已除，改投益气养血、摄血固经之剂。

黄芪30克，党参15克，艾炭5克，川芎9克，白芍12克，地榆炭15克，茜草15克，阿胶15克（另烊服），大熟地20克，茯苓12克，炙甘草5克。

上方连服1周后经血停止，心悸、气短均减，精神转佳，腹痛消失。嘱服归脾丸、乌鸡白凤丸以资巩固。半年后随访，月经按期而来，经量正常，4天即净。半年后受孕。[王勇，艾九松.艾九松教授运用少腹逐瘀汤治疗不孕举隅.中国科学技术学会，2009：3.]

按语：本例患者因术后气血受损，气机失于条达以致成瘀，瘀阻胞宫，冲任失调，血不归经，发为崩漏，治宜活血化瘀，调理冲任。瘀血不祛，新血不生，待瘀血得下，改投益气养血、摄血固经之剂，以"塞其流"而"澄其源"，达到化瘀不伤正，止血而不留瘀之目的，故能收效。

❀ 瘀血滑胎

王某，女，26岁。

婚后 6 年，已孕 3 次，均滑胎。首次孕后 4 个月，因负重物致小腹坠胀疼痛，阴道出血，延医肌内注射黄体酮及口服安胎药，仍致流产。次年复孕 3 个月，无任何诱因再次流产。1 年后又孕，因惧流产，即服安胎药（不详）亦未能幸免。如是 3 次，屡孕屡滑，颇以为苦。刻诊：形体肥胖，面色晦暗，月经迟至，经色暗夹瘀块，少腹痛。问其肌肤粗糙失泽，言已两载。舌现瘀斑，边有齿痕，脉沉细弦。沉思良久，此乃瘀阻胞宫，肾阳不振是也！法宗温经化瘀，书少腹逐瘀汤加味。

当归、川芎、赤芍、小茴香、法半夏各 15 克，蒲黄、五灵脂（醋炒）、没药、延胡索各 10 克，干姜 12 克，肉桂（焗服）3 克。

6 剂后症状无变化，继服 10 剂，面部晦暗渐退，粗糙肌肤已见润泽，舌上瘀斑转淡，佳兆也！仍宗原方去干姜、延胡索，加菟丝子、枸杞、续断各 24 克，巴戟天 15 克，以温肾助阳，调补冲任，续服 15 剂，诸症悉除。越 4 个月，经停，妊娠试验（+），嘱忌房事，慎饮食，足月顺产一男婴，母子均健。[冯进.少腹逐瘀汤临证运用举隅.四川中医，1998（9）：51.]

按语： 面色晦暗，舌上瘀斑，肌肤粗糙失泽均为内有瘀血之征。瘀阻胞宫，新血不生，胎失所养，故屡孕屡滑。选用少腹逐瘀汤加半夏化无形之痰（基于痰瘀相关理论），继以补肝肾、调冲任之味加入活血化瘀方中，使瘀病得化，肝肾之气和，冲任之脉渐旺，而收阴血聚以养胎之功。

❀ 安胎

赵某，女，25 岁。

患者已流产 2 次，今又妊娠 3 个月，昨日突然出现阴道出血，少腹剧痛，所出之血呈紫黑色块状。观其形体颇健，舌正常，脉弦滑有力。王清任《医林改错》少腹逐瘀汤云："如曾经三月前后少产，或连伤三五胎，今又怀胎，至两个月前后，将此方服三五付，将子宫内瘀血化净，小儿身长有容身之地，断不致再小产。"该患者虽舌脉未见瘀象，但所下之血乃紫黑色血块，且腹痛剧烈，下血块后腹痛减轻，故予少腹逐瘀汤。

炒西茴 3 克，炮姜炭 5 克，当归 10 克，川芎 6 克，炒丹皮 6 克，炒灵脂、蒲黄各 10 克，醋延胡索、艾叶炭、炙甘草各 6 克。水煎服。

服上方 1 剂，血少而痛止，再剂血止而胎安。经 B 超检查，胚胎发育正常，后足月顺产一女婴。[陈海英.验案二则.河南中医药学刊，1994（3）：52.]

按语：患者素体健壮，并无虚象，且所下之血为紫黑色瘀块，伴少腹剧痛，出血后痛减，则为瘀血之征，故用少腹逐瘀汤。一般妊娠期间活血药虽慎用，亦要知"有故无损，亦无损也"。对于该患者，不知单用艾叶活血安胎何如？

❋ 产后腹痛

刘某，女，26 岁。

患者分娩 12 天，下腹部剧烈疼痛 4 天。患者于 12 天前在家中分娩一男孩，用旧法接生，分娩后 6～7 天内恶露量多，下腹部隐痛不舒。从第 8 天起，小腹疼痛加重，继之疼痛剧烈难忍，恶露量少，色紫有块儿，混浊有臭味，伴有发热恶寒，头晕心烦，食少自汗等症。先以青霉素、甲硝唑、氯霉素等治疗，其效不著，故前来求治。体查：体温 38.2℃。血常规检查：白细胞总数 16×10^9 个 / 升，中性粒细胞 86%，淋巴细胞 14%。患者精神差，呈痛苦面容，下腹部及宫体有明显压痛，舌质紫，苔白稍厚，脉沉涩。诊断：产后腹痛（子宫内膜炎）。以少腹逐瘀汤加减治之。

炮姜 20 克，延胡索（研冲）10 克，川芎 20 克，当归 20 克，五灵脂 15 克，没药 10 克，赤芍 15 克，桃仁 15 克，紫丹参 20 克，丹皮 10 克，益母草 15 克。4 剂，每剂水煎分 3 次服，以黄酒 20 毫升为引。

二诊：服上药后，精神尚好，恶露量较前为多，色红稍紫，时有瘀块儿，下腹部疼痛明显好转。余症也随之减轻，效不更方，再进 4 剂。

三诊：恶露明显减少，色红无血块，下腹部疼痛十去八九，余症也明显好转。舌质红津润，脉沉稍弦。

炮姜 10 克，延胡索 10 克，五灵脂 15 克，川芎 15 克，当归 20 克，赤芍 10 克，桃仁 10 克，党参 20 克，生黄芪 30 克，益母草 15 克。5 剂，每剂水煎分 3 次服。

四诊：患者精神尚佳，恶露量少，时有时无，腹痛已止，仅有轻微头晕身倦，余症悉除，此乃子宫内膜炎已被控制，但仍正气不足，气血双虚，故以八珍汤 10 剂，生化汤丸、人参归脾丸各 4 盒，以双补气血，扶正祛邪。2 个月后随访，身体健康，恢复如常。[王侃.少腹逐瘀汤妇科异病同治验案.甘肃中医学院学报，1996（1）：45.]

按语：本案因在家分娩，伤于风寒。属中医产后正气应弱，风寒之邪趁虚入胞脉，导致血为寒凝，瘀血内停不通，不通则痛，故以是方温经散寒，活血行血，寒散瘀消，气行血通，其病当愈。

✿ 产后浮肿

陈某，女，25 岁。

患者产后遍身浮肿已 20 余天，曾服中药利尿消肿之剂无效，且浮肿日甚，求诊于余。刻下见：遍身浮肿，下肢尤甚，心悸，气促，尿少，大便 3 天未通，恶露淋漓不断，色淡黄，下腹部时感闷痛，舌质淡红，边有紫暗斑，苔薄白，脉弦滑。诊为瘀阻胞络，水湿内停。治宜活血祛瘀，通络消水，取少腹逐瘀汤加减。

当归 6 克，川芎、赤芍、大黄、五灵脂各 9 克，蒲黄 15 克，小茴香 2 克，延胡索 5 克，肉桂（焗）1.5 克，没药 4 克，泽泻 10 克。水煎服，每日 1 剂。

复诊：服上药 2 剂后，小溲畅利，大便 1 次量多，浮肿消退，小腹疼痛亦减，知药已对症，仍守上方 3 剂，水煎服，每日 1 剂。

三诊：服上药后，二便通畅，浮肿消失，小腹疼痛痊。再取产后生化汤加减，连服 5 而愈。[沈同生，林兴江.少腹逐瘀汤验案二则.新中医，1988（12）：42.]

按语：产后多虚多瘀，产后水肿则以脾虚湿阻为多见，但瘀血阻滞经脉致之水肿亦常有。该患者系产后恶露不净，瘀血阻滞胞络，升降清浊失司，湿浊停滞成肿，治用活血祛瘀通经，兼以利尿消肿，瘀散血活经通，浊泄窍通，升降正常，其病霍然。

✿ 产后恶露不绝

患者，女，23岁，2010年8月5日初诊。

患者2010年6月15日足月产后，至今恶露未尽，量较多，色深红，质黏稠，有臭味，小腹疼痛拒按，时有小瘀血块，身微恶寒，纳差，便溏，睡眠尚可，面色不华，舌淡，脉弦涩。由于产后调理不当，以致营卫失和，气血紊乱，恶露瘀滞不化。治宜调和营卫，活血化瘀。口服少腹逐瘀汤，每日1剂，煎取150毫升/次，每日2次，温服，连服3日。8月9日二诊：自诉恶露已净，腹痛消失，食欲好转，二便正常，唯觉头晕乏力，心悸失眠，舌淡苔薄，脉缓弱。瘀滞已消，恶露已止，宜气血双补，继以十全大补汤加味6剂而愈。[李惠荣.少腹逐瘀汤治疗妇科病.中国现代药物应用，2014，8（17）：209.]

按语：本例患者由于素体阳虚，寒邪趁虚而入，血为寒凝，结而成瘀。治以温阳散寒，调和营卫，活血消瘀，行气止痛。处方以少腹逐瘀汤煎服，临床诸症消失。二诊时唯觉头晕乏力、心悸、失眠，宜气血双补，用十全大补汤以善其后。

✿ 子宫内膜炎

杨某，女，40岁。

3个月前参加农田作业时遭雨淋，衣裤皆湿，初不介意，后觉少腹疼痛，日渐加重，阴道内时常有黏稠如胶的索条状血块流出，每值经期则少腹疼痛难忍，阴道所下条索状血块更多，患者初诊于当地医院，不效。后到某县医院妇产科检查，诊断为"子宫内膜炎"，经注射青霉素，内服四环素等药，40多天不效。后曾服理气止痛、清热解毒中药20多剂仍不见好转，又就诊于某医院服中药，方药皆从当归四逆汤、金铃子散化裁，服药10余剂效不显，故转来我院门诊。刻下患者月经来潮，少腹胀痛拒按，经色紫暗并夹条索状血块，多难自下，必以手拉方能脱落，脉细涩，舌淡红，边紫暗，苔白。证系寒凝血瘀于胞宫，拟少腹逐瘀汤加减以温通之。

当归10克，赤芍10克，川芎6克，桃仁10克，红花10克，木香10克，茴香3克，香附10克，生蒲黄10克，五灵脂6克，延胡索10克，益母草10克，生乳香、生没药各3克。4剂。

二诊：服上药4剂后，阴道所下瘀秽较多，腹痛减，药见效机，仍守原方，上方加丹参15克。3剂。

三诊：经净，少腹仍有小痛，精神较前好转，饮食亦增，原方去生乳香、生没药，加艾叶10克。5剂。

四诊：经期又至，腹痛较上月减，经色仍较紫，血块已少见，脉细，舌淡苔白。治宗原法，继服上方5剂。

五诊：月经已净，少腹痛微，原方减去祛瘀之品，增入养血、调理肝脾之味，续服10余剂而收功。[沈同生.少腹逐瘀汤临床治验举隅.中国农村医学，1990（6）：42.]

按语：患者淋雨后得病，少腹胀痛拒按，经色紫暗并夹条索状血块，脉细涩，舌边紫暗，乃寒凝血瘀于胞宫为患，当以少腹逐瘀汤温经散寒，活血化瘀。

❀ 子宫肌瘤

徐某，女，36岁。

患者自1992年始月经先期，经行量多，淋漓不尽，伴经行腹痛，至今1年余。诊见面色萎黄，下肢轻度浮肿，苔薄白，质淡，脉细。半年前妇科检查提示：宫体增大如50余天妊娠大小。B超检查：宫体黏膜层见

3 厘米 ×2.5 厘米 ×2 厘米大小实质性包块。诊断为子宫肌瘤。患者因惧怕手术转至中医治疗。既往多用益气摄血主治取效不显。此次就诊查血常规：血红蛋白 80 克 / 升，红细胞计数 2.94×10^{12}/ 升。时值经期第 2 天，腹痛，经量中等，有血块，采用通因通用、因势利导之法，亦以少腹逐瘀汤原方去干姜、肉桂，加益母草、三棱、莪术、水蛭（研粉兑服）2 条。

待月经干净至月经中期，原方加生牡蛎、穿山甲、山慈菇，以加强破瘀软坚散结。治疗 3 个月后经量减少，腹痛减轻。守法治疗近 1 年，经量正常，腹痛等症状消失。复查血红蛋白 115 克 / 升，红细胞计数 3.94×10^{12}个 / 升，B 超检查：子宫附件正常。[谭薇 . 少腹逐瘀汤妇科应用举隅 . 湖北中医杂志，2000（6）：37.]

按语： 子宫肌瘤属中医癥瘕、积聚范畴，活血化瘀为治疗大法。该病属顽症痼疾，临床治疗中非数剂药就能取效，故在使用三棱、莪术、水蛭攻伐药时应慎用。子宫肌瘤患者多月经量多、崩漏、淋漓，导致失血过多，气血两亏，因此在用药中要注意调养气血。

❀ 子宫腺肌病

刘某，女，42 岁。

因继发性进行性痛经 1 年，在外院诊断为"子宫腺肌病"，经西药治疗效果不佳，而又惧怕手术治疗转中医诊治。刻诉 1 年前始出现经期下腹坠胀刺痛，呈进行性加剧，拒揉拒按，得温稍舒，且经量增多，色暗有血块，经期延长。现值月经干净 1 周，仍觉少腹隐痛不适，触按疼痛，伴乏力、腰酸、面色萎黄，二便自调。舌质淡暗边有瘀点，苔薄白，脉沉涩。B 超示子宫增大，子宫壁内可见均匀结节状回声，提示子宫腺肌病。辨证属寒凝气滞，血瘀胞宫之瘕。治以温经散寒，理气活血化瘀。方用少腹逐瘀汤加减。

小茴香 3 克，干姜 3 克，肉桂 3 克，延胡索 9 克，制没药 6 克，川芎 9 克，当归 9 克，蒲黄 9 克，赤芍 9 克，五灵脂 6 克，香附 9 克，鳖甲 12 克。

7剂，每日1剂，水煎分2次服。

复诊：月经已汛3天，经量较平素增多，血块减少，腹部疼痛减轻。上方加熟地黄12克、白芍12克、阿胶（烊）10克，以养血和血调经，服至经净。经用本方随症加减治疗半年，痛经基本消失，经期经量恢复正常，一般情况良好，半年后复查B超子宫无异常。［柳鑫生，赵祖昌．少腹逐瘀汤临床举隅．江西中医药，2005（11）：59.］

按语：本案属寒凝气滞，血瘀胞宫之证，故选用少腹逐瘀汤加减治疗，经期适当伍用养血和血之品，经过前后治疗半年，病获痊愈。

❀ 卵巢巧克力囊肿

姜某，女，36岁。

反复腰骶部疼痛8个月，月经先后无定期，经量、色泽无异常，苔薄，舌面见绿豆大小的瘀紫斑点，脉细。妇科检查：外阴已产式，宫颈轻度炎症，子宫大小正常，双侧附件增厚，并触及囊性肿物粘连于子宫后壁。B超显示在子宫底部后方区域见4.9厘米×6.8厘米×3.6厘米的液性暗区，内有密集低回声小光点，诊断提示：卵巢巧克力囊肿。中医辨证属气滞血瘀络阻，治以理气化瘀通络，处以少腹逐瘀汤加味。

小茴香6克，干姜6克，延胡索15克，当归20克，川芎10克，官桂3克，赤芍10克，蒲黄10克，炒五灵脂10克，香附12克，乌药10克。每日1剂，水煎服。

上方连服64天后，诸症消失，月经周期恢复正常，B超复查示卵巢巧克力囊肿消失。［顾洪丽．少腹逐瘀汤治疗卵巢巧克力囊肿病案举隅．中医药导报，2008（5）：85.］

按语：该病属于"瘀血""血瘕"范畴，其病机为气血运行不畅，局部气血凝滞。《妇人良方大全》云："妇人腹中瘀血者，由月经闭积或风寒凝瘀，久而不消，则为积聚瘤痕矣"，治疗宜活血祛瘀，温经止痛。

❀ 输卵管积液

徐某，女，42岁。

患者因"左少腹部胀痛伴局部积气感2年，加重1周"就诊。患者2年前因反复人流术后感染至某医院输液治疗3天，感染基本得到控制，适逢农忙即中断治疗，等夏收结束后感小腹部不适，每次行经前左少腹部胀痛难忍，曾口服痛经丸、妇科千金片、定坤丹、元胡止痛片等中成药，以及静脉输注甲硝唑、环丙沙星等抗感染治疗，可暂时缓解，下次经期疼痛如故。曾到某地市级医院检查就诊，B超示：左侧输卵管峡部有1厘米×2厘米左右的低回声区；输卵管通液不畅，注射泛影葡胺X线片示左侧输卵管峡部局部有堵塞现象。最后诊断：输卵管积液。常规对症治疗1周出院，效果仍不理想。刻诊：面色淡白无华，饮食不振，二便可，精神稍差，时感困倦，喜太息，少腹平素隐隐胀痛，每逢经期或遇寒受凉或入暮则疼痛更甚。查体：左少腹有枣核大小的囊性包块，按之柔韧，推之可移，未与皮肤粘连；局部按压胀痛不舒。舌淡苔白微腻，脉弦细缓。证属寒凝气滞，湿郁阳虚所致。处方以少腹逐瘀汤加减。

小茴香30克，肉桂12克，延胡索9克，没药6克，水蛭（研末冲服）6克，五灵脂（包煎）9克，蒲黄（包煎）9克，当归12克，赤芍9克，桂枝12克，细辛9克，茯苓30克，薏苡仁30克，柴胡9克，白芍15克，香附15克，乌药15克，陈皮9克，川芎9克，枳壳9克，厚朴9克，苍术12克，白术12克，干姜12克，生姜6克。14剂，水煎服，每日1剂，每日3次。连续服用，经期停药。

二诊：述经期疼痛减轻，精神好转，困意消除，局部包块明显缩小。效不更方，守原方服14剂后再抓3剂打成药粉装胶囊或直接冲服，每次6克，每日3次。

2003年8月其亲戚经介绍来我处就诊，诉徐某临床症状已全部消失，顺嘱平时可常服木香顺气丸以培本理虚。[王亨飞，马丽，朱小平，卿小宁.古方加减临证验案三则.中国全科医学，2009，12（12）：1124.]

按语：该患者食凉、入暮疼痛加重，面色淡白无华，困倦太息，舌淡苔白微腻，脉弦细缓，乃肝郁脾虚，寒湿瘀血为患所致。少腹逐瘀汤散寒活血，加减后含有柴胡疏肝散疏肝理气、平胃散健脾祛湿。

❀ 输卵管卵巢炎

杨某，女，44 岁。

患者以前曾 2 次因少腹疼痛、阴道出血、淋漓不断在当地卫生院住院治疗，均经抗菌、止血治疗暂时好转出院。此次又因阴道出血 20 余日来我院就诊。妇科检查为输卵管卵巢炎。给予青霉素、庆大霉素、甲硝唑及止血药治疗 1 周，效果不佳。诊时见少腹疼痛拒按，经血淋漓不断，色暗红有块，心悸少寐，面色晦暗，舌质淡紫，脉沉迟无力。诊为素体气虚，寒凝血瘀。治宜益气温经，活血逐瘀。方用少腹逐瘀汤加减。

当归 10 克，赤芍 6 克，炒没药 6 克，官桂 6 克，炒灵脂 6 克，延胡索 10 克，生蒲黄 10 克，炒干姜 6 克，制香附 10 克，小茴香 10 克，益母草 12 克，黄芪 20 克，党参 12 克，焦白术 12 克。

进上方 3 剂，出血大减。原方又进 3 剂，出血完全停止。原方加熟地黄 10 克、阿胶（烊化）10 克、枸杞 12 克。连服 5 剂，痊愈出院。嘱其继服上方 10 剂，直至绝经未再复发。[王珠光.少腹逐瘀汤临床应用举隅.中国医刊，1999（6）：3.]

按语：患者少腹疼痛拒按，经血淋漓、色暗红有块，心悸少寐，面色晦暗，舌质淡紫，乃瘀血之征；脉沉迟无力，迟为寒，无力为虚。故用少腹逐瘀汤益气温经，活血逐瘀。

❀ 宫腔粘连综合征

王某，女，38 岁。

出现周期性下腹部痉挛性疼痛，月经量少 3 个月。患者于 2002 年

1月行人流术，术后阴道少量出血20余日，伴小腹部隐隐作痛。自服益母草膏、花红片，配合抗生素静脉滴注治疗后，症状缓解。但术后第一次行经，月经量少，色紫黑，下腹部痉挛性疼痛，肛门坠胀，排便更甚。口服四制香附丸、玄胡片、金刚藤糖浆无效。本次月经来潮，点滴即无，色黑，下腹部疼痛剧烈，得热稍舒，肛门坠胀，排便更甚，大便稀溏，畏寒，舌质紫暗，舌边有瘀斑，脉紧涩。触及下腹部有压痛、反跳痛、拒按。妇科检查：子宫体大小正常，压痛明显。双侧附件有压痛，可扪及肿块，后穹隆有触痛。子宫探针插入宫颈内2厘米处有阻力感。子宫腔镜检发现肌纤维粘连。诊为宫腔粘连综合征。证属血瘀寒凝，冲任不畅。治以活血化瘀，温经散寒止痛。方用少腹逐瘀汤。

小茴香6克，干姜、延胡索、川芎、赤芍、蒲黄、五灵脂各10克，没药12克，当归15克，肉桂5克。3剂，水煎服。

药后腹痛缓解，诸症减轻。至下次月经来潮前仍守上方服药4剂，月经来潮，经色鲜红，量增加，但仍偏少，小腹坠胀疼痛未作。

三诊于上方加熟地黄20克，党参15克，茯苓12克，白术10克，继服5剂，诸症消失，月经复常。随访1年，未见复发。[王凤芹.少腹逐瘀汤妇科应用举隅.湖北中医杂志，2003（10）：38.]

按语： 本例患者曾多次行人流手术，导致冲任虚损。而本次手术正值寒冷之时，以致寒邪恶血留滞，血行受阻，不通则痛。畏寒、腹痛剧烈、经血量少色黑、舌紫、脉紧涩，均为寒凝血瘀之象。少腹逐瘀汤加味活血散寒，又加入补气养血之品，终使瘀血消散，气血充盈，冲任调畅。

❀ 性欲丧失

钭某，女，30岁。

诉性淡漠2年多。患者20岁结婚，性功能正常，已育2胎，27岁做输卵管结扎术后，对性生活逐渐淡漠，日益加重，以至全无兴趣，勉强过性生活也毫无快感，无高潮，阴道干燥，渗液极少。刻诊：月经18岁初潮，周期 30~36 天，色暗，多瘀块，量中，经行小腹痛，喜温。白带很少，面色青白，四肢不温，溲清便软，舌暗淡苔白，脉沉。辨证属血寒血瘀。法当温经散寒，活血化瘀。方选少腹逐瘀汤加味。

当归、川芎、赤芍、红花、桃仁、五灵脂、生蒲黄各 10 克，延胡索、没药、干姜各 5 克，肉桂、小茴香各 3 克。

水煎服，每日 1 剂。5 剂后性功能恢复正常，嘱续服 5 剂，以资巩固。［丁禹占，夏耀全，李美莺．少腹逐瘀汤治疗女性性功能障碍举隅．陕西中医，2002（5）：458.］

按语：本例患者月经色暗多瘀块，经行小腹痛喜温，面色青白，四肢不温，溲清便软，舌暗淡，脉沉，乃术后寒凝血瘀。现代药理研究表明活血化瘀药有改善盆腔血液流变学和微循环的作用，有利于生殖器充血，是活血化瘀药物治疗性欲丧失的主要机制。

✿ 性交后出血

赵某，女，23 岁。

诉性交后阴道出血 6 个月。患者 1998 年 1 月 1 日产一女婴，3 月"上环"，此后则见小腹痛，辗转呻吟，难以忍受，某医院诊为"左输卵管炎"，经多种抗生素治疗，虽有好转，未能痊愈。6 月起，每性交时阴道干燥而痛，性交后腰酸，腹痛拒按，次日则阴道出血，量约经量之半，必服止血药乃可。如无性交则不出血，但每性交后必复发，如此循环往复已 6 个月。近次性交后出血已 4 天。刻诊：月经 17 岁初潮，末次月经 1998 年 11 月 20 日，期、色、质、量俱正常。白带不多，色黄，小腹冷，按之痛，腰酸，倦怠乏力，尿黄便结。舌质淡红苔黄，脉缓。辨证属邪毒内侵，久而化瘀，阻滞脉络，血不循经。法当清热解毒，化瘀止血。方投少腹逐瘀汤出入。

当归、赤芍、川芎、五灵脂、生蒲黄、延胡索、没药、乳香、鹿角霜、茜草、海螵蛸各 10 克，丹参 20 克，黄芪、皂角刺、白花蛇舌草各 30 克。

水煎服，每日 1 剂。5 剂后出血止，虽性交亦无出血。遂去茜草、海螵蛸，再服 10 剂后腰酸愈。又去鹿角霜续服 10 剂，所患痊愈，随访至今无复发。[丁禹占，夏耀全，李美莺. 少腹逐瘀汤治疗女性性功能障碍举隅. 陕西中医，2002（5）：458.]

按语： 本例从症状上看不仅有瘀有寒，还兼有热象。在原方基础上加失笑散、茜草化瘀止血，海螵蛸止血止漏，鹿角霜补肾治腰脊酸痛而止血，丹参、皂角刺、白花蛇舌草清热解毒。

急性肾挫伤

患者，男，20 岁。

患者于前 1 日傍晚不慎从一高台阶上坠地，就诊时腰部剧痛，不能自行，被人背来医院，面部瘀紫肿痛，小便红赤。体格检查：痛苦病容，神清，右侧面颊青紫肿大，触痛，心肺（－），腰痛不能平卧，左侧腰部皮肤瘀紫，同侧肾区叩痛明显，四肢活动自如。实验室尿常规：外观鲜血尿，蛋白 ++，白细胞 +++。B 超显示：左肾轻度肿大，包膜下少量积血。诊断：急性左肾挫伤。中医辨证：肾挫伤，肾络瘀滞。采用少腹逐瘀汤加减。

小茴香 12 克，延胡索 15 克，乳香、没药各 8 克，当归 12 克，川芎 12 克，桂枝 10 克，赤芍 15 克，生蒲黄 12 克，柴胡 12 克，大蓟、小蓟各 20 克，三七粉（冲服）6 克，熟地黄 15 克，川断 20 克，杜仲 15 克，茯苓 30 克，泽泻 30 克。3 剂，水煎服，每日 1 剂。

5 天后复诊，腰痛大减，能自行走，尿常规：外观黄清，蛋白阴性，红细胞 0～1/HP，效不更方，上方加仙鹤草 30 克，再服 3 剂而愈。随访 3 个月，无复发，无后遗症。[刘仲兰. 少腹逐瘀汤治愈急性肾挫伤 1 例. 中国中医急症，1998（4）：175.]

按语： 本例治法属中医的通因通用法。跌打损伤，必伤损血脉，其未破皮者，必有瘀血在里。故本例用乳香、没药、生蒲黄、三七粉活血祛瘀，去其败血；桂枝疏通经络；柴胡宣其气道，行其郁结，又使乳、没等药随其出表入里，以收搜剔之功，使瘀血尽去。肾府乃元气生发之处，故再用熟地黄、川断、杜仲、茯苓等以顾护肾脏。

❀ 术后发热

王某，女，45岁。

因患子宫肌瘤于1个月前行子宫切除术，术后切口愈合良好，但持续发热，午后为甚，体温37.2～38.3℃，曾服抗生素和退热药无效。症见：发热，口渴而不欲饮，肌肤甲错，有皮屑脱落，胸闷腹胀，小腹疼痛拒按，大便3日未行，食纳尚可，舌质紫暗有瘀斑，舌苔薄白，脉细涩。证属瘀血发热，治以通经活络，祛瘀生新。用少腹逐瘀汤加减。

当归15克，川芎12克，赤芍12克，炒蒲黄9克，五灵脂9克，制没药9克，小茴香3克，牡丹皮12克，生姜3片，大黄（后下）15克。

1剂后下黑粪数枚，顿觉浑身轻松，2剂后热退身凉。唯仍感口干咽燥，小腹时痛，于上方加生地黄30克，2剂，药后诸症痊愈。[钱爱云.少腹逐瘀汤临床应用举隅.江西中医药，2003（2）：38.]

按语： 本案为血瘀导致内热。瘀血不祛，新血不生，故肌肤甲错，皮屑脱落；气机阻滞，故胸闷腹胀，小腹疼痛拒按，大便不行；舌脉均为瘀血之象，故以少腹逐瘀汤去辛热之官桂，易干姜为生姜以加强其辛散通脉之力，另加大黄、牡丹皮祛瘀生新，凉血活血。

❀ 术后肠粘连

邵某，男，28岁。

患者行阑尾切除手术后常觉下腹部疼痛，呈逐渐加重之势，且常因过食生冷或受寒后诱发。刻见：右下腹部阵发性刺痛，痛处固定不移，拒按，自觉腹中肠鸣，矢气后觉舒，大便糊状，量少色黄，日2～3次，小便色白自利。舌质淡暗，苔薄白，脉沉缓。血液分析、B超、腹部X线片无异常。诊为腹痛，证属寒凝气滞，血瘀肠络。治以温经散寒，行气活血止痛。方选少腹逐瘀汤加减。

小茴香3，干姜3克，肉桂3克，延胡索9克，制没药6克，厚朴9克，枳壳12克，蒲黄9克，赤芍、白芍各9克，五灵脂6克，甘草6克。5剂，每日1剂，水煎分2次温服。

10月11日复诊，诉药后腹痛明显好转，无腹中肠鸣，大便成形，日1次，小便自利，舌淡苔薄白，脉缓。药已中病，守上方再进5剂以图全功。半年后来诉病未复发。[柳鑫生，赵祖昌.少腹逐瘀汤临床举隅.江西中医药，2005（11）：59.]

按语： 此案术后肠络受损，血瘀肠络，故腹部呈阵发性刺痛，痛处固定拒按，又因寒主收引，寒邪凝滞经脉，血得温则行，得寒则滞，故常因过食生冷和受寒而诱发。本方能活血祛瘀，温经止痛，正合本案病机，再加上芍药甘草汤缓急止痛，故病能获愈。

🌼 黄褐斑

魏某，女，32岁。

患者平素容面丽质，白皙可人。半年前月事时因生气经量减少，少腹坠胀，之后行经滞后，量少色暗，乳房胀痛，继之闭而不来，额、面、颊及鼻侧蝶形灰褐色斑日渐加重，整日心烦易怒，郁闷不舒，嗳气时作，失眠多梦，少腹胀痛，大便不爽，舌暗红少苔，脉象弦涩。乃肝郁气滞，血瘀经闭。

川芎9克，当归12克，炮干姜6克，前胡12克，肉桂3克，五灵脂9克，川楝子12克，柴胡12克，白芍18克，三棱12克，桃仁12克，半夏9克，香附9克，益母草30克。水煎2次，分2次口服，每日1剂，连服3日。

1周后患者来诉，服药2天后月经即来潮。量色如常，诸症若失。

9月4日，患者面若春风，带本单位3人来院，请余诊治面部褐斑，问及缘由，才知自上次服药调经后，其面部褐斑全消，面部白皙如初。[张志民，孙莉生，席晓爱.少腹逐瘀汤治疗妇科病举隅.中国民间疗法，2005（3）：7.]

按语： 乙癸同源，肝木喜条达而恶抑郁，肾乃先天之本，藏真阴真阳，肾精失去肝之疏泄，或聚或停，或瘀或结。经血不调，瘀而溢于肌肤而生褐斑。活血化瘀，温经通脉，肝脉条达，经血得泄而寻常道，故褐斑消失。

❀ 皮肤瘙痒

肖某，女，34岁。

患者3月16日突然出现小腹剧烈疼痛，继之昏迷，急送医院剖腹探查，发现为宫外孕破裂大出血所致。术后一般情况良好，但逐渐出现全身瘙痒，西医怀疑抗生素过敏，于是停用抗生素，给予氯苯那敏、维生素C、泼尼松治疗，其痒不减。求治于某中医，认为大出血加手术后，由血虚生风所致，给予养血息风之当归饮子、归脾汤等数剂罔效，反而全身奇痒。经朋友介绍而到余处就诊。刻下：患者全身瘙痒并无斑丘疹，烦躁不安，抓过不停，不愿坐下就诊，坐则臀部及大腿后奇痒，平卧则背部奇痒，总之何处被压迫即奇痒甚难忍，小腹疼痛，口干不欲饮，小便畅利而不黄，舌质淡红有瘀斑瘀点，苔薄白，脉沉涩。追询素有经期延后及痛经，本次术后有受凉史。于是辨证为出血术后胞宫空虚，寒邪内侵，寒凝血瘀，瘀血滞络，日久化风使然。处拟少腹逐瘀汤加减。

小茴香、延胡索、五灵脂、赤芍、川芎、当归、香附各15克，没药、桂枝、木通、干姜、炮甲各6克，蜈蚣3条。1剂，水煎服。

第二天，喜形于色来诊，诉饮当晚，瘙痒及腹痛均大减，安然入睡。守上方去延胡索、五灵脂、没药，加生地黄、桃仁、红花。1剂尽，诸症告失，月经来潮夹有血块，继用四物汤加味调理善后，经期5天净。[蒲正

国.少腹逐瘀汤治疗奇痒案.江西中医药,1994(2):60.]

按语: 本案大出血加手术后出现瘙痒,本应考虑血虚生风,然而养血息风无效,说明非血虚生风也。结合压迫处瘙痒更甚,小腹疼痛,口干不欲饮,舌质淡红有瘀斑瘀点,脉沉涩,便知除了虚,还有寒与瘀。"治风先治血,血行风自灭",治血则是虚者补之,瘀者通之,热者凉之,寒者温之,燥者润之,切不可只执一端。

古开骨散

古开骨散方

治难产。

当归一两，川芎五钱，龟板八钱，血余一团，烧灰，生黄芪四两。水煎服。

古开骨散医案

 喘证

赵某，男，75岁。

患者慢性咳嗽、气喘20余年，每因受寒或劳累诱发并加重。近因劳累后，咳喘加重，不能平卧，身微汗出，面青唇紫，喉中痰鸣，胸闷心悸，动则益甚，舌质紫暗，苔薄腻，脉沉细欲绝。西医诊断为慢性支气管炎、肺气肿、肺心病、肺部感染合并心力衰竭。中医诊断为喘证。证为久病入络，痰瘀内阻。阴遏阳浮，治拟潜降滋阴化瘀，佐以止咳平喘。拟开骨散加味。

龟板(先煎)30克，炙黄芪20克，当归10克，川芎6克，茯苓10克，光杏仁10克，苏子（包煎）20克。

服药3剂后，咳喘大减，胸闷心悸消失，舌质转淡红，苔薄，脉细弱。

再用前方去川芎，10剂而愈。[张伟斌. 开骨散的临床新用. 实用中医药杂志，1998（2）：29.]

按语： 患者高龄，咳喘日久，体虚阴不敛阳，阴阳不调。再则久病入络。痰瘀互为作祟，内阻而致阴分不足，虚阳外越。此单凭平喘止咳或补肾纳气往往难以奏效。张氏用开骨散之潜降滋阴化瘀法，治重症喘证效佳，可供参考。

✿ 老年痴呆

陈某，男，77岁。

患者3年前曾患中风，经治而愈。近半年来逐渐出现神情呆滞，记忆力减退，喃喃自语，经西医诊治，效果不佳。邀余诊之，见其思维迟钝，行动缓慢，前额时时细汗出，面色暗淡，舌质淡紫，苔薄，脉细涩。此属肝肾阴血不足，髓海不充，病久有瘀，而致元神失养，治拟潜降滋阴，化瘀醒脑，用开骨散加味。

炙黄芪30克，当归15克，龟板（先煎）30克，川芎10克，红花10克，猪脑髓1付。

服5剂后，诸症减轻，续进20剂，症状消失，近如常人。再嘱患者常以猪脑髓1付，加红花20克，共煎服以巩固疗效。[张伟斌. 开骨散的临床新用. 实用中医药杂志，1998（2）：29.]

按语： 本案乃患者年老，肝肾气血不足，髓海失充，病久有瘀，阴阳不和为病之根本，但脑为奇恒之府，仅补虚不能立刻见效，用开骨散加味，使其血得充，阴阳得调，肝肾得补，髓海渐充，扶正祛瘀，标本同治，则诸症自解。

✿ 子痫

杨某，女，37岁。

爱人代诉：此系第一胎，妊娠 7 个月后，屡发头痛，颜面浮肿，血压 130～150/80～90 毫米汞柱，持续 2 个月许，于临产前 5 日，少腹阵阵作痛，阴道流血，头痛如裂，视物恍惚不晰，心下作痛兼有呕吐，经用针灸、降压药物医治无效。检查：神志不清，两目上吊，瞳孔放大，牙关闭合交作，口角外溢涎沫，面色苍黄，呼吸浅促，四肢抽搐，角弓反张，冒眩昏厥，1～2 小时发作一次，血压 180/100 毫米汞柱。小便频数量少，大便秘，脉象弦细而虚数，舌质淡，苔薄白。西医妇科会诊检查：宫口开大钧 2 厘米，胎儿停滞 3 日不下，认为病情危急，产婴甚难，曾注射镇静剂（吗啡等）5 次之多，未见好转。确诊系妊娠毒血症，不宜开腹取婴。

我师郭谷石，据脉症诊为气血俱虚之"产前子痫"证，取众中医师同意，拟开骨散加参附汤［组成：当归、川芎、龟板、妇人发、人参膏（无人参以膏代之）、附子］。酒水各半煎服 1 剂。

二诊：药后翌日，精神较为清醒，子痫诸症均有减轻，四肢抽搐、戴眼反张已近消失，血压降至 170/90 毫米汞柱，脉象较前好转，原方再取 1 剂。

三诊：药后约 4 小时许，子痫证全部消失，产门全开，安然产一男婴，体重 7 斤，发育完好，从而母子转危为安，随防数次母子平安。［宋志祺，王宝光．中医治验妊娠毒血症（产前子痫）一例．山东医刊，1963（12）：5.］

按语：此患者禀素羸弱多疾，气血不足，又系中年初胎，且妊娠期间操劳过度，阳气浮越。这就造成了阴虚阳越，肝风内动，而发生子痫证。以大剂归芎补血温运，龟板、妇人发滋阴沉潜。尤以参附振奋阴阳，施转气机，附子之走而不守者，更能佐参以复散失之亢阳，引归芎以滋不足之真阴。

❀ 宫缩乏力

汪某，女，24 岁。1989 年 3 月 20 日入院。

入院前自觉腹痛 3 天，入院后产科检查：足月妊娠，头盆相称，产道正常，宫口已开 2 厘米。劝其静养，并以西医常规用药，第一产程超过 16 小时，宫口无进展，考虑宫缩乏力，劝其行剖腹产，家人不同意，故于 21 日邀我会诊。查：两脉沉细，言语无力，舌苔薄白。脉症合参，气阴两虚，用力劳乏。效先贤之法，用"古开骨散"。

当归、龟板各 30 克，川芎 15 克，黄芪 100 克，血余（烧炭）20 克，嘱其立服。

服后 3 小时左右，宫口开全，在助产下生产一男婴。[张洪春. 古开骨散治疗宫缩乏力验案二则. 安徽中医临床杂志，1997（2）：90.]

按语： 宫缩乏力，多由平素纳差，体弱气虚，加之产时喊叫散气，劳乏过度所致，属难产之范畴。杨子建曰："催生者，言欲产时，儿头至产门，方服药催之，产母困倦难产，宜服药以助血气，令儿速生也。"

🏵 难产

关某，女，29 岁，1982 年 3 月 4 日入院。

患者怀孕足月，因胞衣破水于 1982 年 3 月 4 日入某医院产科病房。5 日阴道出血，至 6 日下午血自止，自觉无胎动。8 日产科医生会诊检查确诊骨盆偏小，胎儿心音遥远，拟剖腹产。但因产妇对麻药及抗生素均过敏而不能实施手术，产科做催产素试验也过敏。故邀中医会诊。诊查：面色㿠白，神情紧张，额汗阵出，舌质偏红，苔薄白，脉沉而略滑数。中医辨证：难产重症，交骨不开。治法：开骨催生。方选开骨散加减。

川芎 24 克，当归、炙龟板、益母草各 30 克。水煎 2 遍，分 2 次空腹服。

并嘱家属悉心守护，详记服药反应，及时通报病情，以便调整方药。3 月 8 日下午 2 时许服第一煎，4 时出现腹痛欲大便，如厕 2 次，晚 8 时许服第 2 煎，药后又腹痛 1 次，较下午轻。9 日上午服药约 2 小时后腹痛较重，欲大便，如厕 3 次。晚上服药后腹痛较轻。10 日上午服药后反应同前 2 日。每次约在服药 2 小时左右出现腹痛（子宫收缩），但间隔时间长。

妇科检查：宫口仍未开。故于10日下午决定1日服药2剂（即1日4次）。每次服药后出现腹部阵痛数分，约每半小时1次，并欲大小便，腹痛紧，则欲便不出。3月11日服药后腹痛加剧并有下坠感，阵阵紧迫。至12日下午3时腹痛仍每半小时1次，自4时起腹痛变频，1～2分钟1次，至5时许半分钟腹痛1次，每次持续4～5分钟。此时产科检查：宫口开3厘米；入夜10时宫口开10厘米，零点安全产一健康男婴。

因产妇骨盆偏小，生产后耻骨联合出现裂隙约2厘米。影响步履，又用六味地黄丸方加川断、骨碎补、补骨脂、自然铜、木瓜为方，水煎服9剂而恢复。[原博超，魏孟玲，张永康.原明忠治疗妇产科疾病经验举隅.山西中医，2019，35（5）：4.]

按语： 难产一证，目前均考虑手术，属目前中医临床禁忌范围。《中医妇科学》中所列诸方亦并未列举开骨散，开骨散似有失传之虞。此案与前"宫缩乏力"案，可供研究。

 死胎

陈某，女。

妊娠8个月，胎动消失7天入院。诊断为胎死腹中，入院后未用其他方法治疗。诊其舌淡嫩，苔薄白，中有剥苔，脉大而数，重按无力。根据舌象、脉象分析，舌嫩苔剥是津液受损，脉数大无力是气分不足，脉舌合参属气津两虚。问诊知其妊娠反应较甚，呕吐剧烈，致伤津耗气。但胎死腹中属实证，是病实而体虚。考虑不宜纯用攻法。

一诊：治则以养津活血，行气润下。药用沙参、当归、桃仁、枳实、玄明粉。另针刺足三里、合谷等穴以配合治疗。连用2日，腹中动静全无！

二诊：寻思试与平胃散加味如何？乃照病例一之方2剂。第1剂服后滑下大便2次，第2剂则毫无反应。

三诊：改用脱花煎（川芎、当归、牛膝、车前、桂枝），服1剂，死胎依然不下。

四诊：连用数方攻之不动，改用补气活血法。药用五爪龙、党参、陈皮、当归、川芎，但亦无效。

五诊：考虑前方补气行气之力不足，便改用加味开骨散。药用北芪四两，当归一两，川芎五钱，血余炭三钱，龟板（缺药）八钱，煎服。

下午 4 时许服药，6 时许开始宫缩（10～20 分钟一次）。晚上 8 时加用按摩针灸。先指按三焦俞、肾俞以行三焦之气，但按摩后宫缩反而减弱减慢。改用艾灸足三里这一强壮穴以增强体力，灸后宫缩随之加强，约 10 分钟一次，收缩较有力，灸半小时停灸。继用针刺中极穴，每 2～3 分钟捻转一次，针后每 1～3 分钟宫缩一次，宫缩甚为有力，共针 15 分钟，停止针灸治疗。是夜 11 时，死胎产下，为脐带缠颈的死胎。[亚钢.中医治疗死胎二例.新中医，1972（5）：25.]

按语： 自宋代以来，妇科方书下死胎习用平胃散加朴硝，认为"胃行则死胎自行，更投朴硝则无不下矣"。明代以后，《景岳全书》提倡用脱花煎下死胎，此方以行血为主，兼用车前、牛膝以利下。开骨散是从宋代龟甲汤（治产难及胎死腹中）加川芎而成，明代又称之为加味芎归汤。清代王清任氏认为本方治难产有效有不效，缘只着重于养血活血，忽视补气行气，故主张在开骨散的基础上，加用黄芪四两以补气行气，使本方更臻完善。由于难产在中医临床已少，此类方剂几近失传，此案可供学者参考研究。

古没竭散

古没竭散方

治胎衣不下。

没药三钱，血竭二钱。为末，滚水调服。

古没竭散医案

 腹痛

周某，女，29岁。

1985 年 9 月 9 日宫腔内放 19 号节育环，上环后小腹憋痛，腰骶酸沉 3 个月余，经对症治疗效果不佳。经期延后十余日，量少色黑。1986 年 2 月 27 日以古没竭散加味(血竭、没药、乳香各 30 克，附子 90 克，艾叶、小茴香、红花各 15 克)，加外煽药热敷治疗。

10 日后症去大半，但遇劳累及食冷物后小腹憋痛仍剧，嘱每晚于外敷药近皮肤面喷洒白酒 50 克左右热敷，治疗 1 周痊愈，观察半年未复发。[赵景明．古没竭散加味治疗放置节育环后引起的小腹憋痛 180 例．北京中医，1988（3）：25.]

按语：历代医家对外治法积累总结了丰富经验，清代徐大椿认为："若其病既有所定，在皮肤筋骨之间可按而得者，用膏贴之，闭塞其气，使药性从毛孔入其腠理，通经贯络，或提而出之，或攻而散之，较服药尤为有力。"关元穴为一身元气之所在，任脉之属，手太阳小肠经之募穴，在脐下胞宫之上，为生化之源，居人上下四旁之中，有"大中极"之称。为男子藏精、女子蓄血之处，又为肝脾肾经及任脉之会。本例放环后小腹憋痛、腰骶酸沉，为胞室受侵，冲任损伤，气血瘀滞所致，故以温经行滞活血之法治疗。

黄芪桃红汤

治产后抽风，两目天吊，口角流涎，项背反张，昏沉不省人事。

黄芪八两，生桃仁三钱，研，红花二钱。水煎服。

妇科以《济阴纲目》为最，《医宗金鉴》择其方论，纂为歌诀，令人易读易记。唯抽风一症，方不效，余已补之。

黄芪桃红汤医案

特发性肺纤维化

刘某，男，56岁。

患者因出现进行性呼吸困难3个月，伴干咳少痰、发绀入院。胸部X线片示：双下肺呈网状样改变，伴有多发小结节，肺功能提示限制性通气功能障碍，血气分析为低氧血症，确诊为特发性肺纤维化。西药激素、抗菌止咳及免疫抑制药治疗未见缓解，改用中药治疗。诊见：乏力肢寒，自汗纳差，气喘气急，动则尤甚，干咳少痰，发绀，苔薄，脉细涩。此乃肺虚气失所致，久而累及心肾阳虚，血脉瘀阻。治拟益气活血扶阳。黄芪桃红汤加桂枝、附子各10克。

服药 1 周后症状缓解，肢暖汗止。桂、附减量继服 1 个月，诸症明显缓解，肺功能、血气分析均有好转。去桂枝、附子继服以巩固疗效，随访 6 个月病情未见恶化。[蒋云峰. 黄芪桃红汤治疗特发性肺纤维化 24 例. 吉林中医药，2003（11）：14.]

按语：肺气亏虚，日久不愈，累及心肾，血脉瘀阻，为本虚标实之证，故益气活血是治疗特发性肺纤维化的基本法则。黄芪、当归补气补血，顾扶正气，桃仁、红花、川芎、丹参活血化瘀，加桂枝、附子以温阳通脉。

古下瘀血汤

古下瘀血汤方

治血鼓。何以知是血鼓？腹皮上有青筋，是血鼓腹大。

桃仁八钱，大黄五分，䗪虫三个，甘遂五分，为末冲服，或八分。水煎服。与前膈下逐瘀汤，转流服之安。

古下瘀血汤医案

❋ 慢性肝炎

蔡某，男，47岁。

患慢性肝炎已三年，丙氨酸氨基转移酶持续在100单位/升以上，服中、西药均不下降。现脐下痛，肝区刺痛。舌紫暗，苔白厚，脉细弦。治拟活血化瘀。

桃仁9克，制大黄9克，䗪虫6克，桂枝9克，牡丹皮9克，赤芍9克，田基黄30克，九香虫4.5克。14剂。

药后痛减，丙氨酸氨基转移酶下降至50单位/升以下。续方14剂，以资巩固。[戴克敏.姜春华教授使用"下瘀血汤"之经验.辽宁中医杂志，1986（7）：1.]

按语： 本案为肝区刺痛，舌紫暗，血瘀症状明显，用下瘀汤及桂枝茯苓丸加减。九香虫为姜春华教授治疗肝痛的有效药物，田基黄清利湿热。

🏵 早期肝硬化

任某，男，47岁。

早期肝硬化，两胁胀痛，似撑似窜，腹胀，舌有瘀点，脉弦。以下瘀血汤合四逆散加减。

桃仁9克，制大黄9克，土鳖虫6克，香附9克，柴胡9克，白芍9克，枳壳9克。

服药7剂后胀痛减轻，续方14剂。[戴克敏.姜春华教授使用"下瘀血汤"之经验.辽宁中医杂志，1986（7）：1.]

按语： 本案证属血瘀气滞，故用下瘀血汤活血化瘀，四逆散佐以香附理气，治胁痛腹胀。

🏵 肝硬化腹水

邹某，男，51岁。

患肝病10多年，现诊断为早期肝硬化腹水，腹围105厘米，小便量少，大便秘结已3日未解。巩膜黄染，皮肤黄染不明显，蜘蛛痣未见。腹部有转移性浊音，下肢有凹陷性水肿。肝大，胁下二指许。胃弱不佳，面黄唇黑，脉弱，苔白腻。辨证为瘀热互结，水湿壅阻，正气虚惫。治宜益气健脾，清热泄水，活血化瘀。

黄芪15克，党参15克，白术60克，生大黄（后下）9克，防己9克，椒目9克，葶苈子15克，茯苓皮15克，桃仁9克，䗪虫9克，车前子30克。

连服30剂后，尿量逐渐增加，腹围减至85厘米，腹部转移性浊音已不明显。苔白腻减为薄白，脉细弦。后又加入黑大豆、鳖甲增加白蛋白，调整白蛋白、球蛋白的比例。续服 20 余剂，患者已恢复健康，肝功能和蛋白电泳及慢性指标下降稳定。出院后 1 年未复发。[戴克敏.姜春华教授使用"下瘀血汤"之经验.辽宁中医杂志，1986（7）：1.]

按语： 本案肝硬化腹水，虚实互见。姜春华教授的经验：肝硬化腹水严重时，气虚脾弱，芪、参、术需用大剂量，以益气健脾扶正。用己椒苈黄丸行气消胀，攻逐水饮，从二便分消，再合下瘀血汤，活血软坚。本案可启发学者用药思路，扶正与逐邪兼施，逐水与化瘀并进。若撇其一面，遗其一面，诚如邹润安所说："于是虚因实而难复，实以虚而益猖"。

❀ 胃溃疡

蒋某，女，47 岁。

溃疡病胃痛，有块鼓起，今年已发数次，胸闷吐酸，太息则舒，脉弱，舌有瘀斑两条。治拟活血化瘀。

桃仁 9 克，熟大黄 9 克，䗪虫 3 克，党参 9 克，黄芪 9 克，煅瓦楞 30 克，高良姜 6 克，川朴 9 克。

服药 14 剂后肿块消，诸症消除。[戴克敏.姜春华教授使用"下瘀血汤"之经验.辽宁中医杂志，1986（7）：1.]

按语： 溃疡病疼痛有辨证属于瘀血内停，血瘀成痞者，本案即为一例。姜春华教授说："用下瘀血汤与参、芪相伍，益气活血相使为用，治疗肝胃血瘀疼痛，效果更好。"

❀ 中风后遗症

陈某，男，59 岁。

脑血栓形成中风后遗症，两足行路艰难。尤奇者每隔 10 分钟左右，必哈哈大笑数声，不能自主。诊之舌上有瘀紫斑，脉涩。治拟活血化瘀。

桃仁 9 克，制大黄 9 克，土鳖虫 6 克。5 剂。

经用下瘀血汤数剂后，不仅笑声立即停止，而且两足行路也觉方便，血栓中风症状也完全消除。[戴克敏.姜春华教授使用"下瘀血汤"之经验.辽宁中医杂志，1986（7）：1.]

按语：本案脑血栓中风，舌上有瘀紫斑，脉涩，瘀血阻滞症状明显。经用下瘀血汤数剂后，不仅笑声立即停止，而且两足行路也觉方便，血栓中风症状也完全消除。

🌼 脑震荡后遗症

金某，男，45岁。

2年前从楼梯坠下，留有脑震荡后遗眩晕一证，时作时止，发作时头晕眼花，泛泛欲呕。患心悸、健忘诸症。痰多白沫，舌左侧见瘀斑，苔白腻，脉沉迟。方用下瘀血汤及苓桂术甘汤加味。

桃仁9克，大黄6克，䗪虫6克，茯苓12克，桂枝9克，白术9克，川芎6克，甘草6克。

服上药5剂后，眩晕、心悸好转，续方5剂。[戴克敏.姜春华教授使用"下瘀血汤"之经验.辽宁中医杂志，1986（7）：1.]

按语：本案脑震荡后遗眩晕，心悸、健忘、痰多白沫，舌左侧见瘀斑，苔白腻，脉沉迟，证属瘀血滞留兼痰饮上泛。以下瘀血汤祛瘀，苓桂术甘汤逐饮。

🌼 坐骨神经痛

姜某，男，49岁。

坐骨神经痛已数年。舌一侧有瘀紫斑，脉弦。治拟活血化瘀。

桃仁9克，䗪虫9克，制大黄9克，威灵仙9克，五加皮15克，蚕沙9克，秦艽9克。

服用14剂后痛减，瘀紫斑逐渐消退。[戴克敏.姜春华教授使用"下

瘀血汤"之经验.辽宁中医杂志,1986（7）：1.]

按语：姜春华教授认为，坐骨神经痛可从痹证治。因见有瘀血，故用下瘀血汤加减。

❀ 痛经

何某，女，26岁。

月经常衍期，经来量少，腹痛拒按，色紫黑成块，有血块排出后，痛即缓解。舌边瘀紫苔薄白，脉沉涩。证属癥瘕积聚，瘀血阻滞。用下瘀血汤加减。

桃仁6克，大黄6克，䗪虫3克，桂枝9克，芍药24克，甘草6克，香附9克。

服用7剂后经来正常。[戴克敏.姜春华教授使用"下瘀血汤"之经验.辽宁中医杂志,1986（7）：1.]

按语：姜春华教授经验，下瘀血汤活血化瘀，专治月经瘀滞不爽。桂枝与大黄同用，治月经衍期。芍药甘草汤加香附治经行腹痛。

❀ 产后腹痛

黄某，女，25岁。

2年前正常生产，至今一直少腹疼痛，如锥刺状，且白昼痛减，每入夜加重。刻下：少腹疼痛，拒按，面色青白，四肢不温，舌质暗，苔白滑，脉弦涩。证属瘀血内停，胞络受阻。治宜活血祛瘀，通络止痛。方用下瘀血汤。

桃仁30克，大黄10克，䗪虫15克。5剂。

10月20日复诊：谓药后腹痛渐止，遂守方继进3剂而愈。经随访1年余，未复发。[马久明.《金匮要略》方验案三则.甘肃中医,2000（5）：20.]

按语:《金匮要略》曰,"产妇腹痛……此为腹中有干血著脐下,宜下瘀血汤主之。"本案产后下焦蓄血不祛,少腹疼痛如锥刺。故用下瘀血汤,蓄血祛,通则不痛矣!

抽葫芦酒

抽葫芦酒方

治腹大周身肿。

自抽干葫芦，焙为末，黄酒调服三钱。若葫芦大，以黄酒入内煮一时，服酒颇效。取其自抽之义。

抽葫芦酒医案

 肝硬化腹水

彭某，女，63岁。

发现乙肝病毒标志物阳性1年余，B超提示肝硬化腹水，故求诊于张师。症见：食欲不振，腹部胀气，时而肝区隐痛，大便不成形，每日1次，小便每日约1000毫升。查体：巩膜轻度黄染，腹软无压痛，肝脾未扪及，墨菲征（−），腹水征（＋），双下肢轻度指压凹陷。舌淡红，苔薄白齿印，脉细。肝功能检查：丙氨酸氨基转移酶（ALT）56单位/升，谷草转氨酶（AST）91单位/升，白蛋白（A）30.8克/升，球蛋白（G）42.5克/升，白球比例（A/G）为0.72，总胆红素（TBIL）33.5摩尔/升，直接胆红素（DBIL）19.6摩尔/升。张师认为病属中医学"臌胀"范畴，证属瘀血内结，水湿不化，瘀结水留，治拟软坚散结，活血利水法。

海藻 30 克，制鳖甲（先煎）20 克，生牡蛎（先煎）30 克，薏苡仁 30 克，莪术 10 克，陈葫芦 30 克，大腹皮、腹皮子各 15 克，茵陈 30 克，赤芍 15 克，丹参 30 克，炒谷芽、炒麦芽各 10 克。每日 1 剂，水煎分 2 次服。

2 周后复诊，症状明显减轻，小便每日约 1500 毫升，复查肝功能：ALT43 单位 / 升，AST45 单位 / 升，A/G=32.5∶32= 1.0，TBIL20.5 摩尔 / 升，DBIL8.0 摩尔 / 升，B 超提示腹水消退。继予上方去陈葫芦、大腹皮、腹皮子，加郁金 20 克，巩固疗效。[王文秀，张赤志 . 张赤志治疗肝病特色举隅 . 湖北中医杂志，2009，31（9）：29.]

按语：张氏认为，慢性肝病，特别是中重度慢性肝病患者，多有瘀血症状，此皆始于气滞。方中海藻配牡蛎，咸寒软坚散结，又能祛水气。鳖甲入肝脾两经，又有入络之功，有软坚散结，消痞化积，祛恶生新，消除肝脾肿大的作用。鳖甲配牡蛎，软坚养阴。上三药合用，可磨化久瘀，对血积深痼顽疾尤为适用。辅以莪术行气破血，消癥化积，且有健胃消食的作用，与丹参为伍加强养血活血；薏苡仁健脾利湿，陈葫芦味淡气薄，功专渗湿行水，用于水肿、小便不利，能利水道而消肿胀；茵陈利湿退黄，大腹皮、腹皮子行气利水；赤芍凉血活血；炒谷芽、炒麦芽健脾化积。全方共奏软坚散结，活血利水之功，故而收到良效。

刺猬皮散

刺猬皮散方

治遗精，梦而后遗，不梦而遗，虚实皆效。

刺猬皮一个，瓦上焙干为末，黄酒调，早服实在效，真难吃。

刺猬皮散医案

 遗精

葛某，男，30岁。

3年来经常于夜间睡梦中遗精，多至隔晚或每晚遗精1～2次，虽经多方治疗均未见效，且头痛、头晕、失眠等症状逐渐加重，不能坚持工作。经本所采用刺猬皮散治疗，内服1剂遗精即停，上述症状亦随之消失。经追踪观察17个月，遗精未再发，已参加劳动生产。

制法与用法：刺猬皮1具，用2块瓦合覆，外用泥封，火灼，研成细面，即成刺猬皮散，分3份，于每日睡前服1份，连服3天，用热黄酒送下。[张纯彬.刺猬皮散治疗遗精症的初步观察.中医杂志，1962（3）：16.]

按语：刺猬皮为血肉有情之品，炒制后其味苦涩，具有收敛之性，主入肾经，长于固精缩尿止遗，适用于肾虚精关不固之遗精、滑精，以及肾虚膀胱失约之遗尿、尿频。王孟英《随息居饮食谱》中以刺猬皮"煅研服，治遗精"。

 ## 烫伤

刘某，女，15岁。

颈部烫伤7天，深二度烫伤，占1%。来诊时创面已化脓，有臭味，脓痂较厚，经局部常规消毒剪痂处理后，敷香油刺猬皮，3次即治愈。[崔华忠，李国进.刺猬皮治疗小面积烫伤效果好.湖北中医杂志，1991（4）：45.]

按语： 刺猬皮外敷治疗烫伤系民间验方，具有止血、收敛生肌的作用。《简要济众方》以刺猬皮烧末，生油调敷局部，治疗痔疮。

胃脘痛

李某，男，58岁。

患者胃脘疼痛，反复发作已10余年，近1个月来疼痛加剧，西医西药治疗未见好转，经汕头中心医院胃镜确诊为慢性浅表性胃窦炎并发胃息肉，见胃窦部有半球形息肉突起，息肉直径约9毫米，表面糜烂出血，幽门螺杆菌（HP）阳性，潜血试验阳性。诊时胃脘灼热胀痛，时有刺痛，食后更甚，胸胁堵闷，口苦口臭，纳少胀满，大便溏而色黑，舌质暗黑，边有瘀斑，苔黄腻，脉弦涩。此属肝胃不和，气滞郁结，痰热瘀血内阻之证，以疏肝理气，清热化痰，祛瘀止痛法治之。

黄连10克，黄芩10克，柴胡12克，枳实10克，郁金10克，香附10克，苍术12克，半夏10克，陈皮10克，丹参30克，延胡索20克，赤芍20克，刺猬皮15克，九香虫10克，蒲公英30克，青黛（包煎）10克，甘草8克。10剂，水煎服。

二诊：胃胁胀痛明显减轻，大便转黄褐色，苔转薄腻，唯舌、脉瘀象仍见，再拟一方。

柴胡 12 克，白芍 10 克，枳壳 10 克，党参 12 克，白术 12 克，茯苓 10 克，炙甘草 8 克，陈皮 10 克，半夏 10 克，延胡索 10 克，五灵脂 10 克，蒲黄(包煎)10 克，莪术 12 克，刺猬皮 10 克，九香虫 8 克，蒲公英 20 克，半枝莲 20 克。再服 14 剂。

古书中载有人参、党参忌五灵脂，但从笔者长期临床实践经验，配合使用并未发现不良反应。

三诊：疼痛已止，食欲增进，精神振作，饮食二便如常，苔薄白，脉转弦缓，肝胃已转调和。遂以上方加入理气之佛手、香橼、紫苏梗、香附、郁金等，同时并加入具有抗癌药物，如半枝莲、白花蛇舌草、山慈菇、莪术、浙贝母等，以防其癌变，进行加减治疗，于 1999 年 12 月 13 日再次经汕头中心医院复查，并未见息肉病灶，慢性浅表性胃炎也告痊愈。为恐其复发，嘱平时服用成药逍遥丸及香砂六君丸予以巩固。连续服药至今，胃痛已完全不发，其他自觉症状消失。[刘泽延 . 胃息肉的中医辨证治疗 . 河南中医，2006（10）：82.]

按语：刺猬皮入胃经，能化瘀止痛，用于气滞血瘀、胃痛日久之证。且刺猬皮苦泄性降，降逆和胃，又可用于胃气上逆之反胃吐食。乃治疗胃病的一味良药。

身痛逐瘀汤

身痛逐瘀汤方

秦艽一钱，川芎二钱，桃仁三钱，红花三钱，甘草二钱，羌活一钱，没药二钱，当归二钱，灵脂二钱，炒香附一钱，牛膝三钱，地龙二钱，去土。

若微热，加苍术、黄柏；若虚弱，量加黄芪一二两。

【方歌】

身痛逐瘀膝地龙，羌秦香附草归芎，

黄芪苍柏量加减，要紧五灵桃没红。

身痛逐瘀汤医案

 病毒性心肌炎

郭某，男，31岁。

半个月前突然发热，咽痛，周身疼痛，胸闷气短，心悸，按感冒治疗不见好转，近1周出现心律不齐。症见咽红赤，舌尖红苔薄白，脉结代。心电图示室性多发性期前收缩，体格检查示心脏增大。血常规示白细胞计数增高，红细胞沉降率增快，C反应蛋白、血清肌酸激酶同工酶（CK-MB）、血清肌钙蛋白T、血清肌钙蛋白I增高。病原学检查阳性。诊断为病毒性心肌炎。辨证为邪痹脉络，血行滞涩。治以宣痹通脉，清心利咽。

羌活 15 克，地龙 15 克，秦艽 15 克，当归 15 克，川芎 10 克，红花 10 克，桃仁 10 克，茯苓 15 克，丹参 15 克，甘草 10 克，连翘 15 克，麦冬 15 克。

水煎服，服 5 剂诸症减轻，多发性期前收缩消失，共调理 24 剂，症状消失。[黄戎.身痛逐瘀汤治案举隅.实用中医药杂志，2015，31（12）：1179.]

按语： 病毒性心肌炎属中医"心痹"范畴，《素问》谓："风寒湿三气杂至合而为痹也。"又曰："脉痹不已，复感于邪，内舍于心。"故用身痛逐瘀汤加减治疗，使血行无阻，脉络通畅而诸症除。

❋ 胸痹

谢某，男，57 岁，患冠心病史 5 年。

1986 年因冠心病、心绞痛住院治疗 3 个月，出院后常因受寒、劳累或情绪变动诱发心绞痛，痛时以左胸为主，甚则牵引左胁、左背作痛。服硝苯地平、硝酸异山梨酯未见好转。1990 年 3 月 17 日因左胸刺痛加剧来诊。症见：痛苦病容，头昏，面色晦滞，伴有心慌气急，舌淡有瘀斑，边有齿印，苔薄白，脉细涩。心电图示：心肌供血不足。西医诊断：冠心病，心绞痛。中医诊断：胸痹。证属气虚血瘀，心脉阻滞，治以益气活血，通脉止痛，方用身痛逐瘀汤加减。

黄芪、当归、桃仁、红花、三七、川牛膝、地龙各 12 克，川芎、香附、没药、五灵脂各 10 克，桂枝、炙甘草各 6 克。

服药 3 剂后，左胸刺痛减轻，再服上方 12 剂，左胸痛消失，诸症悉除，复查心电图 ST 段及 T 波无改变，属基本正常心电图。随访 7 年，未见发作。[蔡康保.身痛逐瘀汤验案 3 则.新中医，1998（5）：3.]

按语： 此例胸痹是因气虚血瘀，心脉痹阻，不通则痛所致。投身痛逐瘀汤加黄芪、桂枝、三七，益气活血，化瘀通脉，瘀祛脉通，心痛自止，故收效颇佳。

 中风

周某，女，45 岁。既往有风湿性心脏病（二尖瓣狭窄）8 年。

1992 年 11 月 6 日因突然昏倒，清醒后出现半身不遂，口歪，言语謇涩而来诊。症见两颧紫红，言语謇涩，口角右歪，伸舌左瘫，舌质暗红，舌边尖见瘀点，左上下肢痉挛性麻痛瘫痪。叩诊心音界于胸骨左缘第 2、3 肋间向左扩大，心尖区可闻雷鸣样舒张期Ⅲ级杂音，并于左侧卧位时尤为明显，偶见期前收缩，脉沉细而涩。西医诊为风湿性心脏病，二尖瓣狭窄并发脑栓塞。中医诊为中风（中血脉），治以活血行气，化瘀通络，息风止痛。方用身痛逐瘀汤加减。

当归、桃仁、丹参、三七、川牛膝、地龙各 12 克，天麻、川芎、秦艽、羌活、没药、五灵脂、香附各 10 克，炙甘草 6 克。

每日早、晚各服 1 剂，服药 7 天后瘫痪肢体渐能活动，口歪略正，言语好转，守上方每日 1 剂，14 天后口端舌正，言语流利，可持杖走百余米，照上方继服 8 剂已能行走，生活自理，临床基本痊愈。[蔡康保.身痛逐瘀汤验案 3 则.新中医，1998（5）：3.]

按语：本例乃因风湿性心脏病日久，阴阳失衡，气血逆乱，心赘生物脱落，上行于脑，神明受扰及瘀阻脉络，脑络失养所致。拟用身痛逐瘀汤加减，治以活血行气，化瘀通络，息风止痛，使瘀祛新生，气血充和，脉络畅通，脑络得养，诸症悉除。

 脑震荡后遗症

林某，男，24 岁。

患者于 1991 年 1 月被摩托车撞倒，跌伤头部，当场神志昏迷，送我院外科留医，诊断为"脑震荡"，经治疗 20 多天好转出院。出院后仍见眩晕，时时欲呕，头痛失眠，精神呆滞，不欲饮食，反应迟钝。再经神经科治疗 1 个月无效而延余诊治。诊见症如上述，舌有瘀斑，脉细涩。此乃外伤脑部，血瘀留滞，诸窍不荣，元神失守所致。治以补气活血，通窍逐瘀，祛风止痛，拟身痛逐瘀汤加减。

秦艽、川芎、桃仁、羌活、没药、五灵脂、香附、白芷、红花各 10 克，当归、川牛膝、地龙、天麻各 15 克，党参、黄芪各 20 克，僵蚕 9 克。每日 1 剂，水煎服。

连服 6 剂后，晕痛减，但仍见失眠，精神呆滞，反应迟钝，继服上方加熟酸枣仁、山茱萸等 18 剂后，诸症消失，精神好转，恢复工作。随访 3 年，未见异常。[蔡康保.身痛逐瘀汤验案 3 则.新中医，1998（5）：3.]

按语： 本例脑震荡后遗症乃因外伤脑部，血瘀留滞，诸窍不荣，元神失守所致。以身痛逐瘀汤加减，使瘀祛新生，则神明自主，邪去正安。

❀ 颈椎增生症

刘某，男，63 岁。

自诉颈椎强直，不能仰视，左上肢麻木，疼痛难忍。在山西省人民医院做颈椎核磁显示：颈椎第 4～6 节增生严重，韧带硬化、变厚。经理疗、按摩、服药均效差。曾去西安会诊，专家建议其手术治疗。适值其一近邻在西安做了手术，术后在颈椎上安置了钛金板固定，患者顾虑很重。查颈部肌肉僵硬，有压痛点，舌有瘀斑，脉迟涩，证属血瘀痰凝。治宜活血祛痰，通络止痛，方采身痛逐瘀汤合葛根汤加味。

秦艽 15 克，羌活 10 克，地龙 15 克，香附 10 克，当归 15 克，苍术 15 克，五灵脂 15 克，桃仁 10 克，红花 10 克，桂枝 20 克，黄芪 30 克，白芍 20 克，葛根 50 克，炙甘草 3 克。5 剂。

二诊：患者服上方后，颈部疼痛、麻木明显减轻，治疗原则不变，继服，前后共计 15 剂痊愈。[叶励民.叶隋珠运用王清任身痛逐瘀汤临证举隅.中国民族民间医药，2014，23（3）：118.]

按语： 患者颈部僵硬疼痛，舌有瘀斑，脉迟涩，证属血瘀痰凝。颈椎增生症，叶氏以身痛逐瘀汤合葛根汤化裁，疗效较好，值得借鉴。

✿ 肩周炎

张某，男，51岁。

表现为右臂疼痛，外展、上抬困难，自己不能穿衣，苦不堪言，检查于右臂关节处明显压痛。证属经脉瘀滞，气血不通，治宜温经通络，活血止痛。方用身痛逐瘀汤合活络效灵丹加味。

羌活10克，秦艽15克，地龙15克，当归15克，桃仁10克，红花10克，丹参20克，生乳香10克，生没药10克，桂枝20克，白芍20克，白芥子10克，炙甘草3克。5剂。

5月16日二诊：患者面露喜色，言其已好转大半，守原方7剂，疼痛若失。[叶励民.叶隋珠运用王清任身痛逐瘀汤临证举隅.中国民族民间医药，2014，23（3）：118.]

按语： 肩周炎，叶氏常以身痛逐瘀汤合活络效灵丹治之，两方合用药力大增，故效若桴鼓。

✿ 腰椎间盘突出症

范某，男，62岁。

腰腿疼痛反复发作10余年。近日因搬物持重腰腿疼痛再次发作，疼痛难忍，不能行走。查：腰1至骶1压痛（+++），双侧直腿抬高试验均阳性，双下肢肌肉明显萎缩，触之发凉，舌苔白，边有瘀斑，脉迟而涩。X线片显示：脊柱侧弯变形，腰骶椎边缘均有唇状物增生，椎间隙狭窄。CT检查示：腰椎第3～5间隙有突出物。诊断：腰骶椎增生、腰3～5椎间盘突出、腰骶椎退行性病变。诊为：血瘀气滞，寒邪凝固之腰痛。方用身痛逐瘀汤加减。

桃仁、红花、乳香、当归、牛膝、川芎、片姜黄、桂枝、羌活、附子各 10 克，香附 12 克，全蝎、细辛各 5 克，蜈蚣 3 克，炙甘草 6 克。每日1 剂，水煎服。

服药 5 剂，疼痛明显减轻，再进 30 剂，疼痛消失，并能参加劳动，至今未发。［张智儒.身痛逐瘀汤治疗腰椎间盘突出症的体会.山西中医，2010，26（1）：43.］

按语：该例患者年龄大，病程长，病情重，复发次数多，且脊柱变形，椎体增生，椎间盘突出同时存在，又加病久寒邪内生，故属血瘀气滞、寒邪凝固之腰腿痛，在身痛逐瘀汤中加重活血行气药物剂量时，还增加桂枝、片姜黄温经活络，全蝎、蜈蚣息风镇痛，疗效显著。

✿ 坐骨神经痛

武某，男，70 岁。

主诉左下肢后外侧持续性疼痛 4 年，加重半年。患者 4 年前无明显诱因出现左侧腰腿部持续性疼痛，经用中药百余剂、针灸，以及多种西药、局部封闭等，效果不佳。至半年前，沿坐骨神经出现放射性针刺样疼痛，不能下地活动，致夜眠不佳，但饮食、二便仍属正常，舌质暗红，苔薄白，脉弦细。直腿抬高试验＜30°，腰部 X 线片提示：腰 3～4 椎间隙变窄，腰 2～4 椎体侧缘可见骨质增生，腰椎小关节及软组织影未见异常。诊断为"坐骨神经痛"。予以活血化瘀，通络止痛，祛风除湿，以身痛逐瘀汤加减。

秦艽 15 克，川芎 15 克，桃仁 10 克，红花 10 克，乳香 10 克，没药10 克，五灵脂 15 克，香附 15 克，牛膝 10 克，地龙 12 克，当归 12 克，羌活 15 克，独活 15 克，延胡索 20 克，伸筋草 30 克，木瓜 20 克，桑枝30 克，萆薢 30 克。

服第 1 剂后，左腰腿部疼痛即见明显减轻。7 剂后疼痛大减。再进 14 剂后，疼痛麻木完全消失。嘱其再服 14 剂以巩固疗效。随访半年，未曾发作。［李

海聪，杨毅玲.临床运用身痛逐瘀汤的经验.中医杂志，1988（2）：21.]

按语：坐骨神经痛多从痹证论治，患者为针刺样疼痛且舌质暗红，为瘀血证，故用身痛逐瘀汤加减，把逐瘀活血与祛风除湿之法合用而获效。

❀ 类风湿关节炎

赵某，女，45岁。

主诉双手掌指关节疼痛2年，变形半年。经西药治疗后，病情仍不断发展，关节疼痛加重，并出现变形，尤以双手掌指关节明显，晨起出现关节发僵，摄双手关节正位片提示：类风湿关节炎改变。查类风湿因子阳性，红细胞沉降率30毫米/小时，抗"O"800单位/毫升，诊为"类风湿关节炎"。以活血化瘀，祛风通络止痛，仍以身痛逐瘀汤加减。

秦艽15克，川芎15克，桃仁10克，红花10克，没药10克，五灵脂12克，乳香10克，地龙12克，当归12克，羌活15克，独活15克，延胡索20克，伸筋草30克，木瓜20克，桑枝30克，萆薢30克，蜈蚣4条，海桐皮15克。

服14剂后，关节疼痛明显减轻，晨起关节僵亦有所改善。再服14剂后，关节疼痛基本消失，晨僵也不明显。继服15剂后，上述各症消失，复查红细胞沉降率及抗"O"均属正常，但双手关节正位片结果同前，类风湿因子仍为阳性，嘱续服30剂，以巩固疗效。[李海聪，杨毅玲.临床运用身痛逐瘀汤的经验.中医杂志，1988（2）：21.]

按语：痹证用温热发散药不愈，用利湿降火药无功，用滋阴药又不效者，是因为风寒湿热之邪入于血脉，致使气血凝滞之故。故用逐瘀活血、通经祛邪之法，往往获效。

❀ 身体酸痛

童某，男，38岁。

患者肢体关节酸痛，偶有重滞麻木感，遇热则缓，遇冷酸痛加剧，苔白腻，脉沉。治拟活血祛风止痛。

桂枝、附子各 6 克，当归、桃仁各 12 克，红花、甘草各 6 克，牛膝 12 克，羌活 6 克，秦艽、五灵脂、香附各 12 克，没药 6 克，地龙 12 克。5 剂。

4 月 11 日二诊：服药后肢体酸痛减轻，重滞麻木感缓解，原方加威灵仙 15 克、干姜 10 克，再续 5 剂而愈。[谢生根.《医林改错》逐瘀汤临床应用举隅.浙江中西医结合杂志，2010，20（11）：705.]

按语：本案为风寒湿邪趁虚侵袭，流注经络关节，以致气血运行不畅，脉络瘀阻，故初诊用身痛逐瘀汤加桂枝、附子，温经活血祛风止痛；二诊在前方基础上加威灵仙、干姜使气血通而痹痛止，效如桴鼓。

全身进行性骨化性肌炎

患者，男，65 岁。

半年前因出汗后受风，四肢及项背部出现疼痛不适，活动受限，未及时治疗。1 个月前，患者以"胃脘部疼痛伴纳差 1 个月"为主诉，以"胆汁反流性胃炎"为诊断收入我院，入院后给予抑酸、保护胃黏膜及补充能量治疗。查体发现，患者双前臂旋转障碍，双下肢呈半屈曲状态，伸张障碍，颈项部肌肉僵硬坚实，躯干强直，双上肢外侧肌肉有数个大小不等的包块。血常规、超敏 C 反应蛋白、红细胞沉降率、肝功能、肾功能等检查无异常，其他实验室检查亦无异常。遂申请整脊骨病科医师会诊，建议查双上肢彩超、肌电图及 X 线。彩超结果提示：双侧上臂肌组织内多发钙化高回声；X 线片示：脊柱骨质疏松，韧带钙化呈竹节样变化。自枕骨下始，颈椎、胸椎及腰骶椎，由上而下可见纵形索状骨化物。双前臂尺桡骨下端呈骨性联合畸形。左膝、踝部韧带肌腔骨化，小腿内后侧肌肉内示条状骨化，膝关节强直，肌电图示肌肉电传导障碍。综合肌电图、彩超、X 线及其他相关检查，最终确诊为全身进行性骨化性肌炎。经会诊考虑手术风险较大，建议保守治疗。该患者四肢关节疼痛伴屈伸障碍，肌肉僵硬，纳差乏力，舌淡暗，苔腻，脉涩，治疗上给予雷公藤多苷片、瘀血痹片配合身痛逐瘀汤加减，以祛风解毒，除湿消肿，活血化瘀，舒筋通络。

秦艽5克，川芎12克，桃仁15克，红花20克，羌活9克，没药12克，当归18克，五灵脂6克，牛膝18克，地龙6克，蒲公英12克，黄芪18克，鸡血藤30克，茯苓12克，金银花10克，甘草6克。

患者服用7剂后肌肉僵硬疼痛感稍轻，后在此方基础上减茯苓继服。经20余天积极治疗，患者关节软组织变软，屈伸功能明显恢复，疼痛较前减轻。[李莉，孟毅，李永亮.中医药治疗全身进行性骨化性肌炎1例.中医杂志，2014，55（18）：1619.]

按语： 进行性骨化性肌炎属中医学"痹证"范畴，邪气痹阻经脉，不通则痛为其基本病机，故根据该患者症状，给予身痛逐瘀汤加减。方中秦艽、羌活、茯苓祛风除湿，桃仁、红花、当归、川芎活血祛瘀，没药、五灵脂、香附行气血止疼痛，牛膝、地龙疏通经络以利关节，气为血帅，气行血行，加上黄芪补气行血，鸡血藤活血舒筋通痹，蒲公英、金银花消肿解毒。

❀ 纤维肌痛综合征

刘某，女，43岁。

周身疼痛伴心烦、多梦、易醒、易怒7个月余。多处求医曾先后被诊断为"自主神经功能紊乱""风湿性关节炎""更年期综合征"等疾病，经治疗不效而前来求治。临床查体除纤维肌痛特定压痛点压痛明显外，实验室检查血常规、尿常规、红细胞沉降率、抗"O"、类风湿因子、抗环状瓜氨酸多肽抗体、抗核抗体谱、甲功五项、心肌酶谱等均无异常发现。舌红苔薄白，有瘀斑，脉弦细。中医辨证为郁痹症，证属肝气郁结，气郁血瘀，痹阻经络。西医诊断为纤维肌痛综合征。治法：疏肝解郁，行气活血，通络定痛。以越鞠汤合身痛逐瘀汤加减。

制香附 20 克，木香 15 克，枳壳 20 克，栀子 15 克，川芎 15 克，桃仁 15 克，红花 15 克，秦艽 15 克，炒酸枣仁 30 克，首乌藤 30 克，合欢皮 30 克，白芍 50 克，地龙 30 克，炙甘草 10 克。

服 10 剂后，身痛大减，心烦、易怒、多梦易醒诸症减轻，效不更方，继服 21 剂，周身疼痛症状消失，心烦、易怒及多梦易醒诸症亦明显好转，各压痛点压痛基本消除，再进 7 剂以巩固疗效。3 个月后随访未见复发。[王晓东，于慧敏 . 张凤山教授治疗纤维肌痛综合征经验 . 中医药信息，2012，29（3）：51.]

按语： 张凤山教授认为，该病内因为情志不遂，外因为风、寒、湿邪，导致气血瘀阻为病。故辨为郁痹证，用越鞠汤合身痛逐瘀汤加减化裁治疗。

❀ 静脉炎

章某，女，30 岁。

产后 14 天外出感受风寒，次日左腿浮肿胀痛，屈伸不利，活动疼重，恶露减少。舌淡苔白，脉沉弱。左腿压痛明显，且浮肿按之有指印，皮肤光亮。Homans 征、Neuhof 征阳性。实验室凝血检查有 D-Dimer 升高等血栓形成表现。诊断为静脉炎。辨证为产后气血两伤，外感风寒，寒凝脉络，血瘀水停。治以祛邪通络利水。

羌活 15 克，地龙 15 克，秦艽 15 克，香附 15 克，甘草 9 克，当归 20 克，川芎 10 克，红花 10 克，桃仁 10 克，牛膝 15 克，防己 20 克，益母草 25 克，泽兰 25 克。

水煎服，服 7 剂后疼痛、浮肿明显减轻，后调理 2 周痊愈。[黄戎 . 身痛逐瘀汤治案举隅 . 实用中医药杂志，2015，31（12）：1179.]

按语： 静脉炎属中医"着痹""脉痹"范畴，用身痛逐瘀汤加益母草、泽兰活血利水，防己利下焦之湿，使血瘀得散，水湿得排，则疼痛、水肿消失。

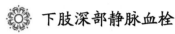 **下肢深部静脉血栓**

慕某，男，60岁。

自诉1周前左侧小腿突然出现疼痛、肿胀，行走时加重，继而症状加重，局部皮色变深，行走艰难，自行局部贴敷消炎止痛的中药药膏后，肿胀、疼痛稍有减轻。现症见：左小腿后侧肿胀明显，局部色素沉着，伴有压痛感，X线透视显示骨骼无异常，彩色B超与血管造影均显示左下肢腘静脉、胫后静脉栓塞，局部已建立侧支循环，其余脉管未见栓塞现象。患者既往有高血压、冠心病史，其余无异常。张主任以活血行气化瘀立法，方用身痛逐瘀汤加减。

川牛膝20克，当归15克，川芎15克，独活15克，青皮10克，醋香附12克，威灵仙15克，白芷20克，红花10克，桃仁9克，乳香6克，醋没药6克，桑枝20克，甘草6克。水煎服，每剂配合冲服水蛭和土鳖虫配方颗粒各1包，每日1剂，分2次服用，共4剂。

服药4日后再诊，患者自诉疼痛、肿胀、困重等症状明显减轻，每日能行走少时。症见：左侧小腿肿胀较前次明显减轻，局部皮色仍有色素沉着，压痛仍明显，处方在剂量和用药上稍作调整，即将当归、川芎加至各20克，醋没药加至9克，另加附片6克，水煎服，每剂只配合冲服水蛭配方颗粒1包，每日1剂，分2次服用，共30剂。再诊患者自诉疼痛、肿胀、困重等症状完全消失，行走自如，局部无皮色改变，无压痛，其余均可。后嘱患者每日只冲服水蛭配方颗粒1包，每日1剂，连续服用2个月余，并每日坚持适度体育锻炼，低盐饮食，起居有节，随访时患者已痊愈，无不适。[田茸，张志明，慕宝龙．张志明主任医师治疗下肢静脉血栓经验介绍．甘肃中医，2011，24（4）：59.]

按语：本例患者属下肢静脉血栓的急性期，多从瘀论治。因发现及时，诊断正确，治疗得当，将疾病控制在左下肢腘静脉、胫后静脉栓塞阶段，尚未蔓延至其他静脉。

❀ 末梢神经炎

李某，女，46 岁。

两手足尖疼痛 1 个月，用中西药治疗未见好转。患部手足触痛，有灼热感，夜间痛甚，痛如锥刺，不能入睡，舌暗红苔白，脉沉弦。运动障碍表现为肌力减退，肌张力低下，腱反射减弱。自主神经功能障碍表现为肢端皮肤发凉、苍白、轻度发绀，少汗，皮干变薄变嫩，指（趾）甲失去正常光泽，角化增强等。肌电图异常。诊断为末梢神经炎。辨证为邪犯经络，血流不畅，脉络阻滞。治以活血祛风，通络止痛。

当归 15 克，川芎 15 克，五灵脂 10 克，桃仁 15 克，红花 10 克，地龙 15 克，羌活 15 克，秦艽 15 克，牛膝 15 克，桂枝 15 克，延胡索 30 克，赤芍 15 克，白芍 15 克，甘草 10 克。

水煎服，前后加减共服 24 剂，疼痛消失。［黄戎．身痛逐瘀汤治案举隅．实用中医药杂志，2015，31（12）：1179.］

按语：末梢神经炎属中医学"血痹"范畴，用活血通络治疗，取"血行风自灭"之意，使气血通畅，则疼痛自消。

❀ 雷诺综合征

刘某，女，33 岁。

患者 4 个月前双手冻伤，经治疗后好转，但双手指活动时发凉、苍白、疼痛，遇冷则痛重，严重时手指青紫。两手食指、中指内侧皮肤增厚，肌肉轻度萎缩，指甲变厚，皮肤颜色微紫，触之冷感，舌淡，苔白，脉沉紧。冷水和握拳试验均可诱发。诊断为雷诺综合征。辨证为寒痹筋脉，血流迟缓，脉络失养。治以散寒温阳，活血通脉。

附子 10 克，肉桂 6 克，细辛 6 克，地龙 15 克，羌活 15 克，秦艽 15 克，香附 10 克，当归 25 克，川芎 15 克，红花 10 克，桃仁 15 克，独活 15 克。

服 12 剂，并每剂中药多煎 1 次用以泡手，每次 20 分钟，指冷好转以后稍作调整，共服 42 剂，疼痛基本缓解。[黄戎 . 身痛逐瘀汤治案举隅 . 实用中医药杂志，2015，31（12）：1179.]

按语： 雷诺综合征属中医"痹证"范畴。用身痛逐瘀汤加附子、肉桂、细辛温经散寒通脉，效果满意。

✿ 陈旧伤

刘某，女，47 岁。

患者 8 年前背部外伤，后渐出现背部疼痛，变天略加重，晚上疼痛加重，有时疼痛而醒，范围较大，小便平，不作呕，纳食平，偶有头昏，大便常秘，质不干。有眩晕症，发时眩晕作呕，视物旋转。晕车较重，身体一般。舌略淡，苔平。脉偏沉弦，寸略浮。诊断为素体瘀血阻滞经脉，外受风寒湿邪，兼肝肾精血不足，病位以肝肾为主。治以活血化瘀，祛风散寒除湿，补益肝肾。用身痛逐瘀汤加减。

香附 10 克，红花 5 克，川芎 10 克，桃仁 7 克，川牛膝 15 克，五灵脂 10 克，羌活 7 克，徐长卿 10 克，生黄芪 10 克，全当归 10 克，狗脊 15 克，杜仲 15 克，炙甘草 5 克。

服上药 20 剂后，诸症明显缓解。[方涛，黄利兴 ."陈旧老伤"的辨治心得 . 江西中医药，2016，47（6）：29.]

按语： 患者有外伤史，其疼痛符合"老伤"的疼痛特点，患者疼痛变天加重，或有刺痛，夜间明显，说明病因中不仅有瘀血阻滞，而且兼有风寒湿邪，风寒湿与瘀血相合，令病因更难去除，单纯以活血化瘀或祛风湿均难以取到良好效果。治疗必须祛散外邪与活血化瘀同时进行，兼病久肝肾精血亏虚，方能效。

✿ 产后身痛

张某，女，31 岁。

　　因"产后肩背四肢关节疼痛及腰酸痛3个月余"就诊，患者于2016年8月1日剖宫产后出现肩背四肢疼痛、腰酸痛，恶风，迎风流泪，行针灸及拔罐治疗后效不显，近1周出现足跟及腰膝酸痛。产后恶露40天净。现产后3个月余，月经暂未行。纳可，眠多，二便调。舌淡苔白，脉沉细。诊断：产后身痛（肾虚血瘀）。治法：补肾养血活血，祛风通络止痛。

　　红花9克，川芎9克，白芍9克，当归9克，醋香附12克，醋没药9克，醋延胡索12克，秦艽9克，地龙9克，羌活9克，桂枝9克，槲寄生9克，怀牛膝15克，盐续断15克，葛根30克。7剂，水煎服。

　　二诊：足跟及膝部酸痛较前减轻，肩周及四肢关节疼痛遇阴雨天加重，下肢凉，喜温。纳眠可，二便调。舌淡苔白，脉沉细。予上方加肉桂9克、桑枝9克，14剂，水煎服。

　　三诊：上述症状明显缓解，继服上方7剂以巩固。嘱患者平时注意饮食起居，勿受寒凉，加强营养，适当活动，增强体质。[江艳潇，王东梅.身痛逐瘀汤加减治疗产后身痛验案一则.亚太传统医药，2017，13（19）：99.]

　　按语：以产后"亡血伤津，瘀血内阻，多虚多瘀易寒""勿拘于产后，亦勿忘于产后"为原则，用药宜平和，切勿过于攻逐，以身痛逐瘀汤为基础方加减，以养血活血，通络止痛，兼顾补肾。

硇砂丸

硇砂丸方

治瘰疬鼠疮，满项满胸，破烂流脓，无不应手取效。

硇砂二钱，研细，皂角子一百个，干醋一斤，前二味入醋内浸三日，入砂锅内熬之，将干，将锅底硇砂，拌于皂子上，候干，以微火焙干，或以炉台上炕之。每晚嚼五粒，或八粒，一日早晚或吃二次，以滚白水送。

然干则皂子过硬，为末服亦可。方内硇砂，有红、白两种，余所用，是红色者。未知白色硇砂，功效若何？硇砂红色者，出库车北山洞中，夏令从洞中出火，人不能近前，冬今回民赤身近洞取之，本草言西域盐卤熬成者，误也。

硇砂丸医案

 瘰疬

吴某，男，28岁。

左侧颈项、耳根之后，有结核累累，坚硬不移，按之作痛，病经半年之久，多方医治无效。脉弦小滑，舌苔薄白，系痰凝气滞，络脉不和所致，治当涤痰和络，拟内消丸加味主之。

夏枯草 30 克，牡蛎 30 克，大贝 15 克，海藻 12 克，昆布 12 克，法半夏 9 克，枳壳 12 克，桔梗 12 克，云苓 15 克，陈皮、橘络各 9 克，玄参 18 克，首乌藤 30 克。

每日煎服 1 剂，1 个月后再诊。另用硇砂丸，配法与服法同前例。过 3 个月治疗，瘰疬完全消散，数年来随访多次，身体健康，瘰疬未发。[王建孚.硇砂丸治疗瘰疬的体会.重庆中医药杂志，1989（2）：15.]

按语：《内经》云，"其末上出于颈腋之间。"患者痰浊偏盛，故着重于涤痰和络，方中以夏枯草、牡蛎、海藻、昆布、浙贝为主。王清任言硇砂丸"治瘰疬鼠疮，满项满胸，破烂流脓，无不应手取效"，可供参考。

骨髓炎

余某，女，7 岁。

左小腿肿胀，不能活动 20 余天而入院。查见左小腿肿胀、发热，触之其痛入骨，X 线片显示左胫骨中下段骨质呈不规则破坏，以下端内侧骨形线以上为甚，可见不规则无效腔，内有点状死骨，骨膜呈现层状增生。血常规：白细胞总数 32×10^9 个 / 升，中性粒细胞 0.80，初用头孢菌素、氨苄西林、金黄散等治疗 2 日，未见明显好转，第 3 天行手术切开，消除胫骨下端内侧死骨，扩开无效腔，放出脓汁约 50 毫升，停用其他一切中西药，内服硇砂丸，每次 6 粒，每日 2 次；切口内用加味生肌玉红膏，患肢肿胀当日减软。术后 X 线片示左胫骨下端死骨已清除，无效腔已扩开。

持续治疗 1 周，患肢肿痛完全消除，血常规结果正常，患儿可下地活动。持续治疗 2 周，手术切口完全愈合，1 个月后复查，患肢无肿胀，局部无压痛，活动恢复正常。1 年后随访无复发。[李震宇.内外结合治疗骨髓炎 100 例.湖南中医杂志，1994（S1）：27.]

按语：骨髓炎属中医附骨疽范畴，是较为常见的骨科顽疾之一。李氏根据中医学"坚者软之，结者散之"的理论，采用通经活血，祛腐生新的硇砂丸和加味生肌玉红膏治疗，方中硇砂咸苦，功能消积软坚，破瘀散结；皂角子辛温无毒，功能祛风消肿；米醋苦温无毒，散瘀消肿。加味生肌玉红膏，功能活血祛瘀，解毒消肿，止痛生肌，是清除骨髓余毒的良药。

结核性关节炎

孙某，女，5 岁。

其父代诉：患儿右膝关节肿病，不能行走已 2 个月余。20 天前，右腘窝内侧溃破流清液，伴有豆腐脑样物质流出。在当地医院住院治疗 10 余天，症状未见明显好转，决定手术治疗，患儿家长不同意，故求诊于笔者。查：右膝关节肿胀明显，腘窝内有 1 厘米 ×1 厘米之瘘管，有清液流出，膝关节活动伸屈在 65°～80°。X 线片示：右股骨下端骨质梳松，骨小梁变细，关节囊肿胀。红细胞沉降率 100 毫米／小时。确诊为右膝关节结核性滑囊炎并瘘管。令其服用础砂丸。1 周后复查，瘘管已封闭，右膝关节肿胀开始消退，患儿可扶拐下地行走。服药 3 周，患儿已跳跃自如，但跑步时尚溃破，其余症状已基本消除。继续服药 3 周，症状完全消除。红细胞沉降率检查结果：2 毫米／小时，右膝 X 线片示关节囊肿已消退，骨质结构基本正常。随访 3 年，未见再发。[李震宇 . 础砂丸治疗结核性关节炎 30 例 . 湖南中医杂志，1992（1）：42.]

按语：骨关节结核属中医骨痨、流痰之类，是较为常见的骨科传染病之一。本例采用《医林改错》之础砂丸治疗结核性关节炎，收到了较满意的疗效，可参考。

癫狂梦醒汤

癫狂梦醒汤方

癫狂一症，哭笑不休，詈骂歌唱，不避亲疏，许多恶态，乃气血凝滞脑气，与脏腑气不接，如同做梦一样。

桃仁八钱，柴胡三钱，香附二钱，木通三钱，赤芍三钱，半夏二钱，腹皮三钱，青皮二钱，陈皮三钱，桑皮三钱，苏子四钱,研，甘草五钱。水煎服。

【方歌】

> 癫狂梦醒桃仁功，香附青柴半木通，
>
> 陈腹赤桑苏子炒，倍加甘草缓其中。

癫狂梦醒汤医案

 汗证

李某，男，28岁。

10年前初次开会发言时因过度紧张，致多汗、头晕、双手颤抖，后渐生自卑感，常在情绪紧张或疑人耻笑时全身出大汗、心慌、头晕，甚时凡与人说话即头面、手掌汗出，食纳、睡眠、大小便无异常，舌质淡，舌尖稍红有瘀点，脉弦细。西医诊断为"自主神经紊乱"，给服谷维素、地西泮等，无显效。诊断：汗证。辨证：气血瘀滞，痰气郁结，腠理不固。试投癫狂梦醒汤加减。

桃仁 15 克，柴胡 12 克，香附 12 克，青皮 12 克，木通 3 克，赤芍 15 克，腹皮 20 克，苏子 20 克，桑皮 10 克，牡蛎 25 克，五味子 15 克。每日 1 剂，水煎服。

药进 5 剂，汗出减轻。上方加黄芪 30 克，继服 20 余剂诸症皆失，随访 1 年未复发。[刘桂玉.癫狂梦醒汤的临床运用.实用中医药杂志，1995（5）：32.]

按语：患者有自卑感，在过度紧张时大汗、心慌、头晕，本例与情志密切相关。患者舌质淡有瘀点，脉弦细，故气血瘀滞为本，予以癫狂梦醒汤加减行气活血，收敛止汗。

❀ 消渴

马某，女，40 岁。

烦渴多饮月余。有精神刺激病史，每天饮水 5000～6000 毫升，小便量多，食欲一般，伴胸闷、眠差、梦多、烦躁不安，查血糖、尿常规正常，西医诊断为精神性多饮多尿。给谷维素、氢氯噻嗪等口服，无显效。诊见：舌质淡，苔少，脉弦滑有力。诊断：消渴。辨证：气血瘀滞，痰气血郁结，肺失治节。予癫狂梦醒汤加减。

桃仁 12 克，柴胡 12 克，香附 12 克，木通 3 克，赤芍 10 克，清夏 10 克，腹皮 10 克，青皮 10 克，苏子 15 克，云苓 15 克，白术 10 克，桂枝 6 克。每日 1 剂，水煎服。

药进 3 剂，烦渴减轻，原方继服 6 剂，烦渴若失。半年后复发，再服上方 12 剂平复，随访 1 年未再复发。[刘桂玉.癫狂梦醒汤的临床运用.实用中医药杂志，1995（5）：32.]

按语：王清任癫狂梦醒汤寓桃仁、赤芍等活血之品，于柴胡、香附、青皮、陈皮等大队理气化痰药中，重在行气以通经，痰瘀消散病症自减。

故凡气血瘀滞、痰气郁结之证，临床均可应用，不拘泥于癫狂病。见有瘀血征象疗效尤佳。

 哮喘

陈某，女，48岁。

哮喘20余年。咳嗽、气喘，每遇天气变化或情志刺激而诱发，发作时突然呼吸短促、气憋，面赤咽干，喉中痰声不明显，胸闷胸痛。来诊见：两胁胀痛，咳时引痛，心悸，失眠，夜间不能平卧，舌红苔薄，脉弦。中医认为哮喘多为痰饮内伏，再感新邪触发，常因肺气受损进而累及脾肾，脏腑功能失调，其急性发作期则以痰瘀互结为基本病机。故拟癫狂梦醒汤加减。

桃仁12克，制香附10克，青皮6克，柴胡10克，法半夏10克，陈皮9克，赤芍15克，大腹皮10克，青皮6克，厚朴12克，炒紫苏子15克，桑白皮20克，杏仁10克，炙甘草6克，麻黄6克。

服7剂后哮喘发作已得到控制，夜间可以平卧入睡。嘱其不适随诊。[闫雪，刘艳骄，付桂玲.癫狂梦醒汤治疗内科疾病合并睡眠障碍的体会.中国中医基础医学杂志，2007（10）：778.]

按语： 癫狂梦醒汤善治气滞痰瘀证，其临床应用，并不拘泥于癫狂病，凡气血瘀滞、痰气郁结之证均可选用。患者咳喘年久，久病必瘀，痰瘀并治故获效。

呃逆

李某，男，43岁。

头部重物击伤7天，当时有短暂昏迷史，经入院治疗，目前头痛、头晕尚可耐受，唯呃逆频频，日夜不休，以致一俟进食，便引发剧烈呕吐，严重影响营养和休息。曾请针灸科会诊，在行针时呃逆可缓发，但结束行针，呃逆又频。检查见患者为中年壮汉，呃逆频发，语音不连，面泛油光，苔薄黄腻。治以调和升降，活血祛瘀，方用柴胡细辛汤合右金丸2剂。

二诊：首次服药后呃逆现象有所好转，但翌日又依旧。改投癫狂梦醒汤加丁香、柿蒂2剂，患者呃逆顿止，能正常进食、休息。[俞钰贤.癫狂梦醒汤治疗脑挫伤验案四则.中医正骨，2003（2）：51.]

按语： 本案病理乃外力损伤头部，瘀血内停，血雍于上，气机不畅，升降失司，而发为呃逆。首次以柴胡细辛汤合右金丸治之，虽有短时转机而未化解病症。二诊考虑伤后瘀血留患，结合《医林改错》中有呃逆为血腑有瘀所致之说，投以癫狂梦醒汤加味而取得显效。但本案中"右金丸"一药，未见详细资料，不知其组成何如。

🏵 肝硬化腹水

刘某，男，47岁。

患"肝硬化腹水"半年多，曾用呋塞米、葡醛内酯、肝必复、肝复宁等保肝利尿药，初期有效，久用则收效甚微。观其面色苍黄，精神萎靡，表情淡漠，自诉手足心潮热，心烦难眠，夜梦纷纭，腹胀食少，大便干燥，双脚水肿半个月未消，化验肝功能丙氨酸氨基转移酶400单位/升，麝浊23，锌浊24，脑絮（＋＋），麝絮（＋＋），黄疸指数12个，舌质红苔少，脉弦细数。诊断：臌胀（肺肾阴虚，肝郁气滞，血瘀水阻），拟用癫狂梦醒汤去半夏、苏子，加天冬、百合、生地黄、沙参、怀山药、五味子。

柴胡10克，桃仁10克，香附10克，青皮10克，陈皮10克，木通10克，腹皮10克，赤芍10克，桑白皮15克，百合15克，生地黄15克，天冬15克，沙参15克，怀山药30克，五味子3克。

连服15剂，诸症大减，腹胀及双下肢水肿均消退。但述有腹部隐痛，大便稀溏微黑，上方加黄芪30克、白术10克、延胡索10克、白及30克，又服10余剂，诸症悉平。但显四肢干瘦，双侧腓肠肌痉挛疼痛、麻木，改用黄芪100克、白芍60、炙甘草30克煎汤，下服知柏地黄丸，又调治月余，肝功能基本正常，属其常服六味地黄丸，滋水涵木，保养肝脏。观察3年未复发。[周京述.癫狂梦醒汤治疗肝硬化腹水一得.成都中医学院学报，1989（4）：30.]

按语： 肝硬化腹水为气滞血瘀，瘀水内停，故疏肝理气，活血化瘀，利水消肿，癫狂梦醒汤加减切合肝硬化腹水病机，故常用此方加减治疗。

❀ 咬牙症

邱某，男，8岁。

夜寐咬牙已2年，嘎嘎有声，时发时停，近来较甚，曾服驱蛔虫药，解蛔虫10余条，然咬牙未已，只较前稍轻。医者仍认为虫患，予乌梅丸为汤加雷丸、使君子、槟榔，5剂，病不少衰。更医从叶天士"咬牙者，胃热气走其络也"之论，投清胃散加石斛、竹叶、炒栀子、生石膏、知母、麦冬、连翘，6剂，病仍不除。因思岳美中先生曾治一成年人咬牙症，运用的是燥湿化痰法。切其脉弦细而滑，望其舌有瘀点，苔腐腻，诊为痰瘀交阻，拟癫狂梦醒汤加味。

桃仁10克，赤芍10克，香附5克，陈皮10克，青皮5克，姜半夏5克，苏子10克，甘草5克，大腹皮10克，桑皮10克，木通10克，柴胡10克，丹参10克。

服5剂后，恙减其半，续5剂，病获痊愈，嘱再服5剂以巩固疗效。6年后追访，未再咬牙。[朱炳林.临证治验录.江西中医药，2006（4）：42]

按语： 癫狂梦醒汤系王清任《医林改错》方，为"气血凝滞于脑"所致癫狂病而创，有行气解郁、祛痰化瘀之功。本例用治咬牙症，一是受岳先生医案启发，二是患儿脉舌示痰瘀之象，三是手足阳明之脉皆入齿中，六腑以通为用，痰瘀交阻，气失条达，经络不畅通而致咬牙。加丹参者，以其能入心包络破瘀也。

不寐

陈某，男，41 岁。

一个半月前被人打伤头部，当时昏迷达半小时之久。醒后头痛颇剧，恶心呕吐。1 周后精神失常，哭笑奔走，不吃不睡，不停地吸烟、喝浓茶、喝酒。经神经科和精神病院诊断为头外伤后精神分裂症，服用镇痛镇静剂开始有效，后则无效。现已近 4 周未入眠，精神不振，头顶刺痛，时有头皮发麻，纳呆乏力。舌质淡，苔白腻中灰，脉弦。治拟癫狂梦醒汤。

桃仁 24 克，甘草 15 克，赤芍、柴胡、制香附、姜半夏各 10 克，青皮、陈皮、苏子、桑白皮各 9 克，大腹皮 6 克，木通 3 克。

进 2 剂后寐安神爽，但感头目眩晕，四肢无力，胃纳不馨。舌淡红，苔薄白，脉沉细，改用益气养血补肾之可保立苏汤调理而愈。[周林宽 . 癫狂梦醒汤验案 . 浙江中医学院学报，1983（6）：52.]

按语：患者因被锹斗而打伤头部，伤后失治，留瘀成疾。精神受到刺激，肝郁不舒，郁久成瘀。又因多饮浓茶、烟、酒，茶酒湿浊阻滞。故用此方理气化瘀除湿而效，后以益气养血补肾收功。

失眠

刘某，女，55 岁。

平素工作压力较大，失眠已数年，入睡困难并逐渐加重，需依赖服安眠药。同时伴有烘热阵作，心神不宁，情绪烦恚，心情抑郁，常常悲伤欲哭，心悸心慌，周身酸楚，关节疼痛。观之舌下纹暗，舌苔白，脉弦。治宜理气活血，疏肝安寐。

柴胡、姜半夏各 12 克，陈皮、炙甘草、五味子各 10 克，大腹皮、桃仁、苏子、桑白皮、赤芍、生地黄、合欢皮各 15 克，川芎 18 克，丹参、酸枣仁、大枣、百合各 30 克，淮小麦 40 克。14 剂，每日 1 剂，水煎 400 毫升，分 2 次餐后温服。

复诊：诉药后烘热阵作，心神不宁，情绪烦恚、抑郁、悲伤欲哭等症大减。予前方加郁金12克，续服14剂巩固疗效。此后在上方基础上略做加减调治近半年，患者情绪稳定，潮热汗出减少，逐渐停服安眠药，夜间可安睡5～6小时。[叶璐，何若苹.何若苹运用癫狂梦醒汤治疗神志病经验.浙江中医杂志，2019，54（2）：108.]

按语： 本案与前案虽病因不同，但均为瘀血导致失眠。由于工作压力大，情志不舒，长期如此而发生气滞血瘀，当行气活血，气血调和，疾病自愈。

❀ 头痛

谢某，男，46岁。

2年前因脑震荡治愈。近1周来，患阵发性头部剧痛，经某院神经科诊断为神经性头痛，服药无效而就诊。伴两胁时而刺痛，目赤多眵，口苦咽干，易怒耳鸣，便秘尿赤。舌质红，舌边有紫斑，苔薄黄，脉弦数。治拟癫狂梦醒汤加味。

桃仁、鲜生地黄各30克，甘草、赤芍、白芍各15克，柴胡、制香附、苏子、青皮、陈皮各9克，桑白皮12克，焦山栀10克，木通5克，姜半夏6克。

进药2剂后头痛止，诸症减轻。头晕目胀，纳欠馨，乏力，舌质红，苔薄黄，脉弦数，以知柏地黄汤加灵磁石、太子参、茯苓、生谷芽、杭白芍，7剂而愈。[周林宽.癫狂梦醒汤验案.浙江中医学院学报，1983（6）：52.]

按语： 患者肝肾不足，阴虚火旺，肝火上炎，故头痛、目赤、便秘，舌边有紫斑为有瘀血之征。是方重用桃仁、赤芍祛瘀，白芍、鲜生地黄养阴。2剂后头痛止，故改用滋阴泻火的知柏地黄汤加味治之。

❀ 高血压

周某，女，51 岁，工人，2006 年 12 月 9 日初诊。

高血压 10 年余。平素情绪易怒，时发眩晕，血压最高达 180/110 毫米汞柱，长期服用复方降压片和降压零号控制血压。同时又因长期服用降压药出现失眠、入睡困难。最近因生气后出现头晕作胀，目眩，恶心作呕，时吐痰涎而就诊于中医科。诊见：头晕作胀，耳鸣，口苦，咽干轻咳，眠差，腹胀纳差，面色暗淡，肢体麻木，舌质暗红，边有瘀点，苔薄黄腻，脉弦微数，乃肝气郁滞，痰瘀互结。拟癫狂梦醒汤加减。

桃仁 24 克，香附 30 克，青皮 10 克，柴胡 10 克，制半夏 9 克，陈皮 10 克，白茯苓 15 克，赤芍 10 克，炒紫苏子 12 克，大腹皮 10 克，桑白皮 6 克，天麻 10 克，双钩藤（后下）15 克，首乌藤 15 克，炙甘草 12 克，白芥子 10 克，灯心草 3 克。

服药 7 剂后症状控制，复诊时嘱其平素保持心情舒畅，继续用最小量西药维持血压，不适随诊。[闫雪，刘艳骄，付桂玲. 癫狂梦醒汤治疗内科疾病合并睡眠障碍的体会. 中国中医基础医学杂志，2007（10）：778.]

按语：患者血压高，平素易怒，耳鸣口苦，眠差，腹胀纳差，面色暗淡，肢体麻木，舌质暗红，边有瘀点，脉弦微数，乃肝气郁滞，痰瘀互结兼有郁热之象，与癫狂梦醒汤主治病机相合，故以此方加减治疗。

❀ 梅尼埃病

陈某，男，36 岁。

频发性眩晕，呕吐已 2 年余，伴有耳鸣如秋虫唧唧，面色苍白，出冷汗等症状。经用电测听器检查和前庭功能试验，诊断为：梅尼埃病。从服用"癫狂梦醒汤"3 剂后，眩晕未作，所有症状消失，1 年后随访未见发作。[张华."癫狂梦醒汤"治疗眩晕证. 江西中医药，1983（5）：27.]

按语：该病多从痰饮、瘀血治疗，本案未详细叙述其病症表现，实属遗憾。

昏厥

张某，女，52岁，曾有昏厥史。

自1984年以来，每与人发生口角后，则昏厥倒地，不省人事，长达3~4小时方醒。醒后头昏沉，心烦欲呕，无疼痛表现，但自觉有汗，精神疲惫，语言低弱，半日后方可复原如常人，半年内连续昏厥5次。1984年10月2日初诊。患者开会时与本店经理发生争执后，卒然昏仆，僵直仰卧，牙关紧闭，足手强直，口角流涎，状似中风，急针刺水沟（人中）穴始醒。验舌时已能张口，然口中稠涎如丝，不欲言。舌质微淡，舌苔薄白，脉象弦数。此属昏厥，乃气结痰阻，心窍被蒙，拟疏肝解郁，降气化痰之法。

柴胡9克，白芍20克，香附9克，青皮9克，法半夏15克，陈皮12克，大腹皮12克，石菖蒲9克，苏子15克，桃仁15克，桑皮12克，甘草6克。水煎服，日服1剂。

连服2剂后，神情畅旺，言谈如常，嘱其避免恚怒触动，5年来随访，未见昏厥复发。[杜贵森.癫狂梦醒汤临床运用举隅.河北中医，1987（3）：10.]

按语：该证属血厥。情志不遂，忿郁气盛有余，则气逆夹血而上，清窍为之闭阻而发病，药用癫狂梦醒汤理气活血，赤芍易为白芍以增其平肝解郁之功，再加石菖蒲乃开窍醒神之用。

 癫痫

张某，男，55岁。癫痫30余年。

患者初于1973年1月在部队第1次发作，出现阵发性不由自主地抽搐，口角流涎，清醒后不自知。此后每周发作6~7次，多晚上发作，每次6~10分钟，以小发作为主，发作时觉浑身痛，在当地医院诊断为癫痫。一直服用西药苯巴比妥、苯妥英钠、卡马西平、氯硝西泮仍未得到很好控制。来诊时见：手轻微震颤，面色萎黄，喉间痰多，眼皮胀，眠差，饮食可，大便稍干，舌质暗淡，边有瘀斑，苔白腻，脉弦涩。乃气血运行不畅，瘀滞脉络，闭阻心窍。单用豁痰开窍、息风定惊之法，往往难以奏效，故在此基础上配以活血化瘀之品。以癫狂梦醒汤加减。

桃仁24克，赤芍15克，柴胡12克，香附30克，法半夏10克，陈皮10克，苏子10克，钩藤15克，灯心草3克，郁金15克，首乌藤15克，甘草10克，全蝎3克，石菖蒲15克，川芎15克，当归30克，琥珀3克，乳香3克。

服14剂后发作次数减少，1周发作3~4次，加代赭石（先煎）15克，枯矾6克，又续服30剂，目前症状已控制，暂未复发。［闫雪，刘艳骄，付桂玲．癫狂梦醒汤治疗内科疾病合并睡眠障碍的体会．中国中医基础医学杂志，2007（10）：778.］

按语： 王清任拟癫狂梦醒汤治"气血凝滞脑气，与脏腑气不接"，本例属瘀血痰浊为患，故用癫狂梦醒汤加减治疗。

❀ 憨笑

卢某，女，29岁。

昨夜下楼失足，臀部触伤后，遂成憨笑之态。神思迷惘，呆滞不语，不饮不食，问之不答，如聋如痴。笔者出诊时，见面色暗滞，憨笑如痴状，口不能言，肢不能举，呼吸气急，腹部胀满。舌质紫暗。舌尖有暗点，苔心薄黄。脉沉弦而迟。证属惊骇气结，瘀血痰浊阻滞经络，元神灵机混乱而成，当理气行滞，通络化瘀为法。

桃仁24克，香附9克，青皮9克，柴胡6克，法半夏12克，木通9克，陈皮9克，赤芍12克，腹皮12克，桑皮12克，苏子15克，甘草6克。水煎服，日服1剂。

1剂服完，憨笑之态改善，但仍表情淡漠，呆钝少语，腹部胀满，呼吸深长。再服3剂，胀满消失，呼吸正常，神态自若。［杜贵森．癫狂梦醒汤临床运用举隅．河北中医，1987（3）：10.］

按语：本例患者跌倒，因惊骇气结，瘀血痰浊阻滞经络，扰乱元神灵机，用癫狂梦醒汤逐瘀醒脑，重用桃仁、赤芍化瘀行滞，气通血和，脑气心气相通，灵机则复。

❀ 癔症性瘫痪

患者，女，25 岁。

其爱人代诉：失语，右侧肢体瘫痪半个月。患者因于半个月前和家人生气而入睡，醒来即失语，右半身瘫痪，大小便失禁，哭笑不定，意识恍惚，烦躁不宁。患者平素健康，无头痛、发热、呕吐及高血压、心脏病等病史。患病后曾经门诊针灸，服中药治疗，而病情无好转，经门诊以癔症性瘫痪收治。患者被背入病房，神志恍惚，查体不合作，头形、五官端正，瞳孔等大同圆，光反射正常，巩膜无黄染，舌伸出向右歪斜，鼻唇中正，流涎很多，颈软，无颈静脉怒张，甲状腺不肿大，气管居中，胸廓对称，诊鼓音，肺肝位于右锁骨中线第六肋间，心界不扩大，双肺呼吸音清晰，心音纯，心律正，未见病理性杂音，腹平软，无肌紧张，肝脾未触及，移动性浊音，双下肢无浮肿，脊柱四肢无畸形，腱反射活跃，右侧上肢扬鞭试验（+），右侧肢体完全瘫痪，活动障碍，失语，问语不答，其他未见异常。脉滑，舌苔薄白。分析：患者因情志有不遂，怒后而寐，人之气血，醒时则行于三阳经，寐时则行于三阴经，气为血之帅，气滞则血凝，血瘀滞三阴经而不通畅，气主煦之，血主濡之，血不能濡润筋脉，故出现肢体偏瘫、失语、哭笑不定，是神明失主所致。东垣谓气有余便是火，火邪烁津为痰，痰为有形之火，气为无形之火，火性炎上，上扰神明，神明失主所致诸症。诊断：癫证（癔症性瘫痪）。治疗：投癫狂梦醒汤原方。

服上方 5 剂后，患者可以自己走路，但肢体不灵活，语言謇涩，流涎减少。综上，再服此方 9 剂后，病乃痊愈，1 年后访问，未见其复发。[高英中.癫狂梦醒汤异病同治法在临床上的应用.中国社区医师，2011，13（18）：169.]

按语：本案属中医癫证，经云"重阴则癫"，患者怒后气血凝滞阴经，发为癫证。故治疗先治气，正如内经所说，"百病生于气也"，气是人体最根本的物质，一切机能活动靠气的推动，气血一活一顺，诸病悉除。

❀ 忧郁症

胡某，女，25 岁。

情场失意之后，整天关窗闭户，闷闷不乐，羞于见人，纳差，形体消瘦，表情淡漠，问之不答，与家人亦无言语，历时半年，曾服用疏肝解郁等方药 30 余剂无效，经精神病医院诊断为精神忧郁症。因患者拒服西药而返回本院治疗。入院时症状如上述，舌尖红，苔薄黄，脉细弦，证属肝郁血瘀之癫证，选用《医林改错》中的癫狂梦醒汤化裁。

柴胡 6 克，香附 10 克，赤芍 10 克，法半夏 6 克，黄连 10 克，桃仁 30 克，当归 10 克，朱茯神 10 克，陈皮 5 克，木通 10 克。

每日 1 剂，连服 3 天，患者精神面貌明显好转，开始与家人说话，回答医生提问，继服 10 剂，诸症状明显好转，再用逍遥散化裁善后 1 个月，即能够正常上班工作。随访 1 年未发。[辜小恒.王清任化瘀理论的临床应用.江西中医学院学报，1997（4）：2.]

按语：此患者入院时无明显血瘀症状，而是一派肝郁表现，但服疏肝剂无效，究其原因是肝郁太甚，加上发病已有半年，瘀血内生，故重用桃仁，意在疏肝化瘀，郁瘀同治。

❀ 精神分裂症

林某，女，35 岁。

其家属代诉，患者于数月前受到惊吓，遂致惊恐不安，适逢月经来潮，当即经闭点滴皆无，此后每月经量渐少，色黑紫有块，延至现在数月，未经治疗，每于行经前三四日自觉惶恐不安，胆怯惧人，继则哭笑不休，本次月经来潮时，突然狂言乱语，语无伦次，弃衣而走，拒不饮食，昼夜不眠，持续至月经净后，症状递减。经某医院诊断为：精神分裂症（周期性发作），曾服中、西药治疗无效而来诊。其时患者精神恍惚，心悸烦躁，少腹胀痛拒按，小便自利，舌质暗红，舌尖有瘀点，脉象弦滑而数。病机分析：其系经期暴受惊恐，而致气机逆乱，即《伤寒论》中"蓄血发狂"之属。治则治法：以活血行瘀为主，佐以理气化痰，清热缓急之法。方药：癫狂梦醒汤。

桃仁24克，柴胡9克，香附6克，川木通9克，赤芍15克，清半夏6克，大腹皮9克，青皮6克，陈皮9克，桑白皮9克，紫苏子（炒）3克，甘草15克。7剂，水煎服，每日1剂，于经前欲发作时开始服药。

药后经量略有增多，其他未见不适，如此连续服药3个周期，共21剂，月经正常，精神症状未见复发。[肖文海.浅谈癫狂梦醒汤的临床应用.中国中医药现代远程教育，2015，13（3）：137.]

按语：该患者由于月经前突受惊恐，而出现精神症状，惊则气乱，气乱则血凝，瘀血阻滞不行，与痰热相结，上扰神明，故哭笑无常。古人云："血在下如狂"，瘀血祛则神亦明矣。

❋ 慢性胃炎合并焦虑抑郁

患者，女，40岁。

因"反复上腹部不适、疼痛、胀满2年"就诊。患者2年前因生意繁忙加之情感受挫，出现上腹隐痛不适、胀满，在当地医院按"胃病"给予奥美拉唑及盐酸伊托必利治疗2个月，病情好转，但每遇情绪不佳、饮食不周或过度劳累，则腹胀、腹痛会再次出现。于1年半前行胃镜检查，结果为"慢性浅表性胃炎伴糜烂"，C13呼气试验：幽门螺杆菌（+），给予阿莫西林胶囊、呋喃唑酮片、胶体果胶铋胶囊，服用2周后症状好转，之后仍反复发作。1年半来先后多次行电子胃镜，幽门螺杆菌检测，结果大同小异；上腹B超、CT、肝功能、消化道造影等检查均正常，屡用雷贝拉唑、埃索美拉唑、克拉霉素、枸橼酸铋钾、替硝唑、克拉霉素、莫沙必利等治疗，服用疏肝理气中药近百剂，但患者仍有早饱、餐后腹胀，并出现胸闷不适，胸闷如石压，时时捶打后方觉短暂舒畅，失眠、烦躁、焦虑、情绪不稳定，不愿与人交往，腰背及颈部疼痛。刻诊：中上腹胀满，食后加重，易腹泻，时有恶心感，胃脘灼热，欲冷食，食冷症状又加重，频繁叹气，胸闷嗳气，腰酸背痛，坐立不安，夜寐多梦，梦寐怪状离奇，易惊醒，易怒。舌质淡红暗，舌下瘀点，舌苔薄黄腻，脉弦滑。西医诊断：慢性胃炎合并焦虑抑郁。中医诊断：胃痞、郁证（寒热错杂，升降失常，肝失疏泄，痰瘀互结）。治以调和寒热，升清降浊，疏肝解郁，化痰活血，方以半夏泻心汤合癫狂梦醒汤加味治疗。

法半夏 18 克，黄芩 15 克，黄连 6 克，干姜 12 克，党参 15 克，甘草 6 克，桃仁 15 克，茯苓 15 克，赤芍 15 克，柴胡 12 克，香附 15 克，青皮 12 克，桑白皮 10 克，紫苏子 10 克，陈皮 12 克，大腹皮 10 克，川木通 6 克，枳壳 15 克，竹茹 15 克，龙骨 30 克，牡蛎 30 克。7 剂。

2 剂药后，患者上腹胀满减轻，知饥索食，胸闷减轻，心情平静，腰酸背痛消失，患者喜出望外，余下 5 剂服完，每晚能一觉睡到天亮，怪梦明显减少。

复诊：诉 2 年来从未有过的舒适，高兴之情溢于言表，强烈要求马老师不变方、不变药，于是守方续服 7 剂，病遂痊愈，后随访未再复发。[满春艳.马卫平治疗慢性胃炎合并焦虑抑郁经验.现代中医药，2019，39（6）:4.]

按语：本例由于生意繁忙、饮食不节、情感受挫发病，加之疑虑癌变，故病。患者心下痞满、恶心、易腹泻、欲食冷而不敢、舌质淡红、舌苔薄黄腻等症，认为胃热脾寒，脾胃升降失常，气机不利；频繁叹气、坐立不安、易怒，为肝郁气滞；胸闷、夜寐多梦、梦寐怪状离奇、舌下瘀点、舌苔薄黄腻、脉弦滑，为痰瘀互结，扰动心神。故选半夏泻心汤合癫狂梦醒汤加茯苓、枳壳、竹茹、龙骨、牡蛎治之，疗效明显。

❀ 狂躁

朱某，男，52 岁，某厂厂长。

患者于 1995 年 3 月，因车祸致头部严重受伤。入院时昏迷，双侧瞳孔不等大，光反射迟钝。头颅 CT 示大脑广泛挫裂伤，在 ICU 抢救治疗 22 天，转入脑外科病房。患者神志时清时迷，狂躁，大声喊叫，语无伦次，常光身赤膊，意欲行凶，需多人强制监护。脑外科使用脱水、支持、镇静等治疗方法，症状无明显改善。遂邀余会诊，见患者身体壮实，虽多人按压于床，仍怒目欲起，舌苔黄腻。此乃头外伤后癫狂。投以癫狂梦醒汤治之。

桃仁 24 克，生甘草 15 克，柴胡、赤芍、木通、香附、制半夏、大腹皮、桑白皮各 10 克，苏子 12 克，青皮、陈皮各 5 克。2 剂。

药后诸症大减，回话切题，无须多人强制陪护，续方以安神镇肝化瘀法调理。但 5 日后又急邀余会诊，患者癫狂诸症又燃，仔细询问，得知昨日家属听信人言，用 250 克黄芪炖鸡予患者进补。复发之因既得，再次投癫狂梦醒汤 2 剂，而癫狂复平。[俞钰贤. 癫狂梦醒汤治疗脑挫伤验案四则. 中医正骨，2003（2）：51.]

按语： 本案患者应酬较多，平时嗜食油腻味厚，体内痰湿滞结。突遇头部外伤，气血运行失畅，气滞血瘀，与痰湿相搏，交结阻碍于清窍，使气机逆乱，神明受蒙。予癫狂梦醒汤，重用活血化瘀、理气豁痰之剂治之。

❀ 阿尔茨海默病

万某，女，67 岁。

因进行性记忆力下降、认知功能障碍 2 年就诊。患者家属代诉：患者 2 年前无明显诱因出现记忆力下降，以近事遗忘为主，伴有言语应答错乱，自理能力下降，近 2 年来逐渐加重，在外院就诊考虑为"阿尔茨海默病"，予以奥拉西坦胶囊、胞磷胆碱钠胶囊治疗，症状无明显改善。现症见：神志清楚，记忆力进行性下降，多语，言语应答多属错误，计算力下降，失认，性格较固执，时有躁动不安，不完全配合检查，无打人、毁物、被害妄想等症，偶有心慌与咽干咽痛，无畏寒发热、头晕头痛、视物模糊，无胸痛、气促、恶心欲呕、腹痛、腹泻等不适，纳食、夜寐一般，大小便正常。舌暗，舌下有瘀点，苔白腻，舌中苔稍黄，脉弦滑。诊断：痴呆，痰瘀互结证。治法：活血化瘀，祛痰开窍。方予癫狂梦醒汤加减。

桃仁 24 克，醋柴胡 10 克，青皮 10 克，大腹皮 10 克，陈皮 10 克，桑白皮 10 克，半夏 10 克，紫苏子 10 克，赤芍 15 克，白芍 30 克，蔓荆子 10 克，蜜远志 10 克，石菖蒲 10 克，川芎 25 克，菊花 15 克，甘草 15 克。7 剂，每日 1 剂，水煎，分 2 次服用。

二诊：服上药 7 剂后，躁动不安、咽干咽痛症状明显改善，多语症状稍好转，仍有记忆力下降、言语应答错误、计算力下降、失认等症状，舌暗，舌下有瘀点，苔白腻，脉弦滑。治法仍以活血化瘀、祛痰开窍为主。继前方去菊花。7 剂，每日 1 剂，水煎，分 2 次服用。

三诊：服上药 7 剂后，能简单沟通，认知能力较前稍好转，仍有记忆力下降、计算力下降，患者痰瘀症状较前明显减轻，改用开心健脑方加减，以补肾健脾为主。随访半年，症状较前未见明显加重。［顾彦琳，吴华堂．吴华堂从痰瘀论治阿尔茨海默病经验．湖南中医杂志，2019，35（10）：25.］

按语： 从痰瘀论治阿尔茨海默病是吴华堂教授的临证经验，主张先祛痰瘀而后治本。痰瘀一除，脑窍渐清，血脉通利，则诸症向愈。临证先抓主要矛盾，急则治其标，辅以治本，才能取得更好的疗效。

❀ 经闭

窦某，女，42 岁。

与夫吵闹，遂成癫狂，时笑时哭，喉中痰鸣有声，经用中药治愈后，月经半年未至。常噩梦惊恐，睡眠甚差，时时泛恶胸闷。就诊时情绪不宁，胸肋胀痛，腹胀纳呆，少腹微痛，且常太息，小便频数。舌苔薄腻，脉弦数。此肝郁气滞日久，血凝停经所致，应解郁破气通经，气行则血至。

桃仁 20 克，香附 9 克，柴胡 9 克，木通 9 克，陈皮 12 克，青皮 9 克，赤芍 9 克，法半夏 12 克，苏子 15 克，炒莪术 12 克，腹皮 15 克，甘草 6 克。水煎服，日服 1 剂。

连服 4 剂，月经来潮，诸症随之消失。[杜贵森. 癫狂梦醒汤临床运用举隅. 河北中医，1987（3）：10.]

按语：患者因怒、恐成癫，胸肋胀痛、腹胀纳呆、少腹微痛，且常太息，为气滞；月经半年未至，且长期气滞，必血瘀；喉中痰鸣、舌苔薄腻，乃痰凝。故用癫狂梦醒汤行气活血化痰治之。

❀ 产后抑郁

胡某，女，31 岁。

心烦心悸伴不寐 1 个月余。起病缘于产后 3 个月遭受精神刺激，心情不悦，失眠心慌，随后乳汁分泌减少，直至被迫停止哺乳，曾至西医医院就诊，考虑为产后抑郁。症见烦恚不宁，时而情绪低落，心悸心慌，彻夜不眠，大便 1～2 日一行，舌苔白，脉弦。脉症合参，证属肝气郁结，痰瘀交阻，扰乱心神，治法予疏肝理气，活血安寐。

柴胡、当归、浙贝各 12 克，桃仁、陈皮、大腹皮、炙甘草各 10 克，赤芍、桑白皮、苏子各 15 克，淮小麦、红枣、焦枣仁、丹参各 30 克，生地黄 18 克，瓜蒌仁 20 克。共 14 剂，每日 1 剂，水煎 400 毫升，分上下午 2 次餐后温服。

服药后心悸心慌基本缓解，夜寐转安，后予上方加川芎 18 克，郁金 15 克续服 14 剂，巩固疗效，同时嘱咐患者适当增加体育锻炼，避免再次情绪刺激。[叶璐，何若苹. 何若苹运用癫狂梦醒汤治疗神志病经验. 浙江中医杂志，2019，54（2）：108.]

按语：本患者产后受情志刺激，而后出现情绪异常、失眠、心慌等症，其发生与产后的生理和病理状态密切相关。气滞、瘀血、痰浊及阴血亏虚是主要病机，以癫狂梦醒汤和甘麦大枣汤合方，再加浙贝加强清热化痰散结之功，瓜蒌仁润肠通便，焦枣仁、丹参活血养血，安神助寐。方证相符，故疗效显著。

✿ 泛发性湿疹

张某，男，60岁。

患者半年前无明显诱因全身起疹，伴有瘙痒，外院诊断为"湿疹"，外用卤米松软膏、青鹏软膏，口服氯雷他定片及中药汤剂，效果一般，故来诊。平素喜叹息，口干多饮，口不苦，小便多，夜尿2～3次，小便清长，大便干燥，眠差。诊见：头部、后颈部、后腰部、脐周、躯干部、四肢可见散在粟粒大小红色丘疹，部分融合成斑片，阴囊无结节，双唇紫暗，舌尖红边有齿痕，苔薄黄腻，脉滑。诊断：泛发性湿疹，证属气滞血瘀湿热，治以活血化瘀，利湿行气。方用癫狂梦醒汤合五苓散加减。

桃仁、炙甘草各15克，北柴胡、赤芍、大腹皮、陈皮、桑白皮、茯苓、猪苓、泽泻、生白术、桂枝各9克，醋香附、姜半夏、醋青皮各6克，通草4克，炒紫苏子12克，炒苍术24克。5剂。颗粒剂，日1剂，水冲服。

二诊：偶有局部数个新出丘疹，瘙痒，大便偏干，每日1次，舌淡苔薄白，脉弦滑。上方去茯苓、猪苓、泽泻、桂枝，加用醋鸡内金9克，煅龙骨、煅牡蛎各15克。5剂。颗粒剂，日1剂，水冲服。1周后门诊来告，皮损消退，无新出，大便正常，睡眠安，停药。1年后，电话随访未复发。[余晖，高建忠.癫狂梦醒汤治疗皮肤病合并有失眠、便秘2例.浙江中医杂志，2018，53（9）：692.]

按语：患者除瘙痒明显外，还有眠差、多叹息、大便困难等症状，双唇紫暗，据此辨证均为气滞血瘀，以癫狂梦醒汤行气化滞，使气血行于周身，气血和顺则痒减，气能载津，气行则津液运行亦畅，阳气条达四布，故大便解。

龙马自来丹

龙马自来丹方

马前子_{八两}，地龙_{八条，去土焙干为末}，香油_{一斤}。

将香油入锅内熬滚，入马前子炸之，得马前子微有响爆之声，拿一个用刀切两半，看其内以紫红色为度，研为细末，再入前地龙末，和匀，面糊为丸，绿豆大。每次吃三四分，临卧服，盐水送。若五六岁小儿，服二分，红糖水送。如不为丸，面子亦可服，如吃斋人，去地龙亦可。

治痫证，俗名羊羔风。每晚先服黄芪赤风汤一剂，临卧服丸药一剂，吃一个月后，不必服汤药，净吃丸药，久而自愈。愈后将丸药再吃一二年，可保除根。病源记前"脑髓说"中。

龙马自来丹医案

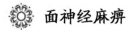 **面神经麻痹**

顾某，女，45岁。

患者右侧面部麻木，口眼歪斜3天来诊，近日因家事忙碌，加上下班回家淋雨而发病，患者发病后当天在南通大学附属医院诊治，CT检查示颅内无占位性病变，无出血点和梗死灶，无高血压、中耳炎、头外伤等病史，平时无头痛、头晕现象，也未患过带状疱疹，近几天也未患过感冒。刻诊：右侧面部麻木不仁，右前额皱纹消失，右眼裂扩大，右鼻唇沟变浅，右口角下垂，露齿时口角向健侧歪斜，右侧"皱额、蹙眉、闭目、鼓腮、噘嘴"动作不能，面部触诊感觉迟钝，右侧耳后不适，有触痛，舌质淡红，苔薄白，脉缓。中医诊断：面瘫（口僻），西医诊断：面神经麻痹。治则：调和气血，散风活络。龙马自来丹每服3丸，每日3次，饭后服用，避风。配合针灸，主穴：地仓、颊车、翳风、水沟、四白、太阳、丝竹空、睛明。配穴：合谷、内庭、足三里、三阴交。疏通阳明、少阳经气。刺法：平刺、浅刺，留针20分钟。早期（病后7～10天），面神经处于炎症水肿状态，近取穴要少，可循经取穴。恢复期，采用透穴：太阳透鱼腰，阳白透鱼腰，四白透地仓，迎香透地仓，地仓透颊车，阳白透鱼腰。水针疗法：于发病10天内，用维生素B_{12} 0.5毫克，地塞米松2.5毫克，2%盐酸普鲁卡因2毫升。翳风、颊车、地仓注射。隔3日1次。治疗1周后好转，18天后临床症状消失。再以龙马自来丹服1个月善其后。随访至今，完全康复，没有后遗症。[钱亚忠.龙马自来丹配合其他疗法治疗痹证的体会.四川中医，2014，32（10）：137.]

按语：本例属于中风之中经络。中风一证，唐宋之前主张外风，唐宋之后主张内风。龙马自来丹疏风通络，针灸调理气血，营复阴阳，疏经活络，水针消除神经水肿，营养神经。

❀ 眼肌型重症肌无力

王某，女，38岁。2013年5月28日初诊。

患者因发现右侧眼睑日渐下垂，至某医院就诊确诊为眼肌型重症肌无力，遂来就诊。刻下症见右侧眼睑下垂，眼裂变窄。自觉疲乏，纳食可，睡眠佳，二便调。舌紫暗，苔白腻，脉沉弱。予大剂补中益气汤合龙马自来丹加味。

生黄芪90克，党参30克，炒白术15克，陈皮10克，升麻6克，柴胡 6 克，当归 15 克，炙甘草 15 克，生晒参 10 克，广地龙 15 克，金银花 15 克，制马钱子（分冲）0.3 克。28 剂，水煎服。

二诊：服上方后，患者自觉症状好转。舌质暗，苔薄白，脉沉细弱。仍守前方，加量再进。

生黄芪 120 克，生晒参 15 克，生山药 30 克，炒白术 15 克，陈皮 10 克，当归 20 克，柴胡 3 克，升麻 3 克，广地龙 15 克，制马钱子（分冲）0.6 克，炙甘草 15 克。14 剂，水煎服。

三诊：患者服药后眼睑下垂好转，双脉细。舌质暗，苔薄白。脉细弱。虑进甘温益气之品，当考虑阴阳维系，守方加入山药、麦冬，以气阴同调。

生黄芪 120 克，生晒参 15 克，炒白术 15 克，生山药 30 克，当归 20 克，陈皮 10 克，炙甘草 10 克，广地龙 15 克，制马钱子（分冲）0.9 克，麦冬 15 克，柴胡 6 克，升麻 6 克，金银花 15 克。14 剂，水煎服。

四诊：眼睑下垂明显好转，两侧眼裂基本相同。舌质暗红，有裂纹，苔腻。虑进甘温益气，病势已转，舌质之裂纹乃阴精不足之象，当从脾肾入手。上方加入鹿角片、山药以填精。

生黄芪 120 克，生晒参 15 克，炒白术 15 克，生山药 60 克，鹿角片 30 克，苍术 15 克，广地龙 15 克，制马钱子 0.9 克，土鳖虫 10 克，麦冬 15 克，炙甘草 10 克，柴胡 10 克，升麻 6 克。14 剂，水煎服。[陈腾飞.眼肌型重症肌无力治验.中国中医药报，2015-01-28（4）.]

按语：脾主肌肉，眼部五轮学说之"肉轮"亦为脾所主，故选东垣之补中益气汤大剂峻补脾气。龙马自来丹乃王清任《医林改错》治痹证之方，此处移治重症肌无力，乃取其通络之效。马钱子为剧毒之品，需严格炮制，其有效剂量与中毒剂量相近，1 日剂量在 0.3～0.6 克才能起效。《内经》虽有"有故无殒，亦无殒也"之明训，为安全起见，还当逐渐加量为宜。

❁ 假性延髓麻痹

崔某，女，74岁。

患者在 1990 年 4 月患脑出血，经中西药治疗年余，仍右半身不遂，但可扶杖缓行，语言謇涩，口角流涎，饮水返喉。1992 年 6 月再次脑中风，经颅脑 CT 检查，诊断为腔隙性脑梗死，经治效果欠佳。1993 年 6 月 12 日第 3 次复发，经某市医院住院治疗，服中药补阳还五汤等，未见明显好转，即来我院治疗。症见左右侧肢体均有不同程度瘫痪，手足麻木，面色姜黄，口眼歪斜，口角流涎不断，饮水返呛，吞咽困难，食物易潴留口腔。口唇紫暗，舌体不能伸出口外。舌质淡暗，苔微白腻，脉沉细弦。检查：血压 180/105 毫米汞柱，反应迟钝，讲话费力，发音含糊不清。右侧眼睑闭合不全，口角向右下低垂；左下肢肌力 3 级，左上肢肌力 1 级，右下肢肌力 3 级，右上肢肌力 2 级；双腱反射亢进，巴宾斯基征左（+）、右（±）；口轮匝肌反射（+）；咽反射亢进。头颅 CT 示：右侧半球脑出血，中度脑萎缩。中医辨证：风痰瘀血痹阻脑络，治宜祛风化痰，活血通络，药用加味龙马自来丹胶囊（组成：制马钱子、炙地龙、炙金蝎、炙蜈蚣、炙䗪虫、冰片，按 1∶2∶2∶2∶2∶1 的比例配伍），每次服 3 克，每日 2 次。服药期间，加强日常调治护理，增强康复功能锻炼运动。

服药 1 个月后，血压稳定在 150/90 毫米汞柱，语言清晰，但讲话速度较慢，吞咽饮食正常，饮水不呛，口角流涎消失，左下肢肌力 4 级，左上肢肌力 3 级，右下肢肌力正常，右上肢肌力 4 级，日常生活自理，尚可做轻微家务。随访至 2001 年 4 月，病情稳定，未见复发。[张太华，于月英.加味龙马自来丹治疗假性球麻痹 20 例报告.河南实用神经疾病杂志，2001（6）：53.]

按语：本病乃因反复中风，风痰瘀血，日积渐加，胶结于脑络，沉滞于舌本，致使元神失灵，舌体失用，而成语言不清，吞咽困难，饮水返呛，口角流涎诸症。因此非力猛剽悍之品方可动摇其顽固之根，非血肉有情、虫类搜剔之味不能濡润干血顽痰、窜清脑络。

⚙ 不射精症

鲍某，男，40 岁。

新婚后房事不射精，精神压力颇大，自购"龟令集"服之无明显效果。邀余于密室，诉其病情求予治疗。既往有手淫恶习，别无他症。劝其爱人相互体谅配合。欲速则不达。嘱服龙马自来丹，每日 3 服，每次半分，不可过剂，连服 7 天，其间暂可分床。依经济条件如童鸡、牛蹄筋、狗肉、雀卵之物尽量多用。7 天之后患者来复诊，随访有效，1 年后生一男婴。[郭振营.老药新用.陕西中医学院学报，1983（2）：44.]

按语： 方中马前子毒性剧烈，配制必须得宜，以免中毒。一般内服均须用小量，且不可持续使用过久。若服过量，可出现肢体颤动，甚至麻痹不省人事等症。

⚙ 癫痫大发作持续状态

于某，女，39 岁。

患癫痫 20 余年，每年发作一两次或三五次不等。近年来病情逐渐加重，发作次数较前频繁。于今年 8 月初发生大发作持续状态。经某医院住院治疗月余，出院后大发作基本控制，每天仍有小发作数次，同时伴有左下肢无力，行走困难，于 40 天前又发生大发作间断持续状态至今。经中西医多方治疗时轻时重，未见明显缓解，病情逐日加重，邀余为其治疗。刻诊：神志欠清，呼之表情无反应，不能言语，两目直视，四肢抽搐，牙关紧闭，咬牙频繁，每日吐大量黏痰，左下肢不能运动，大便干燥，舌质红，苔厚微黄，脉沉滑，左关、右寸浮滑。辨证为肝风夹痰上蒙心脑，瘀阻经络。治宜平肝息风，导痰开窍通络，方用导痰汤合矾金丸、龙马自来丹加减。

半夏、橘红、枳实、胆南星、地龙各 10 克，制马钱子 1.5 克，炙甘草 5 克，天麻、远志各 15 克，双钩藤 25 克，郁金 30 克，白矾 3 克，全蝎 6 克，蜈蚣 2 条。锉为细末冲服，2 剂。

二诊：1986 年 12 月 12 日，上方服 2 剂后，神志转清，于 12 月 10 日早，能言语，反应微迟钝，嗜睡，问答基本清楚，自诉从口舌至胸脘灼热如焚，以张口出气为舒，周身疼痛，吐痰量大减，牙关不紧，咬牙消失，抽搐大减，每日轻微发作 1~2 次，舌质红，苔厚微黄，脉滑，左关浮滑带弦，右寸浮滑，小便黄赤，大便干燥难行，肝风痰浊大减，病势出现转机，守前方平肝息风，导痰通便，方用导痰汤合礞石滚痰丸、矾金丸、龙马自来丹加减。

天麻、远志各 15 克，双钩藤 25 克，青礞石、郁金各 30 克，白矾 3 克，半夏、橘红、大黄、茯苓、炙甘草、枳实、胆南星、地龙各 10 克，制马钱子 1 克，全蝎、牵牛子各 6 克，蜈蚣 2 条，羚羊角 1.5 克，川贝母 5 克。

三诊：1987 年 2 月 6 日，经过前几次治疗后病情逐日恢复，神清，语言流利，反应正常，自二诊服药 20 剂至今 40 多天，只上月小发作数次，可下床行走，左下肢无力，四肢乏困，头晕头痛，心悸心烦失眠，胃脘灼热，二便正常，舌红苔中心微黄，脉沉细，左尺沉弦有力，证属肝肾阴虚，内风痰浊未净，守二诊方加龟板、生地黄 7 剂，研细末冲服，每日 2 次，每次 10 克。

1990 年 2 月追访，患者 3 年来病情尚稳定，未有大发作持续，每年仅有数次小发作。[囊新德 . 脑病急证中医治验 3 则 . 陕西中医，2010，31（2）：233.]

按语：本例为肝风夹痰上蒙心脑，瘀阻络脉，导痰汤、矾金丸、龙马自来丹合用，全方起到了平肝息风、导痰开窍、定痫通络的作用。

❀ 外展神经麻痹

患者，男，30 岁。

1993 年 8 月 7 日因脑挫伤后 50 天，左眼外展神经麻痹入院。查体：左眼球外侧活动明显受限，左上肢肌力 2 级，左肱二头肌、肱三头肌腱反射消失。血压、眼底、心、肺均无异常。自觉头昏头痛，口不渴，睡眠梦多，饮食及二便正常，舌质暗红，苔薄白，脉弦。证属外伤脑络，瘀血留滞，目系失灵。治以芳香通窍，活血化瘀，予通窍活血汤合龙马自来丹加减。

(1) 川芎15克，赤芍15克，桃仁12克，红花9克，生姜9克，大枣9克，葱白3根，麝香（兑冲服）0.15克，黄酒100毫升。加水适量煎服，每日1剂。

(2) 制马钱子4.5克，地龙45克。研细分30包，每次1包，每日2次，药水送服。

服药14天，左眼球活动恢复正常。[张家驹，刘昌海.通窍活血汤治疗急重症治验.中西医结合实用临床急救，1995（3）：137.]

按语：本例有外伤史，用通窍活血汤活血化瘀，加用龙马自来丹增加了通络之功。

❀ 痹证

苏某，男，60岁。

初诊四肢关节酸痛多年，经抗风湿、激素及中药治疗，其效不显。实验室检查抗"O"1250单位/毫升，红细胞沉降率40毫米/小时，黏蛋白4.70毫克/升，脉弦滑，舌苔薄腻。寒湿瘀交阻脉络，凝滞不化，非虫类搜剔不为功，取龙马自来丹图之。

马钱子30克，广地龙3克，朱砂0.3克，土鳖虫3克，全蝎3克。

先将马钱子土炒，炒至鼓起而后去毛，再入麻油内炸，炸至紫黑色即可，存性，不可太焦，蜜丸。每晚以糖水送下。1周后症减，1个月后复查血常规正常，续服上方1料巩固，随访多年未发。[杨悦娅.颜德馨用药特色析要.中医文献杂志，2013，31（1）：32.]

按语：国医大师颜德馨有一个治疗痹证屡验屡效的药方，即龙马定痛丹，正是源于王清任之"龙马自来丹"。张锡纯认为马钱子开通经络，透达关节之功远胜于他药。《外科全生集》称之"能搜筋骨之骸之风湿，祛皮里膜外之痰毒"。马钱子临床应用近千年不衰，说明它具有显著的效果，可谓是"毒药猛剂善起沉疴"。但同时由于它是一味"毒药"，也限制了其临床应用。所以颜老曾很惋惜地说道："马钱子是一味很叫得应的药，我用它治疗痹痛几千例之多，很有效，且有远期疗效。只是现代医生用这味药日渐减少，再后恐要失传了。"

痛痹

陈某，女，61岁。

患者右膝关节肿痛已2个月，走路需扶墙而走，曾去南通附属医院和中医院诊治，关节X线检查，有积液，但无骨刺，半月瓣无损伤，关节面稍欠光滑，超声心动图示心瓣膜完好，抗"O"：135单位/毫升，红细胞沉降率：12毫米/小时。用消炎镇痛药后，效果不显，因伤胃停服。医生建议人工关节置换术被拒绝，临床所见，膝关节肿胀、压痛明显，摸之冰凉，行走艰难，发病前无咽痛史，无高血压、心脏病和结核病史，呼吸平衡，食欲睡眠良好，二便如常，腰部活动正常，舌淡红，苔薄白，脉缓和。中医诊为痛痹（寒湿痹阻），西医诊为骨关节炎。治以祛寒除湿，散风通络，消肿止痛。龙马自来丹，开始每服2丸，每日3次，服后自觉病腿如无腿之感，服10日无其他不适，痛肿好转，嘱加至每服3丸，服龙马自来丹时，间服自拟附桂四物汤。

制附子10克，桂枝10克，独活10克，苍术10克，木防己10克，威灵仙10克，鸡血藤30克，乌梢蛇20克，当归10克，白芍10克，川芎10克，川牛膝10克，乳香10克，木香10克，炙甘草6克。

隔日1剂，共治2个月，症状消失，随访至今未发。[钱亚忠.龙马自来丹配合其他疗法治疗痛痹证的体会.四川中医，2014，32（10）：137.]

按语： 本例患者年过六旬，肾气已衰，冬季寒邪当令，经常骑电车外出，感受寒湿，寒主收引，故寒湿痹阻关节，重着疼痛，步履艰难，足不任地。地龙上食泥土，下饮黄泉，有钻土开山之力，能以柔克刚，入筋骨搜风通络；马钱子其性刚猛，直捣病所，通络止痛。两者刚柔相济，相得益彰。又用桂附四物汤温阳散寒，祛风除湿，通络止痛。嘱其慎起居，适寒温。

❀ 强直性脊柱炎

杜某，男，71 岁。

朋友介绍来诊，已确诊为强直性脊柱炎 5 年。曾住某医院，主以柳氨磺吡啶和甲氨蝶呤交替服用，用此两种药物已久，业已出现肝功能异常，丙氨酸氨基转移酶：90 单位 / 升，γ– 谷氨酰转移酶：150 单位 / 升，且有胃肠功能不调，纳后呃逆，大便时干时溏，已停服 2 个月。停药后入夜周身骨节痛时，临时服吡罗昔康可缓解。初诊：患者被推车推进诊室，体瘦弱，面色萎黄，语言低微，纳乏味，大便难，每日必加开塞露，小溲清长，全身恶寒，四末冷如冰，骶髂关节纤维化，不能自立，站立、生活行动不能自理，小退肌肉萎缩，皮肤干燥不华。舌质淡，苔薄白，脉细弦。证属肾虚督寒，血脉瘀阻。治以温经通脉，活血化瘀。方拟身痛逐瘀汤加味。

制附子 15 克，秦艽 13 克，羌活 10 克，独活 10 克，川芎 8 克，桃仁 25 克，红花 10 克，乳香 10 克，没药 10 克，五灵脂 10 克，当归 15 克，香附 10 克，地龙 10 克，牛膝 15 克，炙甘草 5 克。3 剂，水煎试服。

嘱其家属服上药 3 剂后如无特殊反应可连服 10 剂。

二诊：仍坐推车来诊，服上药 10 剂，诸症无明显进退，痛势如故，但未服止痛片。自觉身有温热感，大便已顺，每日 1 行，不加开塞露，诊之脉症同前。上方加桂枝 10 克。再进 10 剂，水煎服。并每晚加服金匮肾气丸 1 丸。

三诊：仍坐推车来诊，前后服汤剂 20 剂，金匮肾气丸已服 8 丸（每晚 1 丸），全身温热感明显，有如常人，已不恶寒，每日可自主站立 5～10 分钟。纳略增，大便顺。舌淡红，苔薄白，脉细弦。拟守方再服，因久病，每日服汤剂不便，遂投以下 2 种药物：①金匮肾气丸每晚服 1 丸。②以身痛逐瘀汤合龙马自来丹，温经散寒，疏通筋络。

马钱子 10 克，秦艽 10 克，羌活 10 克，川芎 8 克，桃仁 10 克，红花 15 克，乳香 10 克，没药 10 克，五灵脂 10 克，当归 15 克，地龙 10 克，牛膝 13 克，鸡血藤 30 克，炙甘草 5 克。

上方 6 倍量，马钱子单味炮制，用香油炸，炸透但无须至焦，冷后研极细末，余味共研极细末。上两细末合之混匀炼蜜为丸，每丸重 9 克。每服 1 丸，上下午各 1 次，空腹黄酒少量送服。

四诊：上两药服后 50 日，家属来述，患者每日持杖能自主行路 3～4 次，每次 50～100 米，生活可半自理。要求继服上蜜丸。嘱其家属带患者来诊，待得其脉症再投药。随之用车推患者来诊。诊见面色有华，精神已爽，纳食香，大便顺，体重略增，可自主从车上勉强站立起来，并能行走几步。四末有温（比常人稍偏凉），全身已不恶寒，夜寐不宁。舌质淡红，苔薄白，脉弦。因顾及马钱子长期服用有不良反应而停用之，并遵前方加减再制蜜丸。

制附子 15 克，肉桂 10 克，桑寄生 15 克，当归 10 克，秦艽 10 克，独活 10 克，鸡血藤 30 克，红藤 30 克，桃仁 10 克，红花 15 克，五灵脂 10 克，牛膝 15 克，乳香 10 克，没药 10 克，炙甘草 5 克。

上方 6 倍量，共研极细末炼蜜为丸，每丸重 9 克。每服 1 丸，每日 2～3 次。

半年后其家属带其孙子来院治疗外感后久咳不愈。当时告之，一直坚持服用上蜜丸。病情稳定，生活起居能半自理，每日持杖，户外自主活动，情绪安定。2 个月前因患急性肺炎住院经治无效死亡。[魏玲玲，黄飞，李秋贵.李文瑞论强直性脊柱炎证治.辽宁中医杂志，2009，36（2）：175.]

按语：此例患病已久，病情已重。辨为寒痹，治以温经散寒，活血化瘀为法，用身痛逐瘀汤合龙马自来丹加减，温经散寒通络，以及适当加用金匮肾气丸，以增强温补肾阳之功，其效渐显。患者生活半自理，亦能持杖自立轻微活动，症状大有改善。说明中医药治此病是能有所作为的。但因年势高，又患此重症，后因合并肺炎而死亡。

黄芪赤风汤

黄芪二两，生赤芍一钱，防风一钱。水煎服。小儿减半。

治瘫腿，多用一分，服后以腿自动为准，不可再多。如治诸疮诸病，或因病虚弱，服之皆效。无病服之，不生疾病，总书数篇，不能言尽其妙。此方治诸病皆效者，能使周身之气通而不滞，血活而不瘀，气通血活，何患疾病不除？

黄芪赤风汤医案

 头痛

罗某，女，37岁。

患者素体虚弱，产后患遗尿4年未愈，不能用力，劳则加重。1年多来，由于外出学习紧张，渐觉头痛、耳鸣、面部烘热、记忆力差。血压150/100毫米汞柱。曾服龙胆泻肝汤、丹栀逍遥散、杞菊地黄丸、交泰丸等，其症无减。刻诊：面色无华，气短乏力，头胀憋痛，以两侧为甚，遇风加重，天晴及上午软舒，天阴及下午较重，面部烘热，耳胀耳鸣，月经前耳胀鸣更甚，经后唯觉空痛，舌淡暗，苔灰腻而薄，脉沉细无力，血压

125/90 毫米汞柱。此乃阳气先虚，清阳不升，血虚不荣之"头风证"。治以黄芪赤风汤加味。

生黄芪 30 克，赤芍 15 克，防风 12 克，天麻 9 克，当归 12 克，川芎 9 克，菊花 20 克，蜈蚣 1 条，杞果 20 克。3 剂。

药后诸症减轻，唯头胀及恶风仍存，遵上方加细辛 3 克，焦白术 12 克，9 剂。药讫患者来告，诸症痊愈，遗尿宿疾也随之若失。[李家生，鲁富焕.黄芪赤风汤临床运用举隅.国医论坛，1987（3）：35.]

按语：本例阳气先虚，清阳不升，气血两虚。气虚则清阳不升，血虚则不能上荣，故用黄芪配当归、焦术补气养血；久痛入络，故用赤芍伍川芎、蜈蚣以活瘀搜络；防风合菊花、天麻、细辛者，旨在祛风利头目而止痛；杞果填精以补脑髓。诸药合拍，故获良效。

❀ 癫痫

张某，女，24 岁。

发病已 5 年，初系每半年一次，后来发作增频，甚至每月 2～3 次，昼夜无定，发时突然昏倒，不省人事，口流涎沫，抽搐不止，1 小时后才恢复知觉，醒后头眩、耳鸣、身倦、口苦而干。舌质红，苔白，脉浮虚而尺动。属肝胃俱虚型，用黄芪赤风汤加滋养肝肾之药为治。

黄芪七钱，防风一钱，赤芍二钱，知柏地黄丸三钱。

速服 2 剂，痫病不发，9 个月后来院复查，据说病症未再发作。[杨启茂，杜锦海.黄芪赤风汤治疗痫症的经验介绍.福建中医药，1964（5）：27.]

按语：王清任认为本病系"元气一时不能转入脑髓"，故用补气行气活血之药，使周身之气常行而不滞，此经验值得学习。

感冒

患者，女，20 岁。

自诉近 2 个月来常觉体倦乏力，气短懒言，易汗出，多次外感，近几天起居穿衣不慎又感冒。现症：恶风发热，头痛鼻塞，微汗，咽痛，倦怠乏力，心烦，咳嗽咽痛痰黄，舌质暗红，苔白微黄，脉浮细数。证属气虚外感风热。治宜益气固表，祛风散热。

黄芪 30 克，赤芍 15 克，防风 15 克，大青叶 10 克，桔梗 15 克，射干 15 克，栀子 10 克，淡豆豉 10 克，菊花 10 克，胆南星 10 克，甘草 6 克，丹参 10 克。3 剂，水煎，每日 3 服。

复诊：已不再恶风发热、头痛、心烦，鼻塞、咽痛、咳嗽亦好转，原方再服 3 剂，诸症悉除，随访半年，自诉精力充沛，未再感冒。[陈吉全 . 庞景三教授运用黄芪赤风汤治病经验 . 中华中医药杂志，2013，28(9)：2639.]

按语：此患者表气亏虚，倦怠乏力，气短懒言，易汗出、感冒。外感风邪化热，故恶风发热，头痛鼻塞，微汗，咽痛，舌质淡红，苔白微黄，脉浮细数乃气虚风热犯表之象，故用黄芪赤风汤益气固表，和营祛风，栀子、淡豆豉除烦，桔梗、射干、甘草利肺化痰，大青叶、菊花清热解毒，丹参凉血活血，共奏扶正祛邪之功。

❁ 间质性肺炎合并感染

患者，女，73 岁。

发热伴胸闷、气短 3 天。现病史：患者 3 天前因受凉后出现发热。体温 38.1℃，咳嗽，咯白痰，流清涕，就诊于我院急诊。动脉血气：二氧化碳分压：41.3 毫米汞柱，氧分压 79 毫米汞柱。血常规示：中性粒细胞 83.1%。胸部 X 线片示：肺广泛间质病变，两肺内合并感染。诊断为"间质性肺炎合并感染"。予头孢唑肟钠、痰热清注射液、盐酸氨溴索注射液静脉滴注以化痰，患者仍发热，体温较前升高（38.9℃），咳嗽，咯白痰，病情未见缓解。刻下症：发热，汗出不畅，恶风头痛，气短，活动后加重，咳嗽，咳白痰，无心慌心悸，无心前区疼痛，纳差，夜眠可，小便尚可，夜尿频，每晚 2～3 次，大便日行 1 次，成形。既往史：1994 年被诊断为冠心病，服用单硝酸异山梨酯片治疗，控制尚可；2 型糖尿病病史 4 年，间断服用拜糖平治疗，血糖控制一般；2006 年 9 月因周身水肿、血肌酐高而诊断为慢性肾功能不全代偿期。1957 年至 1964 年患肺结核，经治疗已愈；结核后间断咯血病史 40 余年，经 CT、支气管镜检查明确诊断为"支气管扩张"，未用药控制，末次发病为 2010 年 12 月，在某医院住院治疗近 1 个月后好转。1968 年产后大出血，曾输血 800 毫升。

查体：体温 38.9℃，发育正常，体形偏胖，精神可，双侧睑结膜略苍白。胸廓对称，桶状胸，双肺叩诊清音，听诊双肺呼吸音粗，右下肺呼吸音低，可闻少量湿啰音；听诊心音低钝，心率 85 次 / 分，律齐，各瓣膜听诊区未闻及病理性杂音。双下肢轻度浮肿。舌暗红，苔白腻，脉滑数。辅助检查：2007 年查肺功能，通气功能中度混合性异常（一秒率 65.62%，一秒量 58.2%），周边气道阻力增高，支气管舒张试验阳性。心脏超声示：左心房增大，左肺动脉、右肺动脉内径略增宽；右心室前壁厚增，运动略增强；二尖瓣关闭不全（轻度）；左心室舒张功能减低。二氧化碳分压：41.3 毫米汞柱，氧分压 79 毫米汞柱。血常规：白细胞 7.98×10^9/ 升，血红蛋白 121.0 克 / 升，血小板 152.0×10^9/ 升，中性粒细胞 83.1%。胸部 X 线片示：两肺广泛间质病变，两肺内合并感染。中医诊断：发热，证属肺气虚弱，血瘀，寒邪客于太阳经脉，经气不利。西医诊断：间质性肺炎合并肺部感染；支气管扩张；陈旧性肺结核；冠状动脉粥样硬化性心脏病；稳定型心绞痛，心功能 II 级；2 型糖尿病，糖尿病肾病，慢性肾功能不全代偿期。治疗：补益肺气，活血，发汗解表。方用黄芪赤风汤合葛根汤加减。

黄芪 30 克，赤芍 30 克，荆芥 10 克，葛根 15 克，生麻黄 10 克，桂枝 10 克，白芍 10 克，生姜 30 克，大枣 10 克，生甘草 10 克。

水煎服，每日 1 剂，分 2 次早晚服用。患者服药 1 次后，自觉全身汗出，热退，体温 37℃，诸症减半。继续服用 1 剂后，体温 36.5℃。患者服药 5 剂后，无发热，体温 36.5℃，偶有咳嗽，未见其他不适。[何庆勇，马

士芳.古方治疗老年发热举隅.世界中医药,2013,8(4):426.]

按语: 本案患者长期罹患多种慢性疾病,久病伤及气血,气虚血瘀。肺气虚,故气短,活动后加重。肺失宣降,肺气上逆,故症见咳嗽咳痰,投之黄芪赤风汤旨在益气活血。本案患者因外感风寒,虽已用诸多中西医药,但风寒未除,邪气流连于太阳经脉,致太阳经气不利,气血因之滞行不畅,故出现头痛、汗出不畅、恶风等症状,给予葛根汤以发汗解肌透邪。

❀ 肺癌

患者,女,68岁。

右上肺腺癌3年,肿瘤5.3厘米×3.5厘米,纵隔淋巴结肿大。化疗4次肿瘤缩小至2.4厘米×2.9厘米,白细胞最低降至$3.5×10^9$个/升,行8次化疗后肺部CT:两肺见多个小结节。2个月前复查头部CT见脑转移,头部放疗后自觉乏力,反应慢,记忆力差,舌麻木,咽干,恶心纳呆,胃灼热,反复口腔溃疡,大便稀,舌质暗苔黄,脉细弦滑。西医诊断:右肺腺癌脑转移。证属气虚血瘀,肝肾亏虚,脾胃不和。治以益气活血,滋补肝肾,健脾和胃。

生黄芪18克,赤芍8克,防风8克,黄精15克,女贞子10克,枸杞子10克,菟丝子10克,太子参12克,沙参12克,山药15克,白术10克,茯苓12克,川贝6克,鸡内金10克,砂仁4克,炒谷芽、炒麦芽各12克,白花蛇舌草10克,天麻10克,当归8克。水煎服。

服药14剂后,患者口腔溃疡已愈合,咽干减轻,无恶心、胃灼热,仍觉记忆力差。上方去鸡内金、炒谷芽、炒麦芽,加减治疗2个月,无咽干,饮食可,大便正常,记忆力、反应速度均改善,继续服药,带瘤延年。[李佳,韩仕锋.薛伯寿运用黄芪赤风汤经验举隅.中华中医药杂志,2009,24(6):748.]

按语: 本例肺癌晚期脑转移,放化疗后正气亏虚兼有血瘀,属中医学虚劳范畴。薛伯寿教授以扶助正气，健脾和胃为主，兼以化瘀。以黄芪赤风汤加当归益气活血，方中黄精、女贞子、枸杞子、菟丝子滋补肝肾，太子参、沙参、山药、白术、茯苓益气健脾，鸡内金、炒谷芽、炒麦芽、川贝、砂仁消食和胃，白花蛇舌草解毒抗癌，天麻平肝通络。

❀ 冠状动脉介入术后再狭窄

赵某，男，73 岁。

患者胸闷、胸痛反复发作 6 年余。冠脉造影示：冠状动脉左前降支、左回旋支狭窄＞50%。于 4 个月前行冠脉支架置放术。术后未有胸闷、胸痛，1 个月前出现胸闷、胸痛，放射至左肩及后背，伴头晕，心率 61～70 次 / 分，血压 12/8 千帕，乏力，气喘，上楼梯尤甚，胃纳一般，二便正常，下肢微肿，少眠，舌红紫，苔薄黄，脉细缓。证属气阴两虚，湿热夹瘀，阻痹心阳。治以益气养阴祛湿，活血通阳，方以黄芪赤风汤合李氏清暑益气汤加减。

黄芪、赤芍、泽泻、石菖蒲、白芍、白蒺藜各 15 克，防风、蔓荆子、麦冬各 10 克，桂枝 2 克，蒲黄（包煎）18 克，五味子、黄柏、炙甘草各 5 克。每日 1 剂，水煎服。

守方调治 1 个月，头晕、胸闷、胸痛均减轻，仍气急、少眠、下肢浮肿，原方去白蒺藜、蔓荆子，加茯苓 15 克、熟附子 5 克、降香 3 克。加减治疗 2 个月，诸症悉平。[刘珺，颜乾麟 . 颜乾麟教授应用黄芪赤风汤治验举隅 . 新中医，2006（9）：64.]

按语： 冠状动脉介入术后再狭窄是术后的难题。患者患病日久，气阴不足显见，复因瘀血潜流心脉，致胸痛频发，故以黄芪赤风汤固本清源，加桂枝、黄柏、葛根、丹参辛开苦降，调气活血；石菖蒲通心窍；泽泻、蒲黄活血祛瘀利湿，通血脉；白蒺藜、蔓荆子祛风化疾；且因"孤阳不升，独阴不长"，加麦冬、五味子清热养阴。

❀ 肾病综合征

王某，男，46岁。

患者双下肢凹陷、水肿、疲乏，小便泡沫多，舌淡红，苔白腻，脉沉细。尿常规：蛋白（++++），潜血试验（++）。血清肌酐56微摩尔/升，白蛋白34.2克/升，总胆固醇6.86毫摩尔/升，24小时尿蛋白定量7.38克/升。西医诊断：肾病综合征。中医诊断：水肿。辨证为脾肾气虚。

生黄芪60克，赤芍20克，防风10克，金樱子30克，芡实30克，白花蛇舌草20克，鱼腥草20克，金银花12克，川牛膝15克，怀牛膝15克，生杜仲20克，丹参30克，川芎15克，生山楂12克，穿山龙30克，地龙10克。7剂，水煎服，每日1剂。

二诊：患者双下肢轻度浮肿，体重减轻，舌暗，苔白，脉沉细。24小时尿蛋白定量3.27克。尿常规：蛋白（++），潜血试验（-）。上方生黄芪加至100克，加乌梢蛇10克、红景天20克。14剂。

三诊：1个月后患者复诊，诸症减轻，咽喉不适。24小时尿蛋白定量为1.45克。白蛋白38.7克/升。上方生黄芪加至200克，加蝉蜕15克。14剂，水煎服，每日1剂。

四诊：患者体力可，双下肢无水肿，小便泡沫减少，纳眠可，舌红，苔白腻，脉沉细。尿常规：蛋白（+/-），潜血试验（-），24小时尿蛋白定量为0.625克。上方加制何首乌15克，地肤子20克。14剂，水煎服，每日1剂。

五诊：继服上方2周，尿常规：蛋白（-），潜血试验（-），24小时尿蛋白定量为0.238克。随访3个月未见复发。[张秋，张昱.张昱运用大剂量黄芪治疗肾病蛋白尿的经验.中国中医药现代远程教育，2013，11（20）：104.]

按语：慢性肾病病因、病机较为复杂，蛋白尿反复出现，精微物质大量流失，机体功能受损颇多，多以正气亏虚为主兼有湿邪和瘀血。张昱医师采用加味黄芪赤风汤倍用黄芪，补肾益气，健脾利水，祛风活血，以虚和瘀为突破口，用大剂量黄芪，效专力宏，直达病所，配和其余诸药攻补兼施，药到病除，疗效显著。

 ## 阴缩

潘某，男，46岁。

自诉从青年时就经常四肢逆冷、自汗。素有哮喘病史。20多年来每于房事后即用冷水洗阴器，四季如此。曾于1967年3月8日晚8时许，睡眠中因噩梦惊醒，随即阴茎、阴囊及睾丸内收，外部已不显露。伴面色苍白，四肢逆冷，心慌，冷汗出，不能活动。后用热毛巾外敷多时，阴茎、阴囊及睾丸渐复常态。次日去某医院诊治，查无异常。此后渐重，甚则1日发作数次。发作时不能站立，妨碍工作。虽经治疗见效甚微。遂邀余诊治。症见胸闷，烦躁，善太息，多梦，小便黄，大便正常，食欲好，平素性情暴躁，周身皮肤有麻冷感。舌苔黄厚，脉迟。思之"肝藏血，主筋，肝之络过阴器，抵少腹"，《灵枢·经筋》篇云："足厥阴之筋……上循阴股，结于阴器，伤于寒则阴缩入"。故以王清任黄芪赤风汤加牛膝治之。

黄芪64克，防风3克，赤芍3克，川牛膝15克，水煎服。

并间隔服用血府逐瘀汤，以活其肝血，疏肝之气，肝血通畅而筋有所养。先后共服黄芪赤风汤加牛膝12剂、血府逐瘀汤6剂痊愈。随访11年未复发。[郭传华.黄芪赤风汤加牛膝治愈阴缩1例.山西中医，1992（5）：36.]

按语： 黄芪补气之功最优，能补五脏之虚。赤芍凉血祛瘀行滞，通调血脉。防风通经，辛温轻散，润泽不燥，主抽搐挛急。李东垣说："防风能制黄芪，黄芪得防风其功愈大，为相畏而相使也。"牛膝活血祛瘀，补肝肾，强壮筋骨，通利血脉而善下行。全方共奏活血温经通络之功。加之间服血府逐瘀汤，增强舒肝活血化瘀之力，以使肝血流畅，筋有所荣，故阴缩痊愈。

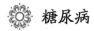 高脂血症

范某，男，55岁。

患者从事脑力劳动，平素嗜食肥甘，缺少锻炼，1年前确诊为高脂血症、脂肪肝、冠心病。诊见：形体肥胖，神疲乏力，头目眩晕，胸闷胁胀，中脘痞满，下肢乏力，皮肤干燥，入夜则安，胃纳欠佳，二便尚可，舌暗，舌下络脉青紫，苔黄腻，脉细弦。实验室检查：三酰甘油3.24毫摩尔/升，低密度脂蛋白-胆固醇4.45毫摩尔/升。西医诊断：高脂血症。证属肝脾不和，兼有血瘀。治以疏肝健脾，佐以活血祛瘀，方以黄芪赤风汤加减。

黄芪、泽泻、丹参、茵陈、赤芍、白芍各15克，柴胡、法半夏、苍术、荷叶、白术各10克，升麻、陈皮、青皮、姜黄各6克，生蒲黄9克，黄芩9克，茯苓30克，甘草3克。

二诊：神疲乏力、胸闷、胁胀明显好转，头目眩晕减少，下肢仍乏力，舌红，苔薄黄，脉弦。原方加虎杖15克，海藻9克，以助祛瘀化痰之力。

三诊：各症再减轻。实验室复查示：三酰甘油2.14毫摩尔/升，低密度脂蛋白-胆固醇3.28毫摩尔/升。[刘珺，颜乾麟.颜乾麟教授应用黄芪赤风汤治验举隅.新中医，2006（9）：64.]

按语：高脂血症多合并心脑血管疾病，痰瘀是主要病理产物，病证虽与心气不足、肝气郁结有关，但究其根本是脾气虚。方中以黄芪合苍术，补气健脾，复脾之升清降浊功能，且补而不滞；脾运化有赖于肝疏泄正常，"见肝之病，知肝传脾，当先实脾"，故合小柴胡汤疏肝；痰浊与瘀血多胶结，单用化痰多不见功，且燥湿渗利易伤血分，血不行则痰不运，故加蒲黄、丹参活血祛瘀以利痰除。

糖尿病

赵某，女，59岁。

患者患糖尿病、冠心病、心律失常 5 年。自觉胸闷、心悸，神疲乏力，动则气短，口干口苦，头晕目眩，入夜不安，大便秘结，舌紫暗胖，苔少干，脉细结代。检查：血压 19/12 千帕，空腹血糖 8.7 毫摩尔 / 升，餐后 2 小时血糖 14.7 毫摩尔 / 升。心电图示：室性期前收缩，心肌缺血。西医诊断：2 型糖尿病。证属气阴两虚，湿热夹瘀，方以黄芪赤风汤加味。

处方：黄芪、赤芍、葛根、白芍、当归各 15 克，黄连 3 克，防风、知母、苍术、白术、枳实各 10 克，桔梗、黄芩、黄柏各 6 克，桂枝 2 克，丹参、生地黄、地锦草各 30 克。每日 1 剂，水煎服。

守方调治 1 个月，患者头晕胸闷好转，期前收缩减少，口干减轻。守方加十大功劳叶、鬼箭羽各 9 克，继续调治 3 个月余，口干渐平，期前收缩消失。复查空腹血糖 6.9 毫摩尔 / 升，餐后 2 小时血糖 10.7 毫摩尔 / 升。心电图示：窦性心律。[刘珺，颜乾麟 . 颜乾麟教授应用黄芪赤风汤治验举隅 . 新中医，2006（9）：64.]

按语：本病属本虚标实证，气阴两虚乃其本，湿热夹瘀乃其标。方用黄芪赤风汤合当归六黄汤清热养阴祛湿，佐以活血祛瘀；加黄连、知母清热降浊；枳实、桔梗调畅气机；葛根、丹参、蒲黄行气活血；十大功劳叶为治肺气不足之品，性凉可制燥热，既治糖尿病之燥热伤津，又能清心安神，调整心率。诸药合用，共奏益气生津、清热化浊、活血祛瘀之功。

❀ 干燥综合征

患者，女，39 岁。

患者 7 年前于当地医院就诊，检查抗核抗体谱示 ANA（＋），抗 SSA（＋）、抗 SSB（－）。血常规：血钾 3.49 毫摩尔 / 升（现口服枸橼酸铋钾片，已恢复正常范围）。免疫球蛋白 G 21.10 克 / 升，免疫球蛋白 A 4.08 克 / 升，免疫球蛋白 M 0.62 克 / 升。尿常规：白细胞 107.6/ 微升，白细胞（高倍镜视野）19.4 个，肝肾功能未见明显异常。诊断为干燥综合征，并予口服醋酸泼尼松早晚各 5 毫克 维持治疗。刻下见口干，双眼干涩、畏光，牙齿松动，皮肤干痒，乏力，无发热、皮疹，两胁肋部胀痛，晨起口苦，纳差，眠可，尿频，大便正常，舌暗红苔黄燥，脉沉细。西医诊断：干燥综合征。中医诊断：燥证（阴虚热毒证）。治以益气养阴生津，清热凉血解毒，方以玉屏风散、黄芪赤风汤加减，合用清热解毒之品调理。

处方：黄芪45克，女贞子15克，赤芍15克，防风10克，太子参20克，芦根20克，白花蛇舌草15克，板蓝根20克，骨碎补20克，柴胡12克，黄芩10克，白蒺藜20克，木香10克。400毫升水煎服，7剂，每日1剂，早晚分服，并嘱患者忌食辛辣刺激之品。

二诊：患者口干、口苦、乏力得以缓解，于冬季多发，余无明显不适，舌淡红苔燥，脉沉弦。治疗上方加麦冬15克，五味子10克，墨旱莲20克，菊花15克。14剂，400毫升水煎服，早晚各一次。

三诊：患者述口干减轻，未见明显不适，嘱上方继服，14剂。随访至今，患者述口干较前减轻，仅有夜间明显，皮肤干痒未再发生，现激素量已减至每天半片。［党盼盼，司国民.干燥综合征验案1则.世界最新医学信息文摘，2018，18（9）：227.］

按语：《医林改错》云黄芪赤风汤"能使周身之气通而不滞，血活而不瘀，气通血活"。《血证论》中论述"瘀祛则不渴"，瘀祛血行，津液得布，则脏腑官窍得以濡润。再配伍益气养阴生津、滋补肝肾、凉血解毒之品，疗效较好。

反应性关节炎

患者，女，26岁。

患者因发热四肢关节疼痛、肿胀，下肢皮肤红斑，检查红细胞沉降率增快，在协和医院诊断为反应性关节炎。服甲氨蝶呤7.5毫克，每周2次；泼尼松25毫克，每日1次。患者低热，体温37.5℃，四肢关节疼痛、沉重，腹胀，便秘，舌胖暗尖红，脉弦滑。证属气虚血瘀，湿热内阻。治以益气活血，疏风清热，利湿解毒。

处方：生黄芪 18 克，赤芍 10 克，防风 10 克，薏苡仁 15 克，木瓜 10 克，虎杖 15 克，全蝎 4 克，牛蒡子 8 克，薄荷 6 克，连翘 12 克，土茯苓 15 克，苍术、白术各 8 克，金银花 20 克，玄参 18 克，当归 12 克，甘草 12 克，白蒺藜 9 克，肉苁蓉 15 克。水煎服。

服药 7 剂，已无发热，下肢红斑消失，关节稍觉不适，加仙灵脾、仙茅、巴戟天，去牛蒡子、薄荷、连翘、白蒺藜。加减治疗 3 个月，激素已撤减，关节无不适，红细胞沉降率正常，未复发。[李佳，韩仕锋. 薛伯寿运用黄芪赤风汤经验举隅. 中华中医药杂志，2009，24（6）：748.]

按语：本案本虚标实，以气虚为本，湿热血瘀内阻为标。故重用黄芪补气，赤芍、当归活血通络，金银花、玄参、连翘、牛蒡子、薄荷、白蒺藜、防风疏风清热，薏苡仁、木瓜、虎杖、土茯苓、苍白术利湿解毒，肉苁蓉温补肾阳。全方标本兼顾，表里同治，共奏益气活血、清热利湿之功。

❀ 腰腿痛

许某，男，35 岁。

患者诉 3 个月前挑水时，闪挫腰部，继而经常出现腰痛，经服补益肾气及消炎止痛等药，其痛暂安。后到县医院做腰部 X 线检查，示第 4 腰椎有轻度骨质增生，经封闭治疗，痛止 2 周，复又发作，并沿左腿向下放射，坚持上课后痛甚。刻诊：形体瘦弱，体倦乏力；左腿肌肉无萎缩，皮肤温度稍凉，无静脉曲张，直腿抬高试验阳性。劳累及前半夜疼痛加剧，后半夜及晨起后转轻。舌淡红而暗，苔薄白，脉弦细。此证既有气血两虚之象，又有寒湿瘀血痹阻之征，治宜益气活血，通络止痛。方用黄芪赤风汤加味。

黄黄 30 克，赤芍 15 克，防风 12 克，归尾 15 克，丹参 30 克，制乳香、制没药各 9 克，伸筋草 30 克，川牛膝 30 克。丝瓜络为引。

药服 3 剂，腿痛有所减轻。上方加川断、狗脊各 30 克，继服 12 剂，腰腿痛痊愈,能照常上课并参加田间劳动。随访5年,一切正常。[李家生,鲁富焕.黄芪赤风汤临床运用举隅.国医论坛,1987(3):35.]

按语:本例属气血虚瘀,经络痹阻,故用黄芪、赤芍,加归尾、丹参、制乳香、制没药补气活血祛瘀,用防风加牛膝、伸筋草、丝瓜络祛风通络宣痹。后加川断、狗脊,意在强肝肾而壮腰膝,药机合宜,痹痛自愈。

❀ 痿证

赵某,男,10岁。

患者家长代诉5天前突然起病,发热3天后两腿逐渐无力,又次日下肢全瘫,并见双上肢无力,二便正常,时有汗出。查体见患者颈无抵抗,意识清楚,心肺正常。上肢肌力1度,下肢肌力0度,四肢腱反射消失,未引出其他病理反射。现患者形体消瘦,四肢疼痛,面色白无华,舌质淡,苔薄白,脉沉细无力。西医诊断:吉兰-巴雷综合征。中医诊断:痿证,证属精气亏损,脉络瘀阻。治宜补气活血,补肾通络。方用黄芪赤风汤化裁。

黄芪6克,当归10克,赤芍12克,防风12克,桑寄生30克,巴戟天12克,丹参30克,乳香、没药各6克,甘草6克,生姜3片,大枣5枚。5剂,水煎服。

二诊:患者肌力明显恢复,精神转好。综参脉症,上方加鸡血藤30克,继服6剂。

三诊:患者可以下地行走,上方加减又服10剂,家长来院告知患者病愈,已康复上学读书。[陈超存,玉焕真.黄芪赤风汤治疗痿证验案二则.吉林中医药,2005(4),42.]

按语:王清任所云"人行坐动转,全仗元气,若元气足则有力,元气衰则无力"。在临证时用黄芪赤风汤化裁治疗气虚血瘀型痿证,效如桴鼓。黄芪为主药,量大可达60克,生能补益卫外阳气而固表,加强防卫功能;

赤芍清热凉血，活血祛瘀；防风祛风胜湿，解痉止痛；再加入活血化瘀，通络止痛，温阳祛寒之品，故而能奏效愈病。正如王清任所谓："此方治诸病皆效者，能使周身之气通而不滞，血活而不瘀，气通血活，何患疾病不除"。

❀ 乳痈

高某，女，25 岁。

患者平素体弱，头胎顺产后乳汁自溢，产后 25 天出现发热恶寒，左乳灼热肿痛。实验室检查：白细胞总数 16700 个 / 毫升，中性粒细胞 85%，淋巴细胞 12%。左乳右上方有一 5 厘米 ×5 厘米肿块，色红灼热，触之疼痛，舌红苔腻微黄，脉虚数。属气血两虚，热邪壅滞，乳络阻塞之乳痈。治以清热益气，活瘀通络，方用黄芪赤风汤加味。

生黄芪 45 克，赤芍 15 克，防风 12 克，蒲公英 30 克，金银花 30 克，全瓜蒌 15 克，鹿角霜 9 克，甘草 6 克。黄酒引。

二诊：服药 2 剂，乳房肿块明显缩小，局部稍红肿，溢乳不甚，余症若失。实验室检查：白细胞总数 8000 个 / 毫升，中性粒细胞 70%，淋巴细胞 20%。上方去瓜蒌，鹿角霜减为 6 克，加焦山楂 30 克，当归 15 克，继服 4 剂，病告痊愈。[李家生，鲁富焕.黄芪赤风汤临床运用举隅.国医论坛，1987（3）：35.]

按语：产后乳痈，虽属急性，但素本气血两虚，本虚标实，故黄芪生用补气治虚以除热，赤芍、防风，加瓜蒌、鹿角霜、黄酒以宣壅通滞，金银花、蒲公英、甘草以清热解毒，后增当归以补血。诸药温清同施，标本兼顾，恰合产后气血两虚之机。

❀ 痔疮下血

尹某，女，42 岁。

患者主诉肛门肿痛，大便带血3年，再发10天。3年前因肛门肿痛，有异物感，大便后带鲜血在某医院诊为混合痔，医院建议手术治疗，患者拒绝，经内服药物，外用洗剂及栓剂治疗月余，病情缓解，但以后久坐劳累或进食辛辣刺激食物后病情时有反复。10天前因劳累加之进食辛辣食物后病情再发，症状基本同前，便后出血较前增多，颜色鲜红，舌质红，苔黄腻，脉弦滑。辨证为湿热下注，气虚血瘀证，治以益气升阳，化瘀除湿，凉血止血，黄芪赤风汤加减。

生黄芪60克，赤芍15克，防风10克，升麻10克，地榆炭30克，黑荆芥3克。7剂，水煎服，每日1剂。

7天后再诊，肛门肿痛基本消失，出血量明显减少，仅大便后带少许鲜血，舌脉同前。药已中病，原方继用7剂，临床症状消失。[金杰.李发枝运用黄芪赤风汤经验.中国中医药报，2014-08-07（5）.]

按语：患者在劳累加之进食辛辣食物后病情易发，则与虚与热有关。出血颜色鲜红、舌红苔黄腻、脉弦滑，可辨为湿热之证。故当益气升阳，化瘀除湿，凉血止血，黄芪防风汤有益气升阳，凉血散瘀之功，加上升麻、地榆炭凉血止血，黑荆芥祛风除湿止血。

❀ 臂丛神经损伤

张某，女，31岁。

产后3天，出现右上肢抬举无力，初未在意，后逐渐加重，致右上肢不能抬起。满月后急赴医院诊治，经某医院诊为右侧臂丛神经损伤，予硝酸一叶萩碱、维生素B_{12}肌内注射，口服丹参片、舒筋活血片等治疗月余无效。再行针灸推拿治疗20余天，仍乏效而转诊。诊见患者右上肢不能抬举，难以屈肘和外旋，上臂肌肉轻度萎缩，但手抓、握尚可。舌淡，苔薄润，脉沉细。诊为痿证，证属产后体虚，复感外邪，络脉痹阻。方用黄芪赤风汤加味。

处方：生黄芪60克，赤芍15克，防风、桂枝、羌活各10克。水煎温服，每日 1 剂。

服药 7 剂，患肢微微汗出，可轻微活动。上方黄芪改为 90 克，继服 7 剂，患肢可轻度上抬。黄芪加至 120 克，连服 30 剂，患肢上抬可举过头。遂嘱将上方制成水丸，连服 2 个月以资巩固。1 年后随访，患者康复如常。〔朱树宽 . 黄芪赤风汤治疗周围神经损伤验案 3 则 . 新中医，1998（11）：3.〕

按语：本例产时劳力气脱，风寒之邪乘虚入侵，致瘀血阻络。治以黄芪赤风汤补气活血以通络；桂枝、羌活温经通阳以祛邪，使气旺足以推动血行。

❀ 腓神经损伤

王某，男，45 岁。

患者 1 年前因矿山塌方，造成腰椎压缩性骨折，下肢瘫痪，二便失禁，经住院手术治疗，病情缓解，但遗留右下肢无力，足下垂，背屈不能。当地医院诊为腓神经损伤，用扩张血管及营养神经药物治疗数月，收效不显。改用针灸理疗治疗月余，仍不见功。诊见患者右下肢跛行，足下垂，不能上抬，小腿肌肉轻度萎缩，舌淡苔薄润，脉细弱。诊为痿证，证属气虚邪恋，精血耗伤，脉络痹阻。予黄芪赤风汤加味。

处方：生黄芪 60 克，赤芍 15 克，防风、杜仲各 10 克，桑寄生、续断各 25 克。水煎温服，每日 1 剂。

服药 7 剂，患者感觉右下肢较前有力。上方黄芪用 90 克，继服 7 剂，右足可抬离地面。黄芪用 120 克，连服 30 余剂，患肢功能基本恢复。遂嘱早服十全大补丸，晚服金匮肾气丸以资巩固。随访至今，未再复发。〔朱树宽 . 黄芪赤风汤治疗周围神经损伤验案 3 则 . 新中医，1998（11）：3.〕

按语：本例属气虚邪恋，精血失于濡布，脉络痹阻不通。以黄芪赤风汤补气活血通络；杜仲、桑寄生、续断补肝肾，壮筋骨，通血脉。气旺血充，筋骨强健，诸症自愈。

❁ 尺神经损伤

李某，男，17岁。

患者半年前因参与斗殴，被人用刀刺伤上臂，创口愈后遗留右手发凉，无名指、小指无力，伸屈不自如。经某医院诊为尺神经损伤，经给予维生素、丹参片口服，并肌内注射加兰他敏等治疗2个月余，疗效不显，改服中药治疗。初诊为瘀血阻络，予桃红四物汤无效。后诊为血虚寒凝，予当归四逆汤仍无效。余见患者右手呈爪形，小鱼际肌萎缩，无名指和小指屈曲无力，伸开后难以并拢，右手尺侧感觉障碍。舌淡苔薄，脉细弱无力。诊为痿证，证属气虚血瘀，络脉痹阻。拟黄芪赤风汤加味。

处方：生黄芪60克，赤芍15克，防风、桂枝、土鳖虫各10克。水煎温服。

服药7剂，右手较前有力。黄芪量用90克，继服7剂，诸症好转。黄芪量用120克，连服30余剂，病情逐渐痊愈。后制成水丸长服以巩固疗效。随访年余，未见复发。[朱树宽.黄芪赤风汤治疗周围神经损伤验案3则.新中医，1998（11）：3.]

按语：本例为气虚血瘀，络脉痹阻。治以黄芪赤风汤补气活血通络，土鳖虫破血逐瘀，续筋接骨；桂枝辛温走表，温经通阳。使正气来复，瘀祛络通，病自向愈。

❁ 脂溢性脱发

患者，女，21岁。

因学习紧张初三时开始脱发，压力大时脱发严重，现毛发稀疏，头皮无痒感，大便时干燥，经前乳胀，月经周期正常，睡眠夜梦多，舌苔薄尖红，脉细涩。西医诊断：脂溢性脱发。证属心脾肝肾不足、六郁郁滞。治以黄芪赤风汤合越鞠丸加减。

生黄芪18克，防风8克，赤芍10克，苍术、白术各10克，香附10克，川芎 10 克，神曲 12 克，炒栀子 10 克，连翘 12 克，炒枣仁 15 克，茯苓 12 克，制首乌 12 克，女贞子 10 克，菟丝子 10 克，远志 6 克，珍珠母 15 克。水煎服。

服上方 1 个月后，经前无乳胀，睡眠稍安定，头皮部分可见少许新生之毳毛。继服药 2 个月后，头部毳毛已有新生，原有之毳毛已大部分变为棕黑色，较粗，夜寐安，无多梦。[李佳，韩仕锋. 薛伯寿运用黄芪赤风汤经验举隅. 中华中医药杂志，2009，24（6）：748.]

按语：本例患者素体心脾肝肾不足，学习压力大，六郁郁滞，气郁为主。故用越鞠丸行气解郁，黄芪赤风汤补脾和血，炒枣仁、茯苓、远志、珍珠母养心安神，制首乌、女贞子、菟丝子滋补肝肾，诸药合用共奏解郁安神，补气和血，补肾生发之功。

❀ 风疹

张某，男，45 岁。

患者 4 年来皮肤反复出现疹块，大小不一，初发颜面四肢，后及全身，疹痒难忍，曾用西药治疗愈而复发，乃延中医治疗。诊见面色萎黄，神疲乏力，疹色淡红暗滞，四肢及全身皮肤有瘙痒斑痕，腹部隐痛。舌淡苔薄白，脉沉细无力。此为久病气血不足，风邪袭人，血瘀经滞，营卫不调。治以黄芪赤风汤加味。

生黄芪 30 克，赤芍、白芍各 15 克，防风 12 克，蝉蜕 12 克，地肤子 20 克。露风房为引。

上方服 3 剂，诸症减，及至 6 剂病已不作。患者要求巩固治疗，遵上方去白芍，加焦白术 15 克、当归 12 克，以增强益气养血之力。共服 18 剂，追访 5 年未复发。[李家生，鲁富焕. 黄芪赤风汤临床运用举隅. 国医论坛，1987（3）：35.]

按语：患病四载反复不愈，辨属气血两虚，风搏血瘀，营卫不和之证。方用黄芪补气固表实卫，芍药养血和营，防风加蝉蜕、地肤子辛散祛风，芍药、甘草缓急以治腹痛。用药体现了"治风先治血，血行风自灭"之理，故能使反复发作之宿恙得除。

🏵 皮肤瘙痒

陈某，男，75 岁。

患者诉全身皮肤瘙痒 1 年。近 3 个月来，其皮肤瘙痒仅时作时止，犹可忍耐。更有甚者，一身皮肤竟时时有如虫子爬行一般，时在上肢，时在下肢，时于胸腹、背部，时或及头面部，然总以四肢发作为甚。夜间亦发，夜寐不安。由于发作之时是一种虫蚁爬行之感，因此总要脱衣服查找，但从未发现虫蚁、跳蚤、虱子及其他虫类。患者一再诉说，此种虫行感受比一身瘙痒更为痛苦。刻诊：一身并无疮疹，唯见其下肢轻度浮肿。询及四肢畏冷，并觉四肢酸重，精神疲乏。舌苔薄白而滑，脉细缓。辨证：气虚皮水证。治法：益气通阳化水。主方：防己黄芪汤合黄芪赤风汤。

黄芪 40 克，汉防己 10 克，茯苓皮 30 克，桂枝 6 克，防风 10 克，赤芍 10 克，甘草 6 克。7 剂，水煎服。

2003 年 9 月 14 日二诊：诉一身如虫行感发作次数明显减少，双下肢浮肿已除，疲乏酸重感亦觉减轻。舌脉如前。仍拟原方再进。

黄芪 40 克，汉防己 8 克，茯苓 30 克，桂枝 4 克，防风 10 克，赤芍 10 克，甘草 6 克。10 剂，水煎服。

2003 年 9 月 24 日三诊：诉上症大减，近 3 日来，虫行感仅偶有发作，且感觉轻微。双足酸重明显减轻，精神亦明显转佳，但身痒未除。舌苔薄白，脉细。再拟原方加减，以巩固疗效。

黄芪 30 克，汉防己 6 克，茯苓 30 克，桂枝 3 克，防风 10 克，赤芍 10 克，刺蒺藜 15 克，乌梢蛇 15 克，甘草 6 克。10 剂，水煎服。[何清湖.发挥中医优势救治急症难症.中国中医药报，2014-02-26（4）.]

按语：身如虫行之症，《伤寒论》谓其属虚，"阳明病……其身如虫行皮中状者，此以久虚故也"。本案患者年迈体弱，疲乏，脉细，属气虚无疑。然患者双足浮肿而酸重，且舌上见薄白滑苔，是水气病之征。《金匮要略》云："皮水为病，四肢肿，水气在皮肤中，四肢聂聂动者，防己茯苓汤主之。"故用防己茯苓汤合黄芪赤风汤治之。

❀ 牛皮癣

刘某，女，49岁。

患者全身满布散在钱币状红色斑丘疹，色红，皮肤瘙痒，遇冷加重，伴乏力、汗多，夜间睡眠时心悸，舌暗红苔白腻，脉沉。诊断为牛皮癣。治宜益气息风，清热利湿，方用黄芪赤风汤加味。

黄芪30克，赤芍15克，防风12克，苍术12克，厚朴12克，陈皮10克，酒乌梢蛇15克，白蒺藜15克，土茯苓25克，地肤子15克，白附子12克，白癣皮15克，炒僵蚕15克，蛇蜕10克，煅龙骨、煅牡蛎各30克，乌梅15克，藿香12克，炙甘草10克。7剂，每日1剂，水煎服。

二诊：患者自诉皮肤斑疹红色变淡，痒感减轻，舌脉同前，上方加薏苡仁30克，7剂，每日1剂，水煎服。上方随症加减，患者连续口服半年，因经济原因患者目前停服中药，随访患者皮肤斑疹消退，但仍皮肤粗糙。[李海英. 高社光教授治疗牛皮癣经验. 中国中医药现代远程教育，2014，12（5）：40.]

按语：牛皮癣是皮肤科疑难病，病程缠绵难愈，常迁延数年之久，虽经治愈，容易复发。临证治疗本病多以养血活血之品中加大量黄芪，取其有形之血生于无形之气，以使阳生阴长，气旺血生；凉血息风之品中加清热利湿药，重视虫类药物的运用，使阴平阳秘，气血调和，疾病自除。

❀ 黄褐斑

患者，女，32岁。

患者因工作劳累，生活不规律，自觉疲劳，面色黄，面部出现黄褐斑，以颊部前额部较多，月经量少，行经3天，月经初来时色黑，舌质暗红有齿痕，脉沉细关弦。西医诊断：黄褐斑。证属气血不调，营卫不和。治以益气和血，调和营卫。

生黄芪15克，赤芍10克，防风8克，白芷10克，桂枝10克，白芍10克，生姜3片，大枣30克，炙甘草10克，炒枣仁15克，茯苓12克，当归12克，川芎8克，益母草10克，泽兰10克。水煎服。

服药4周，患者疲劳感消失，面部黄褐斑变浅，月经将至，易发脾气，大便每日2次，以逍遥散加减，调理善后。[李佳，韩仕锋.薛伯寿运用黄芪赤风汤经验举隅.中华中医药杂志，2009，24（6）：748.]

按语：该病多由气血不调，营卫不和所致。黄芪可补气通痹，防风、白芷引药上行，直达面部，桂枝汤调和营卫，枣仁、茯苓养心安神，当归、川芎、益母草、泽兰活血化斑，故全方共奏益气活血，和营化斑之功。

结节性红斑

李某，女，67岁。

去年1月中旬恶寒发热，2天后发现两小腿多处起结节红斑，渐成大片，踝关节肿大，活动受限，就诊于某医院。先用青霉素治疗半个月余，发热渐退，而小腿红斑此起彼伏。抗"O"正常，红细胞沉降率偏快。继服吲哚美辛、阿司匹林疗效不显。近来病渐加重，两小腿起深红色直径5～7厘米的红斑多处，按之疼痛，踝关节肿甚，活动不利，生活不能自理。舌胖暗红，苔腻微黄，脉沉细滑。年近七旬，形体衰弱，湿热夹瘀，蕴结于下。治宜益气通络化瘀，清热解毒利湿。拟用黄芪赤风汤加味。

生黄芪20克，赤芍9克，防风6克，连翘12克，制乳香、制没药各4.5克，牛膝6克，土茯苓12克。

服5剂，结节红斑日渐消退，踝关节肿痛明显减轻，下肢转温，活动较前大有好转。效未更方，又续服5剂，结节红斑完全消退，踝关节肿亦消失，活动自如，走路轻便。红斑处留有斑印而愈。随访1年，未再复发。[薛伯寿．黄芪赤风汤加味治疗结节性红斑．辽宁中医杂志，1982（3）：30.]

按语： 患者年老体衰，湿热夹瘀，蕴结于下，故当益气通络化瘀，清热解毒利湿。故用黄芪赤风汤加入连翘、土茯苓清热解毒利湿，乳香、没药、牛膝活血化瘀止痛。

❀ 血小板减少性紫癜

于某，女，24岁。

因颈项、上肢内侧出现瘀点伴鼻衄5天，到某医院就诊，查血小板13×10^9个/升，经协和医院骨髓穿刺确诊为原发性血小板减少性紫癜。曾服泼尼松、利血生、维生素K_4，血小板上升到38×10^9个/升。然皮肤黏膜紫癜仍彼伏此生。刻诊，双上肢内侧及颈项部皮肤红点密布，兼夹血斑，时而齿衄，气怯而形体虚浮，面色微红，神疲乏力，腰酸软，视物昏花，口干不欲饮，舌暗红，苔薄白，脉沉细无力，证属气阴两虚之肌衄。治宜益气养血，滋补肝肾，清瘀散热。方用黄芪赤风汤合二至丸加味。

黄芪30克，赤芍22克，防风6克，女贞子12克，旱莲草12克，鹿角6克，阿胶（烊化）15克，龟板15克，土大黄20克，山药15克，生地黄10克，附子3克，仙鹤草15克，甘草10克。水煎服，每日1剂。

进上方15剂，停用激素，诸恙皆好转。查血小板53×10^9/升，皮肤红点及紫斑隐没，精神好转，投方合拍，药中病机。守方调治2个月，患者精神佳，查血小板11×10^9个/升。停汤药，予此方五倍量做丸药一料巩固。丸药服完，停止用药，观察1年，未见复发，查血小板为$（110 \sim 170） \times 10^9$个/升。[于增瑞．黄芪赤风汤合二至丸治疗原发性血小板减少性紫癜．北京中医，1995（2）：27.]

按语： 本例患者发病与虚、瘀、热密切相关。黄芪为补气之要药，以赤芍、防风佐之，益气活血通滞，使血液不滞不瘀；二至丸补益肝肾，凉血止血；鹿角、阿胶、龟板益精补血，且有止血之功；土大黄清热解毒，凉血止血；生地黄滋阴凉血，清热止血；山药补脾益气，强肾固精；稍佐附子，意在引火归元，收敛浮散之火。诸药共奏滋补肝肾，益气养血，活血止血之功。

❀ 生殖器疱疹

郭某，男，65岁。

患者来自艾滋病疫区，1年半前感肛门周围不适，渐于肛周、前阴、龟头等处出现成簇小水疱，基底部色红，初痒后痛，部分顶部有溃烂，患者曾在外院查HIV抗体阴性，诊断为生殖器疱疹。患者精神压力较大，感周身乏力，食少便溏，舌质淡，苔白厚腻，脉沉细。辨为气虚血瘀，湿毒流注下焦，治以益气升阳，解毒祛湿，黄芪赤风汤加味。

生黄芪60克，赤芍10克，防风10克，升麻6克，苍术30克，黄柏12克，土茯苓40克，白花蛇舌草30克，生薏苡仁30克，车前子（包煎）30克，生甘草20克。10剂，水煎服，每日1剂。

二诊：患者肛门周围及生殖器部位原有疱疹疼痛明显减轻，破溃处均已结痂，无新发疱疹，舌质淡，舌苔较前变薄，继以本方为基础，随症增损药物，共治疗1个月余，疱疹完全消失。[金杰.李发枝运用黄芪赤风汤经验.中国中医药报，2014-08-07（5）.]

按语： 本例为气虚血瘀，湿热下注下焦会阴部位所致，故以黄芪赤风汤为基础方，加升麻、苍术、黄柏、土茯苓、白花蛇舌草、生薏苡仁、车前子等，以加强解毒祛湿作用。

❀ 慢性鼻炎

患者，26岁。

自诉素有慢性鼻炎病史，半年来经常鼻塞，时轻时重，遇寒冷时症状加重。半个月前受凉感冒，出现鼻塞、头痛、恶寒发热，经治疗后头痛、恶寒发热好转，但鼻塞依旧，鼻涕黄白而黏，头重头昏，咳嗽痰稀，伴有倦怠乏力，恶风自汗，食纳差，便溏，舌淡苔白，脉浮缓无力，检查见鼻黏膜淡红肿胀。中医诊断：鼻窒；西医诊断：慢性鼻炎，证属肺脾气虚，邪滞鼻窍。

黄芪15克，赤芍6克，防风6克，苍耳子6克，辛夷花10克，丹参6克，连翘10克，淡豆豉6克，蒲公英10克，神曲10克，甘草3克，6剂，水煎服，早晚分服。

二诊：诸症减轻，后在此方基础上加减治疗半个月诸症悉除，随访半年自诉体质增强，无感冒，不再恶风自汗，鼻窒现象未发生。[陈吉全.庞景三教授运用黄芪赤风汤治病经验.中华中医药杂志，2013，28（9）：2639.]

按语：此患者肺脾气虚，故倦怠乏力，恶风自汗，食纳差，便溏；肺气不利故鼻塞、咳嗽痰稀；清阳不升故头重头昏；舌淡苔白、脉浮缓无力乃肺脾气虚；鼻涕黄白而黏，乃郁而化热之象。故治以黄芪赤防汤益气固表，通气活血，辅以苍耳子、辛夷花、淡豆豉宣通鼻窍，连翘、蒲公英清热，丹参活血凉血，药症相合，故获良效。

❀ 唇风

张某，女，59岁。

患者下唇肿痛及灼热感已半年，近来变得发痒，剧痛麻木，口张大、咀嚼则牵引牙痛，唇时颤动不能自止，在当地医院治疗症状无改善，于1981年3月6日来诊。检查见面色苍白，唇时睏动而皲裂粗糙，用手触按下唇麻木不仁，舌质淡无苔，脉细，诊为"唇风"，投以防风通圣散加减2剂。患者服药后诸症不但未减，反而感觉胸闷短气、汗出、浑身无力。笔者重审病情，乃悟出此患者年老体弱，前段时间久服攻散药物已耗损气血，且唇肿痛日久，局部气血亦因而痹阻不通，唇失去濡养，虚实夹杂，故疼痛、麻木、润动不止。初诊时只注意攻邪而忽视扶正，误犯"虚虚"之戒，以至变生他证。遂改治则为补气活血，解痉止痛，投以黄芪赤风汤加味。

处方：黄芪30克，防风12克，赤芍10克，蝉蜕6克，乳香6克。水煎服。

外用鸡蛋清调冰片、黄连末以搽唇部。服药4剂后，唇疼痛已减轻，睭动次数较前少，皲裂粗糙亦稍转润，但仍有头晕短气、汗出。方已收效，按上方加重黄芪用量为60克，研全虫5克为粉，用药汤冲服以加强补气解痉之力。守方服至12剂后，唇颤动已完全停止，局部疼痛麻木亦消失，唇色已滑润如常。嘱患者停药服八珍丸培补气血以巩固疗效，随访至今未复发。[李宇俊.黄芪赤风汤治验二则.中医药学报，1984（5）：56.]

按语：本例下唇麻木不仁、时睭动而皲裂粗糙为局部气血有失濡养所致，肿痛、灼热为局部气血壅塞不通，胸闷短气、汗出、浑身无力则为气血不足之虚象，故当用补气活血，息风解痉治之。

❀ 四肢灼热麻木

袁某，男，39岁。

患者自诉2个月前开始感到四肢发热，上肢自肩至肘乃至手指，下肢自股至胫乃至足掌，肌肤感到灼热，宛如涂抹了辣椒水一般，其火辣之状，昼夜不减。并兼四肢麻木，入夜则麻木尤甚。但其胸腹及腰背等躯干部位却并无灼热麻木感，自用体温表屡测体温均为正常。去医院做过一系列检查，均未发现异常病变。诊见其四肢皮肤不红不肿，以手触之，其温度并不显高，略发低热状。然其四肢肌肉则较显松弛。询及四肢疲乏无力，伴有口渴、尿黄、自汗、微微畏风等症。舌红苔少而黄，脉象细数。辨证：阴津损伤，风热之邪客于四肢。治法：养阴清热，疏风通络。予当归六黄汤合黄芪赤风汤。

黄芪 30 克，当归 10 克，生地黄 15 克，熟地黄 15 克，黄连 3 克，黄芩 10 克，黄柏 6 克，防风 10 克，赤芍 10 克，知母 15 克。10 剂，水煎服。

二诊：诉四肢发热显减，四肢麻木亦减，自汗、畏风已止，四肢乏力已明显改善。舌红苔少而黄，脉仍细数。拟原方再进 10 剂。

过 10 日，患者至，诉病已痊愈，询问是否还需要继续服药？答曰："汝病既已愈，年轻体壮，不必再药。"［熊继柏 . 疑难病证验案 . 湖南中医药大学学报，2008（5）：68.］

按语：《素问·逆调论》曾指出，"人有四肢热，逢风寒如炙如火者何也？……是人者，阴气虚，阳气盛。四肢者，阳也，两阳相得，而阴气虚少，少水不能灭盛火，而阳独治，……逢风而如炙如火者，是人当肉烁也。"《内经》所称"肉烁"，为阳热亢盛，耗伤阴津，燔灼肌肉，遂致四肢发热，肌肉消瘦之证。本案与《内经》所述极似，故可谓"肉烁"之实例。

黄芪防风汤

黄芪防风汤方

治脱肛，不论十年、八年，皆有奇效。

黄芪四两，生防风一钱。水煎服，小儿减半。

黄芪防风汤医案

脱肛

刘某，男，32岁。

5年前患痢疾引起脱肛，初时能自动回收，后因肠道滑利过甚，每于大便后，必须用手托起才能回缩。1978年春来我院诊治。诊查：体质消瘦，面色㿠白，食欲不振，脉象大而无力，舌苔淡白。直肠脱出约6厘米，加大腹压时，可达9厘米，黏膜充血肿胀，呈暗紫色，脱后如拳头大小，不能自还。遂给内服药5剂（黄芪防风汤合升陷回肠汤：黄芪、党参、升麻、防风、甘草），外用熏洗（芒硝、甘草）、撒药粉（鳖头骨）40克左右，5天之后，症状大有好转。又给药2剂，撒药粉6次，痊愈。随访2年，未复发。［刘法海.验方治疗脱肛18例疗效观察.中原医刊，1983（3）：44.］

按语：本病属于气虚下陷者居多，用黄芪防风汤合升陷回肠汤合用治疗，则有补中益气，升陷清阳之力，故用于年久下陷的患者，效果满意。《日华子》云：（鳖）头骨烧灰疗脱肛。《药性论》亦云：鳖头血涂脱肛。鳖头骨捣粉外用，且有收敛燥湿之效，内加冰片，取其清热止痛之功。

黄芪甘草汤

黄芪甘草汤方

治老年人溺尿，玉茎痛如刀割，不论年月深入，立效。

黄芪四两，生甘草八钱。水煎服。病重一日两剂。

黄芪甘草汤医案

❂ 小便不利

樊某，男，63岁。

患者体质素虚，1年来少腹时胀，小便时有不利且微涩痛。服利尿消炎西药，缓解，但药停又作。服中药八正散、六一散加味等剂，效亦欠佳。近日来发作频繁，症状加重，少腹胀痛，小便难下淋涩，需用手向下推压少腹，助其排便，痛苦异常。诊其苔薄白微黄，脉迟乏力。参舌脉诸症，思《医林改错》有载黄芪甘草汤"治老年人溺尿，玉茎痛如刀刺，不论年月深久，立效"，书黄芪甘草汤加味。

黄芪100克，炙甘草、生甘草、车前子各10克。

服1剂后，胀痛缓解，小便通利。继服2剂，不仅症状消除，精神亦有好转。后再服1剂，痊愈。［袁博渊.黄芪甘草汤加味治小便不利.四川

中医，1990（6）：32.]

按语：患者屡用利水生津不效，非无水，乃少气也。黄芪重用，大补肺脾之气，气旺则水津鼓动，敷布疏行；炙甘草、生甘草并用，炙者，佐黄芪增补气之功，生者，凉而泻火，"去尿茎痛"。车前子不仅利水通淋，犹引诸药直达下焦病所。全方甘温补气为主治本，清凉通淋为辅治标。主辅权衡得当，本标兼治。应注意的是，黄芪非重用难以取效。

❀ 前列腺炎

周某，男，52岁。

因寒战发热，尿急尿频，尿道刺痛，10天前就诊，经检查确诊为"前列腺炎"，用抗生素治疗后，发热虽减，尿频依然，尿后淋浊，尿道刺痛有灼热感，少腹和会阴部胀痛。查体：体温37.5℃，耻骨上压痛。肛门指诊前列腺肿胀，触痛明显。前列腺镜检，卵磷脂小体（++），白细胞10～20/HP，红细胞4～6/HP。舌质红，苔黄微腻，脉弦滑细数，证属湿热下注，治以清热化浊，利水通淋法，方选黄芪甘草汤去赤小豆，加萆薢、滑石各15克。服药10剂后，症状好转，服完1个疗程后，诸症消失而愈，前列腺镜检均正常，随访2年未复发。[刘康平.黄芪甘草汤加味治前列腺炎12例.陕西中医，1985（6）：258.]

按语：黄芪甘草汤原方"治老年人溺尿，玉茎痛如刀割"，多为气虚且有热邪。本例为湿热下注，当以清热化浊，利水通淋为法，加萆薢、滑石助清热利湿之功。

❀ 前列腺癌

陈某，男，80岁。

1年前出现反复尿频、尿急、尿痛、排尿不畅，诊断为"前列腺癌"，给予保守治疗，症状时好时坏。1个月前上述症状加重，每10分钟需排尿 1 次，夜间也如此，排尿时疼痛难忍，不能入睡，甚为痛苦，服用止痛药效果不佳。诊见：面色㿠白，神疲乏力，少气懒言，小便频数，尿中带血，时结如块，痛苦。舌淡红，苔薄白，脉细。证属气虚窍闭，治以益气通窍。方用黄芪甘草汤加白芍 20 克、延胡索 10 克、滑石（包）20 克。服上方 1 剂症状减轻，精神好转。

上方续服 20 剂，黄芪最大加到每剂 150 克，症状消失。半年后随访患者上述症状未再复发。[陶勇军，陈云志.《医林改错》方药临床运用. 实用中医内科杂志，2011，25（6）：33.]

按语：黄芪甘草汤"治老年人溺尿，玉茎痛如刀割，不论年月深入，立效"。患者年老体弱，气血大虚，气虚则推动、固涩作用减弱，致小便频数，尿中带血，疼痛难忍。当属"虚淋"，运用黄芪甘草汤加白芍、延胡索益气缓急止痛，加滑石通窍利尿。全方取益气通窍利尿之功，收效甚速。

木耳散

木耳散方

治溃烂诸疮，效不可言，不可轻视此方。

木耳—两，焙干研末，白砂糖—两。和匀，以温水浸如糊，敷之缚之。

木耳散医案

❀ 脚气感染

沈某，女，19岁。

双脚脚气感染，严重溃烂10余日。曾经当地某医院治疗溃烂面未愈，逐渐扩大，邀余治疗，查体温38.6℃。患处用木耳散调敷治疗1次渗出液迅速消失，2次后大部分干燥、结痂，体温正常。前后共治2次而愈。随访1年未见复发。[刘康平.木耳散治疗脚气感染56例.甘肃中医，1992（3）：17.]

❀ 下肢溃疡

刘某，男，60岁。

右小腿内踝上溃疡，反复发作 3 年，3 年前因外伤后感染局部红肿痛，破溃后滋水淋漓，形成溃疡，经用抗生素、换药、内服中药，效果不满意，溃疡逐渐扩大，遂来我院门诊治疗。查见右小腿内踝上 3 寸处约 5 厘米 ×6 厘米溃烂面，疮口下陷，边缘隆起，疮面肉色暗红，脓性分泌物较多，臭秽不堪。疮口周围皮肤成片呈紫黑色，并有毒水浸淫。治拟木耳散外敷，药后 5 天，脓性分泌物消失，疮面肉色转红，并有新鲜肉芽生长，疮面缩小为 4 厘米 ×3 厘米。守方换药 12 天后，疮面收口而告痊愈，追访至今未复发。[龚景林 . 木耳散治疗下肢溃疡 . 湖南中医学院学报，1987（1）：53.]

❀ 褥疮

刘某，男，24 岁。

双下肢瘫痪，大小便失禁 48 天。在某医院诊断为吉兰 – 巴雷综合征，因护理不得法，发病第 6 天骶尾骨处出现褥疮，越来越深，疮面越来越大，经常感染发热。于第 48 天转入我院神经内科。入院后诊断为吉兰 – 巴雷综合征合并骶尾骨处四期褥疮。检查：双下肢肌力 0 级，肌肉萎缩，皮肤感觉胸 2～6 段减弱，第 6 胸椎水平以下消失，双侧膝腱反射消失。低尾骨处有一直径约 4 厘米的疮面，两边深达 1.5 厘米，中间髓骨外露，外观呈鞍形，绿色脓性分泌物较多，恶臭。先后做 2 次分泌物细菌培养报告：①有金黄色葡萄球菌生长，对妥布霉素中度敏感。②有铜绿假单胞菌生长，对多黏菌素中度敏感，其余均耐药。褥疮处理：先后用妥布霉素 80 毫克，每日 2 次肌内注射，多黏菌素 B 50 万单位，每日 2 次肌内注射。同时外科换药引流，疮面先后用过复方新诺明、庆大霉素、卡那霉素、多黏菌素 B、妥布霉素、白砂糖等，直至次年 4 月 8 日疮面未见任何好转，且呈加重趋势，曾因褥疮感染发热告病危 2 次。遍用西药乏效，无奈之中，求之于中医，希望配合中药外用。

笔者查阅有关资料，发现木耳散一方，颇为简便易行，遂为之试用。

取黑木耳（焙干，去杂质）30克，研细末，白砂糖30克，混合后加温开水调膏外用，隔日1次换药。第1次换药后整个败料全被绿染，而疮面上的脓性分泌物消失；第2次换药溃疡面即显红润，以后周围开始有新肉芽长出。换药15次后，疮口长平，上皮组织亦从四周向中间生长覆盖，中心只剩下直径约1.5厘米的溃烂面，继续换药7次，最后形成一直径0.5厘米的干痂，脱落后成为正常皮肤。共换药一个半月而获痊愈。[张善举，张香梅.木耳散治疗褥疮.家庭科技，2018（11）：35.]

❀ 术后伤口不愈

患者，女，24岁。

患者因右臀部红、肿、热、痛5天入院。入院前7天，臀部肌内注射某药物。2天后，注射部位红、肿、热、痛，发热至39.5℃，入院。入院后肌内注射青霉素80万单位，链霉素0.5克，每日2次，3天后体温正常，臀部红、肿、热、痛好转，按之有波动感，在局麻下行脓肿切开引流术，流白色脓液约150毫升。术后每日油纱条换药1次，继续应用原抗生素及维生素，配合高蛋白、高热量饮食，术口3个月伤口不愈合。后行病灶切除术，术后7天拆线，术口完全裂开，深约1厘米，直径约12厘米，色鲜红，流少量血性分泌物。邀余会诊：精神萎靡，面色苍白，疲乏无力，少气懒言，舌质淡红，苔薄白，脉沉细弱。证属气血虚弱，肌肉不生长。给予木耳散合补中益气汤加味。

(1) 木耳（焙干研末）100克，白砂糖100克，共为细末，外敷术口，每日1次，每次约用20克，外用纱布覆盖。

(2) 炙黄芪50克，白术15克，人参6克，陈皮15克，升麻5克，柴胡10克，当归15克，金银花（后入）15克，蒲公英15克。水煎服，每日1剂，每剂药煎取药液750毫升，分3次，饭前半小时热服。

用上药1周，术口生长良好，术后7天疮口愈合，共住院99天，痊愈出院。[李金萍，李金凤，李继功.木耳散治疗术后伤口难愈.山东中医

杂志，2015，34（3）：203.]

　　按语：以上4例，皆外用木耳散治疗。木耳和白糖合用治疗感染溃烂，具有脱水作用强、杀灭细菌快、效捷力猛、化腐生肌之功。药源丰富，制作简便，易于推广。

附录 《医林改错》其他方剂

加味止痛没药散

治初起眼疼白珠红，后起云翳。

没药三钱，血竭二钱，大黄三钱，朴硝二钱，石决明三钱，煅。为末，分四剂，早晚清茶调服。

眼科外症千古一方。

【注】该方在《医宗金鉴·眼科心法要诀》止痛没药散的基础上加石决明而成。王清任誉其为"眼科外症千古一方"，但未见临床报道，实属遗憾。

足卫和荣汤

治痘后抽风，两眼天吊，项背反张，口噤不开，口流涎沫，昏沉不省人事，周身溃烂，脓水直流，皆治之。

黄芪一两，甘草二钱，白术二钱，党参三钱，白芍二钱，当归一钱，枣仁二钱，桃仁一钱五分，研，红花一钱五分。水煎服。

此主专治痘后抽风及周身溃烂，若因伤寒、瘟疫、杂症，疾久气虚抽风，抽风门另有专方。

【方歌】

足卫和荣芪草术，参芍归枣桃红扶，

抽风风字前人误，服此还阳命可苏。

蜜葱猪胆汤

治通身肿，肚腹不大。

猪胆一个，取汁，白蜜四两四钱，调和一处；葱头四个，带白一寸，黄酒半斤。用酒煎葱两三沸，将酒冲入蜜胆内，服之立效。

小茴香酒

治白浊，俗名骗白，又名下淋，精道受风寒，药全不效。

小茴香一两，炒黄，为粗末，黄酒半斤，烧滚。冲，停一刻，去渣服酒。

玉龙膏

治跌打损伤，贴之颇效。

香油一斤，白蔹、升麻、当归、川芎、连翘、银花、甲片、川乌、象皮各四钱，乳香一钱半，末，没药一钱半，末，轻粉三钱，末，冰片三分，末，麝香三分，末，白占二两。将前九味药，入油内炸枯色，去渣，入官粉三盒，离火，再入乳、没、粉、片、麝，搅匀，再将白占投入于内，摊贴之，此膏去官粉，即糕子药，贴破烂诸疮，其效如神。

木耳散、王龙膏，溃烂诸疮，可靠之良方也，不可轻视。

【注】玉龙膏即胜玉膏。